云南白药膏穴位贴敷疗法

主　编：姜云武　王明辉

编　委：赵　勇　余　娟　刘　磊

倪　丽　白一岑　李晓丽　熊亲钦

云南出版集团公司

云南科技出版社

·昆明·

图书在版编目（CIP）数据

云南白药膏穴位贴敷疗法 / 姜云武，王明辉主编．—昆明：云南科技出版社，2009.10

ISBN 978-7-5416-3456-7

Ⅰ．云… Ⅱ．①姜…②王… Ⅲ．穴位—膏药疗法 Ⅳ．R244.9

中国版本图书馆CIP数据核字（2009）第188528号

云南出版集团公司

云南科技出版社出版发行

（昆明市环城西路609号云南新闻出版大楼　　邮政编码：650034）

昆明亮彩印务有限公司印刷　　全国新华书店经销

开本：889mm × 1194mm　1/32　　印张：9　　字数：300千字

2009年11月第1版　　2009年11月第1次印刷

印数：1 ~ 5000　　定价：68.00元

内容提要

本书用通俗的语言介绍了云南白药膏贴敷穴位治疗临床多种常见病，多发病的方法。所选穴位精炼，并配有相应的人体穴位图，形象直观，便于自学自用。云南白药膏穴位贴敷疗法简便易行，经济安全，无创痛，疗效快捷，具有较强的实用价值。

本书可供广大读者和普通家庭防病治病、保健美容之用；亦供基层医务工作者、社区全科医生临床之参考。

序

穴位贴敷外治疗法有简便实用、经济安全、快捷高效、适应证广泛、不经胃肠吸收、无损伤、无创痛等诸多优势，备受民众喜爱。

云南白药膏具有深厚的群众应用基础，用于贴敷患处治疗跌打损伤等病症几乎家喻户晓。如以此膏贴敷于穴位，又可激发经络穴位调节功能，利于发挥药物与穴位调治的双重作用，而强化疗效，故又是一种具有创新性的针灸替代疗法。对跌打损伤、瘀血肿痛、风湿疼痛等云南白药膏原来适用的伤科病症，用此膏贴敷于穴位则能明显提高疗效；对于感冒、胃痛、肥胖、失眠等内科病症，用云南白药膏贴敷于穴位也可作为药物的辅助疗法，获得较好疗效。

用云南白药膏贴穴治病，既拓展了针灸的治疗方法与途径，丰富了针灸学内容，又扩大了云南白药膏的适用范围，利于释放此药膏的应用潜力，使云南白药这一天然药物资源得到进一步利用。云南中医学院姜云武教授等在应用云南白药膏穴位贴敷治疗临床常见病、多发病方面进行了有益的探索和研究，并将临床应用的经验体会编写成《云南白药膏穴位贴敷疗法》一书，对推广无创痛针灸疗法做出了贡献。该书的出版还有利于普及推广云南白药膏穴位贴敷疗法，使简便易行的云南白药膏穴位贴敷疗法造福民众，惠泽百姓，在人类的保健事业中发挥应有作用。

欣然为之序。

魏稼

2009.中秋日

前言

穴位贴敷，是在穴位上或患处（阿是穴、压痛点）贴敷药物，借药物和经络穴位的双重作用以治疗疾病的方法。穴位贴敷疗法具有悠久历史，早在原始社会人们就开始用树叶、草茎、泥土等贴敷患处治疗病痛。距今3000多年前的《帛书·五十二病方》所载283首方中，贴敷方占70余首，记录了许多贴敷方法。如治蚖“……以蓟印其中颠”，指用白芥子泥贴敷百会穴治疗毒蛇咬伤。在《内经》中有用桂心渍酒以熨寒痹，用马膏、白酒和桂以涂“口僻”的记载，历代医家在临床应用中积累了丰富的经验。清末医家、“外治之宗”吴师机毕生研究以膏药为主的外治法，所著《理瀹骈文》谓“内治之理即外治之理，内治之药即外治之药”，提出“膏可以统治百病”之说。吴氏创制膏药数十种，“一月中治二万余人”，“亲验万人”，用膏药外敷治疗内、外、妇、儿、五官等各科病症。吴氏总结和完善了贴穴治病的理论，对膏药外治的理论依据、药物配伍、贴敷部位（穴位）、辨证加减、适应范围、作用功效、膏药的制作、使用方法、注意事项等方面都全面地进行了详实地阐述。《理瀹骈文》的问世，标志着穴位贴敷疗法有了系统的学说与理论。穴位贴敷疗法以其简便、价廉、效验、适应证广，无创痛、安全无毒副作用等优势，日益受到人们关注，显示了广阔的发展前景和强大的生命力。

云南白药是云南著名的中成药，由云南民间医生曲焕章于1902

前言

年研制成功。云南白药具有活血散瘀、消肿止痛、祛腐生肌之功效，是治疗跌打损伤的良药。云南白药的这些传统应用早已妇孺皆知。云南白药膏是近年云南白药集团在云南白药秘方的基础上研发出来的创新产品，具有活血散瘀、消肿止痛、祛风除湿等功效，贴敷患处用于跌打损伤、瘀血肿痛、风湿疼痛等病症，其高效、方便、快捷的外用特点更适合现代人的需求，故产品一问世就受到人们的欢迎。

云南白药膏穴位贴敷疗法是将云南白药膏贴敷于与疾病相关的穴位，通过云南白药膏中辛香走窜等多种中药的药理作用对穴位的持续刺激，激发了经络穴位调理阴阳、扶正祛邪、疏通经络的作用，达到防治疾病的目的。将云南白药膏贴敷于穴位，不仅提高了其治疗跌打损伤等病症的疗效，而且拓展了云南白药膏在内科、妇科、儿科、五官科等病症方面的适应范围，使百年品牌云南白药能更好地为人类的健康服务。

本书初稿完成后，承蒙当代针灸大师、无创痛穴疗学科创始人——魏稼教授的悉心指导并致序，在此深表谢意。由于笔者水平有限，挂一漏万之处在所难免，恳请读者批评指正。

编　者

2009年10月11日

目 录

目　录

目　录

目　录

第一章
经络穴位与贴敷疗法简介

第一节　经络穴位简介

经络是人体气血运行的特殊通道，经络由经脉和络脉组成。经脉是主干，络脉是分支。经脉由十二经脉与奇经八脉组成。十二经脉包括手三阴经（手太阴肺经、手厥阴心包经、手少阴心经），手三阳经（手阳明大肠经、手少阳三焦经、手太阳小肠经），足三阳经（足阳明胃经、足少阳胆经、足太阳膀胱经），足三阴经（足太阴脾经、足厥阴肝经、足少阴肾经）组成。奇经八脉包括冲脉、任脉、督脉、带脉、阳维脉、阴维脉、阳跻脉、阴跻脉。而络脉由十五条大络脉与许多小络脉组成。十五条大络脉是由手太阴的络脉、手厥阴的络脉、手少阴的络脉、手太阳的络脉、手阳明的络脉、手少阳的络脉、足阳明的络脉、足少阳的络脉、足太阳的络脉、足太阴的络脉、足厥阴的络脉、足少阴的络脉、任脉的络脉、督脉的络脉以及脾的大络脉组成。

十二经脉是经络系统的主体，纵行于人体的头面、躯干和四肢，是气血运行的主要通道。《灵枢·海论》言："夫十二经脉者，内属于腑脏，外络于肢节"，指出经脉在内部属于五脏六腑，在外部联络皮、肉、筋、骨、脉。中医学十分强调十二经脉的重要作用，如《灵枢·经脉》曰："经脉者，所以能决死生，处百病，调虚实，不可不通。"说明十二经脉对于维持人体生命活动，诊治各种疾病，调整机体虚实等方面都具有极为重要的意义。奇经八脉纵横交错地循行分布于十二经脉之间，是人体经络系统的重要组成部分，起到沟通、联络、统率、主导、渗灌和调节气血的作用。络脉则横行于经脉之间，是经脉的纽带，网络密布全身，数不胜数，有渗濡灌注气血的作用。

经脉和络脉是一脉相承的，经脉是主流，络脉是支流。《灵枢·邪气脏腑病形篇》说："经络之相贯，如环无端"。张介宾《类经》云："经犹大地之江河，络犹原野之百川"。这一比喻说明经与络的区别，又说明经络不可分割的关系。经络将人体的五脏六腑、四肢百骸、五官九窍、体表肢节联系成为一个统一的有机整体。经络不是一种简单的体表路线，也不能等同于现代医学的血管与神经，而是与体内多个系统，如神经、循环、内分泌、呼吸、消化、生殖、泌尿等系统密切相关的特殊结构。经络能沟通内外、联系上下、运行气血、输布营养、协同完成脏腑功能、维持

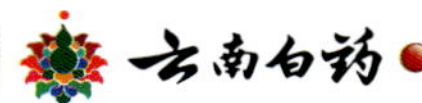

机体生命活动。经络存在于有生命的机体，没有生命则经络不复存在。总之经络具有联系脏腑、沟通内外、运行气血、营养周身、抗御外邪、保卫机体的生理功能。

穴位是人体脏腑经络之气输注于体表的特殊部位。《灵枢·九针十二原》说："所言节者，神气之所游行出入也，非皮肉筋骨者也。"说明穴位不是孤立在体表的点，而是与内在脏腑、经络、气血有密切联系的特殊部位，是经络气血通行出入于体表的部位。人体有400余个穴位，其中361个穴位位于经络的循行路线上并归属于相应的十二经脉与任督二脉，称为十四经穴，因此可以说穴位就是经络与体表的联系点，更是疾病的反应点和针灸治疗的刺激点。穴位可从内通外，以输注气血，营养周身，同时内脏有病可通过经络途径反应到体表的穴位；穴位也可从外通内，以接受来自体表外界的针刺、艾灸、推拿、刮痧、拔罐等等刺激，发挥经络穴位疏通经络、调理阴阳、扶正祛邪的作用，从而产生防病治病的功效。

第二节　贴敷疗法简介

贴敷疗法是指在人体的一定部位（穴位）上贴敷药物，通过药物和经络穴位的共同作用以治疗疾病的一种方法。贴敷的药物有中药复方或单味中药，贴敷的剂型主要有散剂、泥剂、糊剂、膏剂等，贴敷的穴位主要有病变局部的穴位、与病变相关的远部穴位和阿是穴（压痛点）等。

贴敷疗法源于我国古代，早在原始社会，人们就开始用树叶、草茎、泥土等敷贴患处治疗病痛。距今3000多年前的《帛书·五十二病方》所载283首方中，敷贴方占70余首，记录了许多敷贴方法。如治蚖"……以蓟印其中颠"，指用白芥子泥敷贴百会穴治疗毒蛇咬伤。历代许多有名的医家如吴师机、徐大椿、赵学敏、李时珍、张璐等医家均擅长应用贴敷疗法，并为后世留下了许多贴敷疗法的宝贵经验。贴敷疗法作为一种无创痛的针灸替代疗法现已广泛应用于临床各科病症近200种。

中医学认为贴敷疗法的作用途径是穴位与药物的双重作用。药物贴敷于穴位，对局部产生的刺激类似于针灸的刺激，通过穴位将刺激内传经络、脏腑，以调理失衡的阴阳与脏腑气血，从而达到治疗疾病的目的。同时所贴敷的药物有不同的性味与功效，通过穴位局部皮肤的直接吸收因而产生不同的药理作用。贴敷疗法属于针灸疗法范畴，又增加了药物的治疗作用。

现代医学认为贴敷疗法的作用途径主要是药物对穴位局部的物理刺激作用和药物透皮吸收而发挥的药理作用。药物贴敷于穴位对局部皮肤产生的物理刺激作用可经感受器接受并上传中枢神经，经中枢反馈发挥相应神经调节作用，其中亦有体液调节的参与。药物贴敷于穴位皮肤后，药物通过皮肤动脉通道、角质层转运（包括细胞内扩散、细胞间质扩散）和表皮深层、真皮转运而被皮肤乳头层中的毛细血管网吸收，从而进入血液循环，进而发挥一系列药理效应。药物穴位贴敷的特点就是药物直接透皮吸收进入血液循环，而不经过消化系统的分解破坏作用。如此则药物浓度高，直达病所，起效快，疗效好。研究显示贴敷疗法和传统的针灸疗法一样，通过经络穴位的途径，对机体的免疫起到积极的调整和提高作用，能改善机体反应性，激发和调动机体的抵抗力，增强免疫力，控制和消灭进入人体的病毒、细菌等病原微生物，促使病体趋向气血调和、阴平阳秘的健康状态。

第二章

云南白药膏
穴位贴敷的基本知识

第一节　云南白药膏药理作用

云南白药是享誉中外的中成药，由云南民间名医曲焕章于1902年研制成功。云南白药具有活血散瘀、消肿止痛、祛腐生肌之功效，是治疗跌打损伤的名药。云南白药膏是云南白药集团在云南白药秘方的基础上研制的新剂型，它具有稳定性好、给药次数少、患者适应性好等特点，从而使云南白药镇痛消肿，活血散瘀的功效更加突出，贴敷于患处用于跌打损伤、瘀血肿痛、风湿疼痛等病症。因其疗效确切，使用方便简捷，故产品一问世就受到人们的欢迎。经过现代药理实验证实云南白药膏具有下列药理作用：

（1）活血化瘀——抑制大鼠静脉血栓形成，缓解高分子右旋糖酐造成的大鼠微循环障碍，降低大鼠全血粘度，改善血液的血流状态，加快小鼠耳廓微循环血流速度。有一定的对抗大鼠毛细血管急性血栓形成的作用，不会出现血管内异常凝血。

（2）抗炎——对佐剂、角叉菜胶、异性蛋白、化学致炎剂及棉球肉芽肿等致炎因子造成的动物炎症模型均有明显的对抗作用。

（3）镇痛——对冰醋酸、电刺激等因素造成的动物疼痛模型均有明显的抑制作用。

科研人员应用放射性^{32}磷研究云南白药膏对皮肤毛细血管通透性和组织血流的影响，表明云南白药膏可提高局部毛细血管通透性，加速和改善局部组织血流，活血化瘀，提高新陈代谢活力，从而增强机体免疫能力，改善局部微循环。

云南白药膏外贴对小鼠腹腔巨噬细胞吞噬功能影响的研究，表明云南白药膏可促进机体巨噬细胞的增殖和激活，从而可促进机体免疫功能和对炎症的治疗有一定作用。

通过对大鼠足趾肿胀影响，云南白药膏对蛋清性足趾肿胀的消除及皮下组织对^{86}铷吸收均有明显作用，说明其对改善局部微循环，消除局部肿胀和炎症有一定意义，且对蛋清性关节肿有明显抑制作用。

云南白药膏经首都医科大学附属友谊医院、中国中医研究院广安门医院、北京中日友好医院、云南省第二人民医院、昆明医学院第二附属医院5家医院393例临床验证表明：云南白药膏对治疗急性软组织损伤，膝骨关

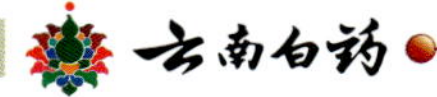

节炎，类风湿性关节炎等症总有效率为94.3%。

第二节　云南白药膏穴位贴敷疗法的特点

云南白药膏穴位贴敷疗法具有简、便、廉、验、效，无创痛、安全无毒副作用等优势，其特点如下：

（1）无创伤、无痛苦，适应证广。云南白药膏穴位贴敷疗法属于无创痛穴疗法，其适应证广，用于临床各科的多种常见病和多发病，对于惧针者、年老、年幼、体弱者尤为适宜，能使更多患者乐于接受。

（2）安全可靠。云南白药膏穴位贴敷疗法不经胃肠给药，无损伤脾胃之害，无损伤肝肾之弊，即使出现不良反应，亦可及时中止治疗。

（3）疗效迅速。云南白药膏中的药物大多有辛香走窜、开窍、通经活络之性，能直接刺激穴位，直中病所；或经皮肤直接进入血液循环，故奏效迅速，疗效显著。

（4）方法简便，费用低廉。云南白药膏穴位贴敷疗法操作简单，使用方便，不需要高深的医学知识，患者一学就会，能自行应用，可减少频繁就诊带来的麻烦，节省人力物力，降低了医疗成本。

第三节　云南白药膏穴位贴敷适应范围

云南白药膏具有活血散瘀，消肿止痛，祛风除湿之功，云南白药膏穴位贴敷疗法对于瘀血、风湿等所致的多种病症尤为适用，如急性腰扭伤、风湿性关节炎、肩关节周围炎、颈椎病、落枕、退行性膝关节炎、腰突症、肱骨外上髁炎、足跟痛、腰肌劳损、冈上肌腱炎、踝关节扭挫伤、项背肌筋膜炎等。

因云南白药膏还含有辛香走窜的药物，贴敷于穴位对穴位产生持续刺激作用，发挥经络穴位调理阴阳、扶正祛邪、疏通经络的作用，从而达到防治疾病的目的。将云南白药膏贴敷于穴位，不仅提高了其治疗跌打损伤等病症的疗效，而且大大拓展了云南白药膏在内科、妇科、儿科、外科、五官科等病症方面的适应范围，如用于感冒、咳嗽、胃痛、泄泻、便秘、心悸、失眠、肥胖、痛经、月经不调、小儿厌食、痤疮、牙痛、耳鸣等病症可辅助药物提高疗效，降低医疗成本。

第四节　云南白药膏穴位贴敷使用方法

云南白药膏可贴敷于全身大部分穴位，但眼眶内穴位如睛明、承泣穴不宜贴敷，因云南白药膏气味厚重，对眼睛有一定刺激作用。头发部的穴位不方便贴敷，如因疾病需要贴敷者，宜将需贴敷的穴位2cm直径范围内的头发剃净，所用膏药应小于剃净头发的范围，避免膏药贴在头发上，以方便贴敷后能揭下废弃的膏药。

贴敷穴位前宜清洁局部皮肤，可用清水洗净皮肤或消毒皮肤，待干后，再将云南白药膏贴实贴牢于所选取的穴位上，并在所贴的每个穴位上按揉2~3分钟，每日按揉2次，早晚各1次。将云南白药膏对折后剪为4小片，每1小片云南白药膏可贴敷位置相邻的1~2穴，每次贴敷时间一般勿超过12小时，揭下后间隔12~24小时，方可再次贴敷，一般1个疗程贴敷10次， 1个疗程后应休息1~2周，再行下一个疗程。

第五节　云南白药膏穴位贴敷注意事项

（1）皮肤破伤处不宜使用。

（2）对本品过敏者禁用，过敏体质者慎用。过敏性体质患者可能有胶布过敏反应或药物接触性瘙痒反应，遇此，贴用时间不宜超过12小时，使用中发生皮肤发红，瘙痒等轻微反应时可适当减少贴敷时间，贴敷局部偶见红肿、水泡等，应立即停药。

（3）每次贴敷于皮肤的时间一般为12小时，贴敷过程中应尽量避免较长时间与水接触。

（4）小儿、年老患者应在医师指导下使用。

（5）本品性状发生改变时禁止使用。

（6）儿童必须在成人的监护下使用。

（7）请将本品放在儿童不能接触的地方。

（8）如正在使用其他药品，使用本品前请咨询医师或药师。

（9）孕妇禁用。

（10）注意云南白药膏应放置于阴凉处密封保存。

（11）用药期间忌食辛辣、香燥、海鲜、河鲜等易致敏的食物。

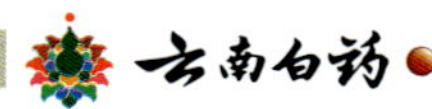

若用药期间，因个体差异出现红肿、水泡等过敏现象，请立即停药，待症状消除后方可继续用药，并可适当减少贴敷时间。若停药后，症状未得到缓解，请及时就医或咨询医师。

第六节　云南白药膏穴位贴敷的取穴定位方法

一、自然标志定位法

是以人体体表的自然标志为依据来确定腧穴位置的方法。

1. 固定标志定位法

人体表面有许多固定不移、有明显特征、在自然姿势下可见的标志，以这些标志为取穴的主要依据来定取穴位的方法称固定标志定位法。如人的五官轮廓、发际、爪甲、乳头、肚脐、指（趾）甲等标志。如在肚脐正中取神阙穴（第162页）；鼻尖正中取素髎穴（第224页）；两眉中间取印堂（第87页）；两乳中间取膻中（第71页）；腓骨小头前下缘取阳陵泉（第17页）等。此外，肩胛冈平第 3 胸椎棘突，肩胛骨下角平第 7 胸椎棘突，髂嵴高点平对第4腰椎棘突，这些标志可作为背腰部穴位的主要取穴依据（如图2）。

2. 活动标志取穴法

人体某个局部采取一定的活动姿势后出现的标志，以此活动标志为取穴的主要依据来定取穴位的方法称活动标志取穴法。如某处肌肉的隆起与凹陷、骨节的孔隙、皮肤的皱纹等需采取一定的姿势才能显现，如取颊车穴（第147页），宜在下颌角前上方一横指，咬紧牙齿当咬肌隆起的最高点处定取；取听宫（第186页）宜在张口时，耳屏前与下颌关节之间的凹陷处定取。取大椎（第16页）在俯首时，在项部下方平肩处最高隆突（第 7 颈椎棘突）下缘定取。

二、骨度分寸定位法

骨度分寸定位法是以体表骨节为主要标志，将某个骨节两端之间的长度折为一定的等分，每一个等分为1寸，以某个骨节的分寸为依据来量取该骨节部位穴位的方法。

常用的骨度分寸如下：

1. 头部骨度分寸

（1）前发际正中至后发际正中12寸，直寸，用于确定头部穴位的纵向距离。[如前后发际不明，从眉心量至大椎穴作18寸，眉心（印堂）至前发际3寸（如图1），大椎穴至后发际3寸（如图2）。]

（2）前额两发角之间9寸，横寸，用于确定头前部穴位的横向距离（如图1）。

（3）耳后两乳突之间9寸，横寸，用于确定头后部穴位的横向距离（如图2）。

2. 胸腹部骨度分寸

（1）胸剑联合中点至脐中8寸，直寸，用于确定上腹部穴位的纵向距离（如图1）。

（2）脐中至耻骨联合上缘5寸，直寸，用于确定下腹部穴位的纵向距离（如图1）。

（3）两乳头之间8寸，横寸，用于确定胸腹部穴位的横向距离（如图1）。（如女性因乳房下垂者，可用两锁骨中线之间的宽度来代替两乳头之间的8寸。）

3. 背腰部骨度分寸

肩胛骨内缘（近脊柱侧点）至后正中线3寸，横寸，用于确定背腰部穴位的横向距离（如图2）。

4. 上肢部骨度分寸

（1）腋前纹头至肘横纹9寸，腋后纹头至肘尖9寸，均为直寸，用于确定上臂部内侧（或外侧）穴位的纵向距离（如图1、图2）。

（2）肘横纹至腕掌横纹12寸，肘尖至腕背横纹12寸，均为直寸，用于确定前臂部内侧（或外侧）穴位的纵向距离（如图1、图2）。

5. 下肢部骨度分寸

（1）耻骨联合上缘至股骨内上髁上缘18寸，直寸，用于确定大腿部足三阴经穴位的纵向距离（如图1）。

（2）胫骨内侧髁下缘至内踝尖13寸，直寸，用于确定小腿部足三阴经穴位的纵向距离（如图1）。

（3）股骨大转子至腘横纹19寸，直寸，用于确定大腿部足三阳经穴位的纵向距离（如图1）。

（4）臀沟至腘横纹14寸，直寸，用于确定大腿部足三阳经穴位的纵向距离（如图2）。

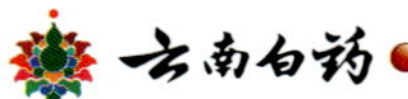

（5）腘横纹至外踝尖16寸，直寸，用于确定小腿部足三阳经穴位的纵向距离（如图2）。

使用骨度分寸法时应注意自己的分寸量自己的穴位，每个部位的分寸用来量取每个部位的穴位，即上肢的分寸用来量取上肢的穴位，下肢的分寸用来量取下肢的穴位，上腹部的分寸用来量取上腹部的穴位，下腹部的分寸用来量取下腹部的穴位，四肢内侧的分寸用来量取内侧的穴位，四肢外侧的分寸用来量取外侧的穴位，每个部位的直寸只能量取该部位的纵向距离，每个部位的横寸只能量取该部位的横向距离，即“己量己、上量上、下量下、前量前、后量后、内量内、外量外、头量头、腹量腹、直量直、横量横”。

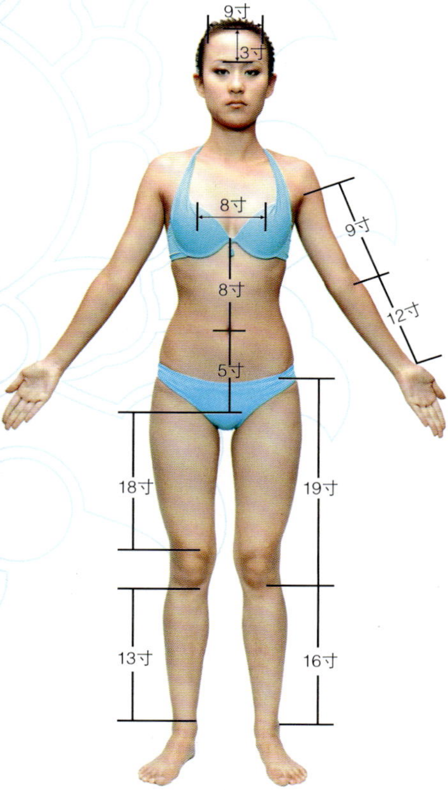

图1

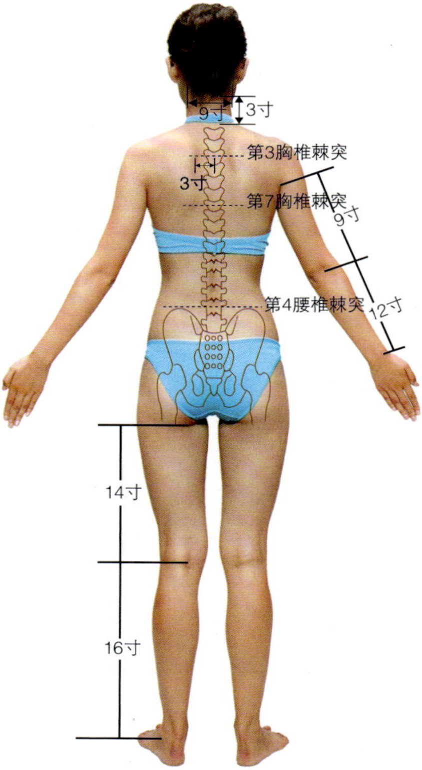

图2

三、手指同身寸定位法

是以患者本人手指所规定的尺寸来量取腧穴的定位方法。

1. 一夫法

令患者将食指、中指、无名指和小指并拢，以中指中节横纹为准，四指的宽度作为3寸。主要用于四肢和腹部 3 寸以下的直寸度量（如图3）。

2. 拇指同身寸法

令患者拇指伸直，以其拇指的指间关节横纹两端之间的宽度作为一寸。适用于四肢部 3 寸以下的直寸度量（如图4）。

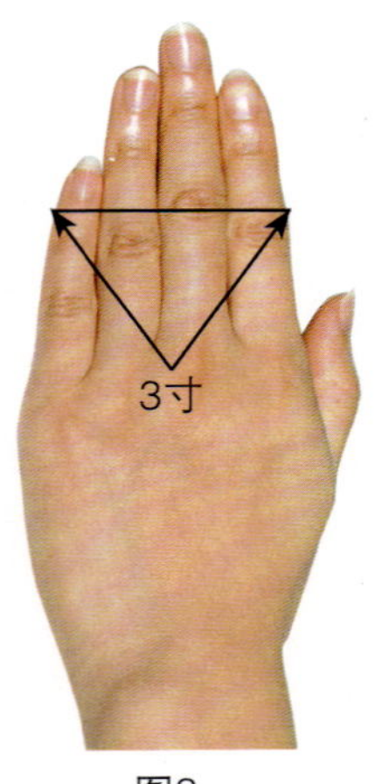

图3

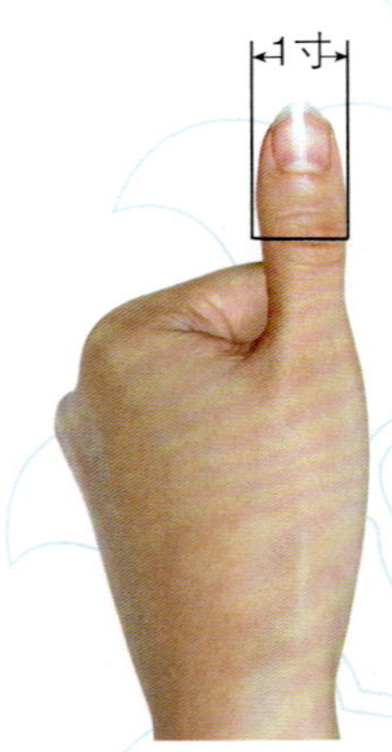

图4

四、简便取穴法

此法是临床上一种简便易行的方法，是一种体位姿势的动作的配合。常用的简便取穴方法如垂手中指端取风市（第60页）；两手虎口自然平直交叉，在食指端到达处取列缺穴（第38页）等。此法是一种辅助取穴方法，为了取穴的准确，应该结合自然标志定位法和骨度分寸定位法应用。

五、压痛点取穴法

在病痛局部用手指进行按压，找到相对较痛的部位作为穴位，此取穴法称为压痛点取穴法。如病痛范围较大，可能会有一个或多个压痛点，应根据病情需要，取1~3个压痛点作为穴位。

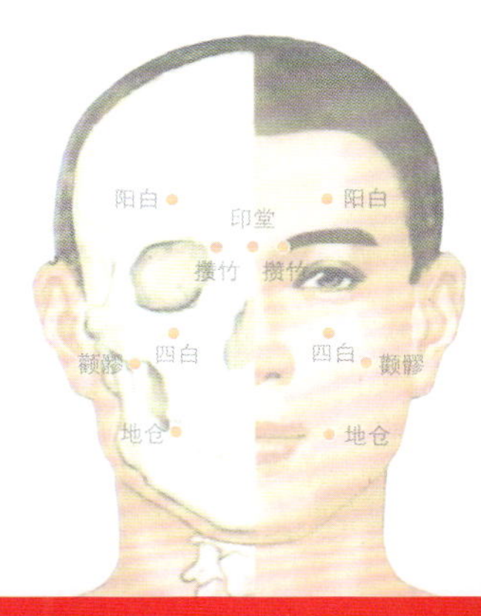

第三章
常见病的云南白药膏穴位贴敷疗法

第一节　骨伤科、外科病症

颈椎病

颈椎病又称“颈椎综合征”， 是一种以颈椎退行性病理改变为基础的疾患。本病主要由于颈椎长期劳损，骨质增生，或椎间盘脱出，韧带增厚等退行性改变，致使颈椎的椎管或椎间孔变形、狭窄，因而刺激、压迫颈部脊髓、神经根、交感神经而致。

【临床表现】

本病多发于办公室工作人员、财务人员、电脑工作者、驾驶员、教师，或长时间用电脑、看电视者。患者常出现颈、肩、背酸痛，可放射至头枕部和上肢及手部，颈部僵硬，活动受限，头晕头痛，上肢麻木。

【治　疗】

1. 穴　位

（1）基本穴位：颈3夹脊、外关、悬钟、压痛点。

取穴定位图

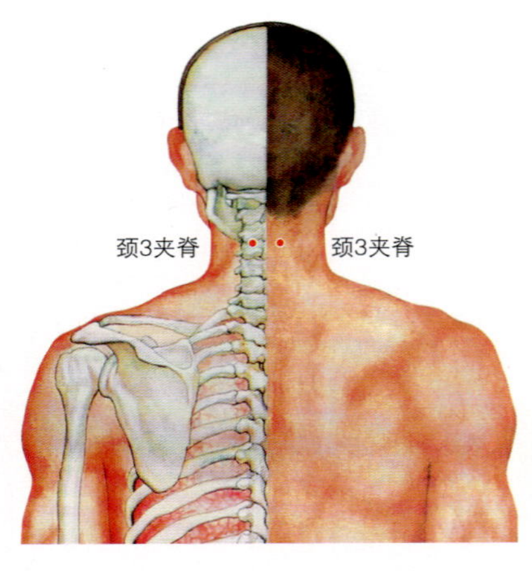

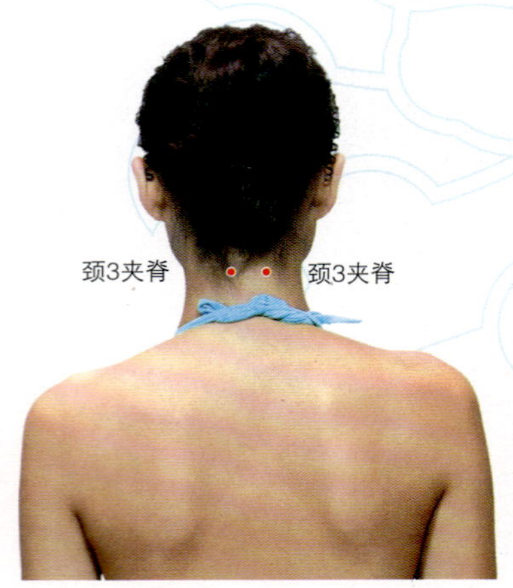

◆颈3夹脊：第3颈椎棘突下旁开0.5寸。

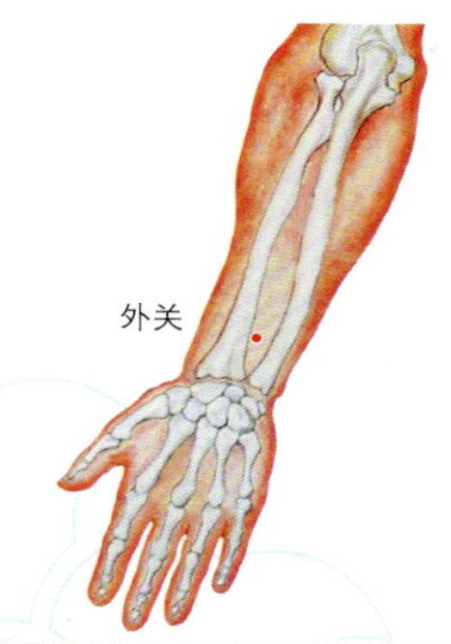

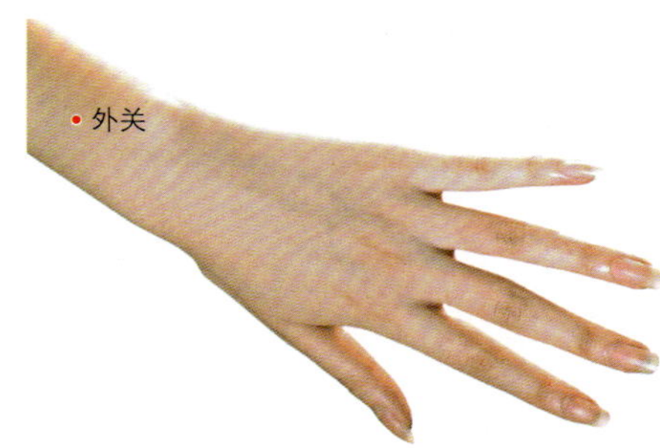

◆外关：腕背横纹上2寸，尺骨与桡骨正中间。

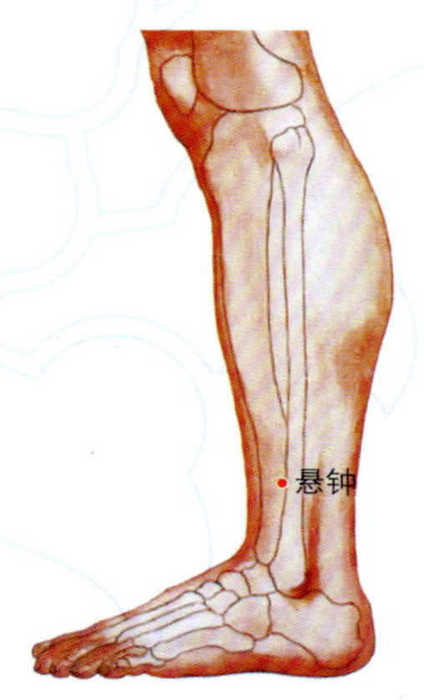

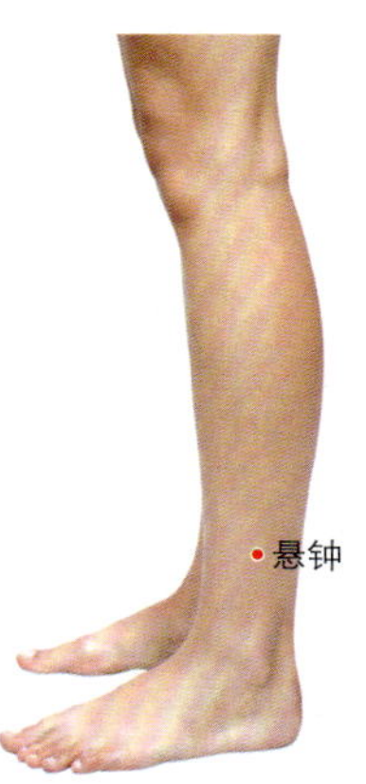

◆悬钟：在小腿外侧，当外踝尖上3寸，腓骨前缘。

（2）配　穴

①颈前后俯仰时疼痛较剧者，加大椎、后溪。

取穴定位图

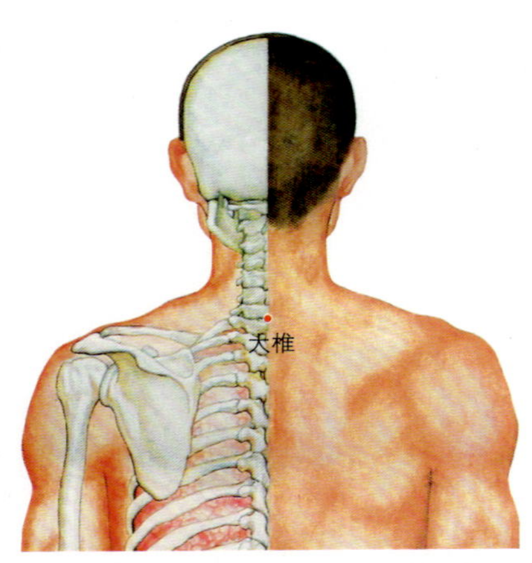

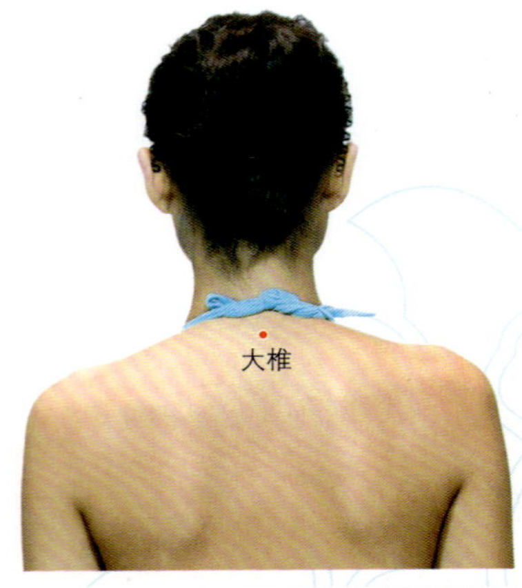

◆大椎：当后正中线上，第7颈椎棘突下凹陷中。

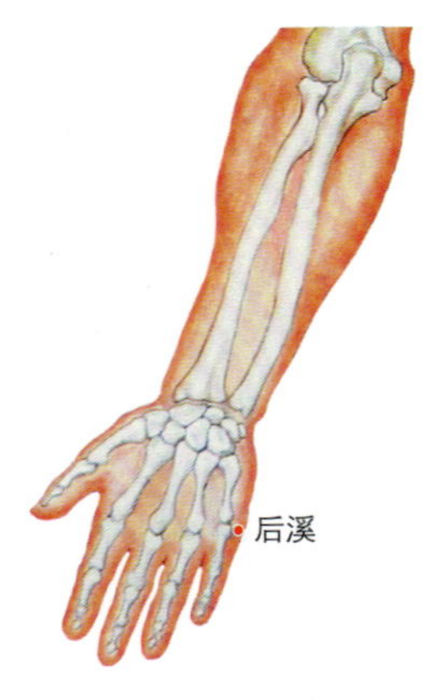

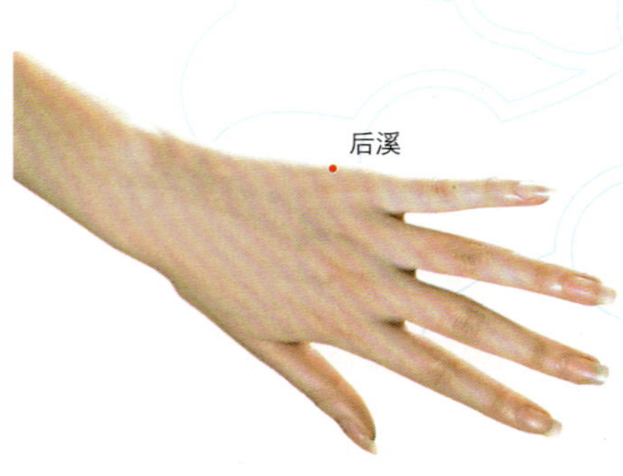

◆后溪：微握拳，当第5掌指关节后的掌横纹头处。

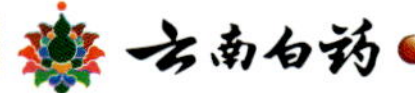

②颈左右转动时疼痛较剧者，加肩井、阳陵泉。

取穴定位图

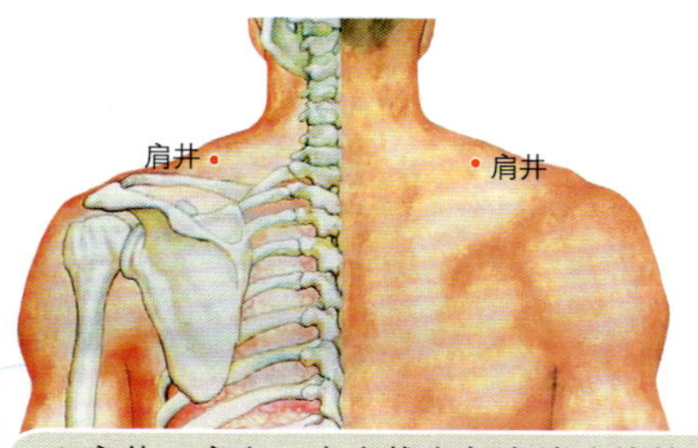

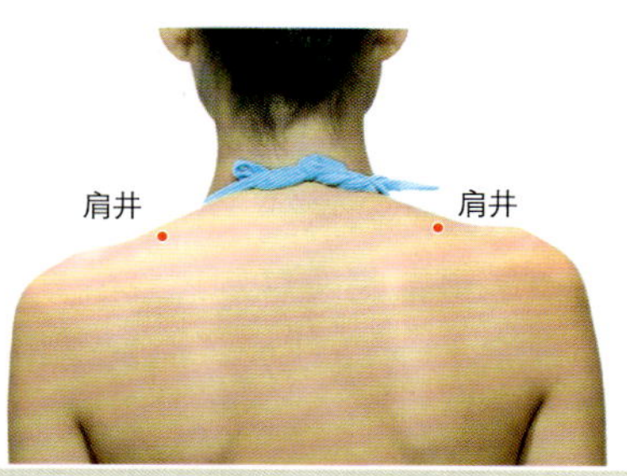

◆肩井：肩上，当大椎穴与肩峰连线的中点。

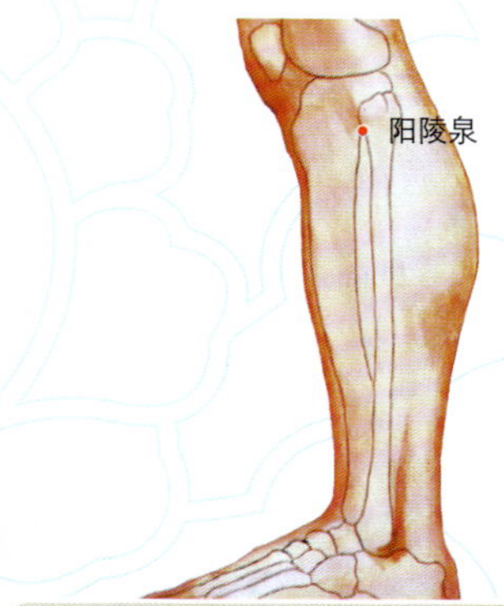

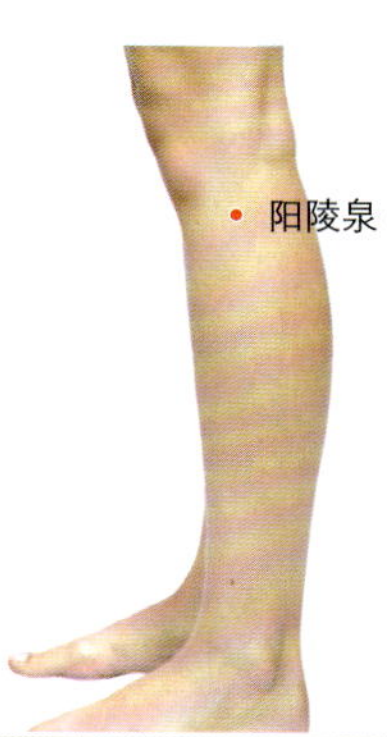

◆阳陵泉：在小腿外侧，当腓骨小头前下方凹陷处。

2. 贴敷法

按本书第二章第四节所述方法，贴敷上述所选穴位。一般每次贴敷12小时，10次为一疗程，每疗程间隔1~2周。

【临床体会】

本病多由于年老体衰，肝肾不足，筋骨失养；或寒湿侵袭，或劳损筋骨，致气血瘀滞，经脉痹阻而致。用云南白药膏贴敷上述穴位，通过药物与穴位的双重作用，充分发挥活血化瘀、祛风除湿、通络止痛的作用。同时应注意日常工作生活中宜保持头颈姿势正确；适当活动锻炼颈部，注意颈部保暖。

肩关节周围炎

肩关节周围炎简称“肩周炎”，是指肩关节周围肌肉、肌腱、滑囊和关节囊等软组织的慢性、退行性炎症。本病的发生与慢性劳损有关，多继发于肱二头肌腱鞘炎、冈上肌腱炎或肩峰下滑膜炎。

【临床表现】

早期以疼痛为主，后期以功能障碍为主。

初起为单侧或双侧肩部酸痛，逐渐加重，活动失灵，可向颈、耳、前臂和整个上肢放射，日轻夜重，常因天气变化、受凉及劳累而诱发或加重。严重者，稍一触碰，即疼痛难忍，或夜不能睡，或半夜痛醒，肩关节呈不同程度僵直，手臂上举、前伸、外展、后伸等动作均受限制，甚至不能梳头、洗脸、漱口、吃饭、穿衣等。病程长者，可见患侧肩臂部肌肉萎缩，疼痛反而减轻。

【治　疗】

1. 穴　位

（1）基本穴位：肩髃、肩前、肩贞、条口、压痛点。

取穴定位图

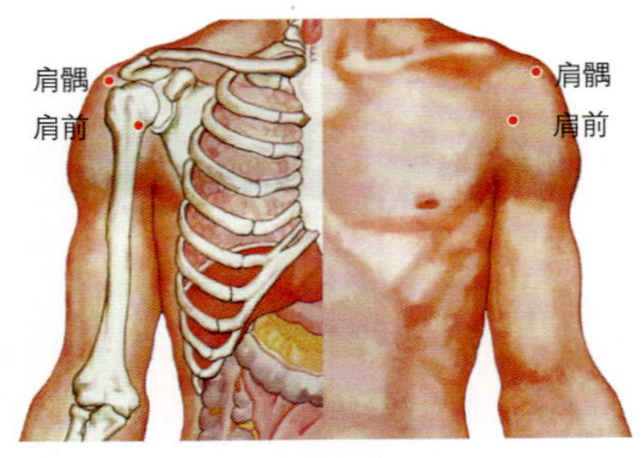

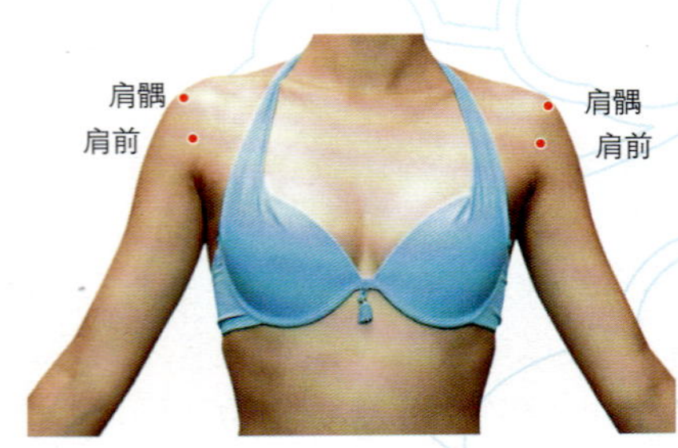

◆肩髃：手臂外展，或向前平伸时，肩部出现两个凹陷，当肩峰前下方凹陷处。　◆肩前：正坐垂臂，当腋前纹头与肩髃穴连线的中点。

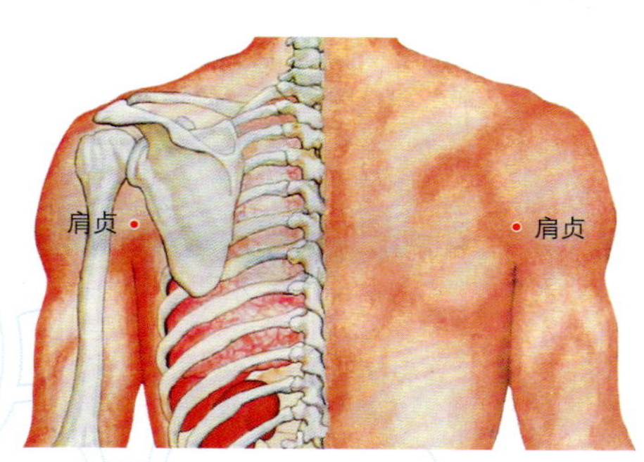

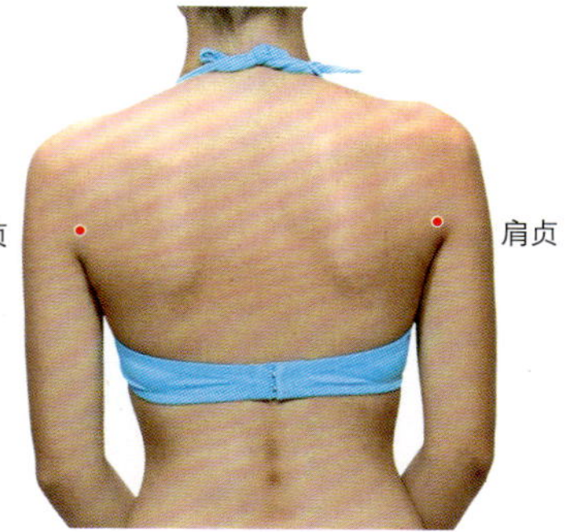

◆肩贞：臂内收时，腋后纹头上1寸。

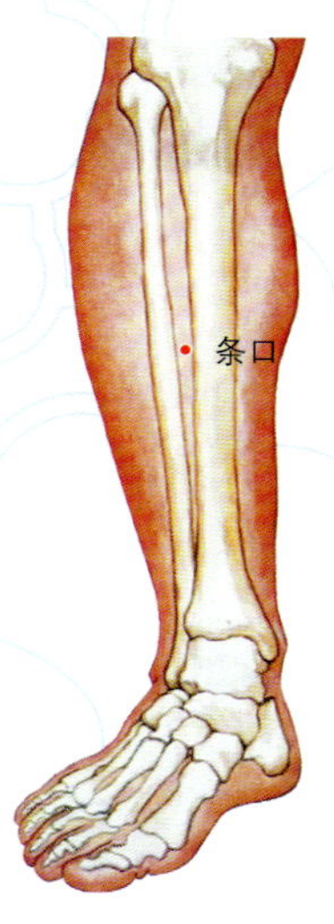

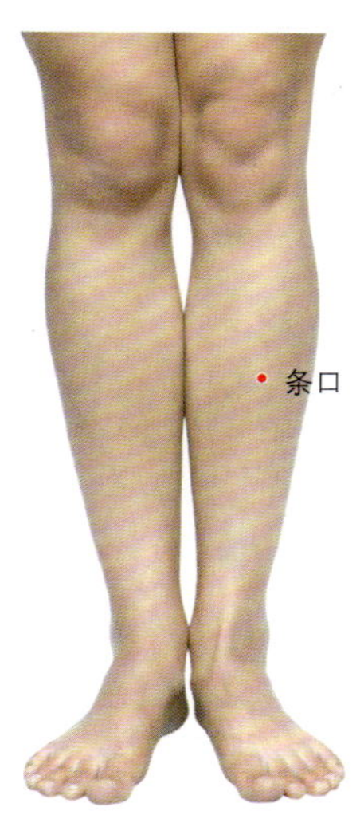

◆条口：在犊鼻穴（外膝眼）与外踝尖连线的中点，胫骨前嵴外一横指。

（2）配　穴

①以肩前部疼痛为主、后伸时疼痛加剧者，加孔最、地机。

取穴定位图

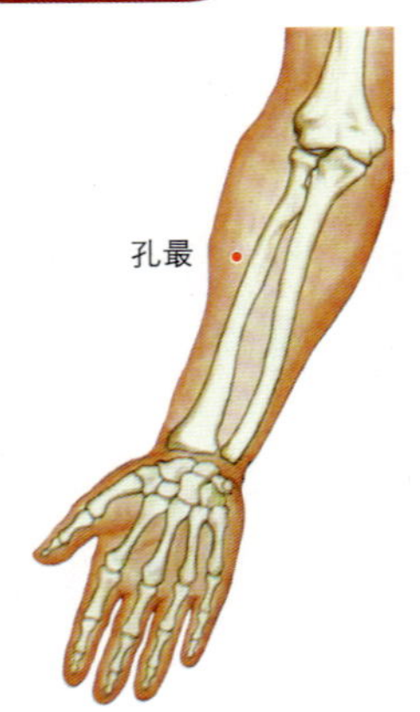

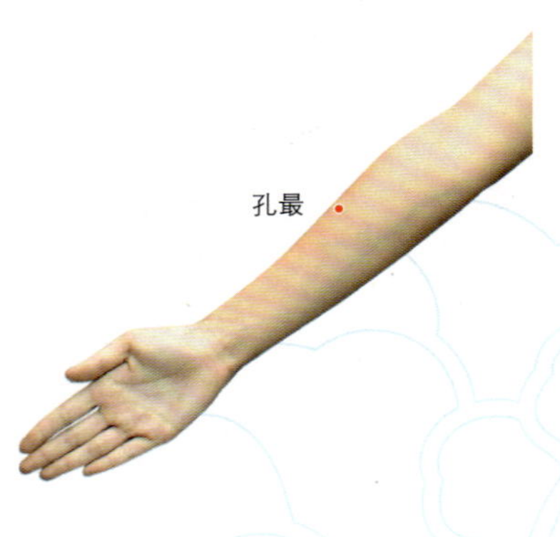

◆孔最：尺泽穴与太渊穴连线上，腕掌横纹上7寸处。

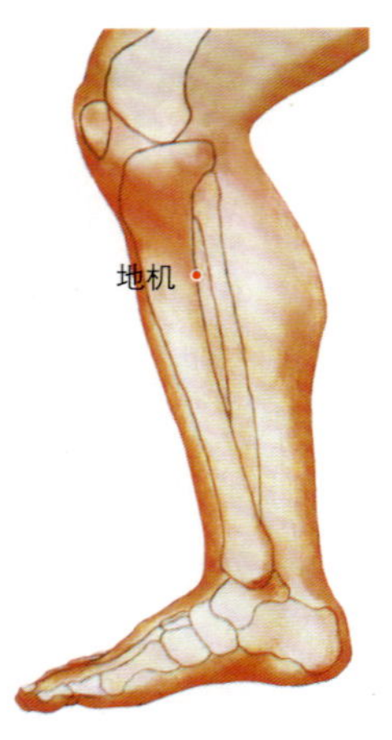

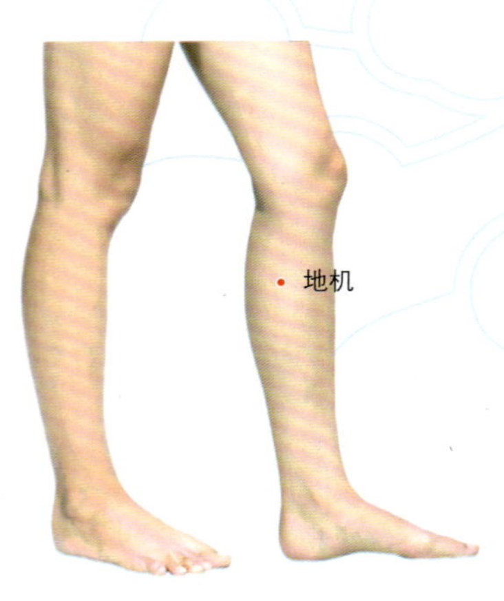

◆地机：在小腿内侧，当内踝尖与阴陵泉的连线上，阴陵泉下3寸。

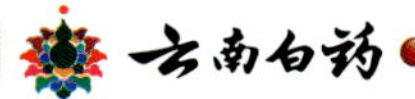

②以肩外侧疼痛明显、外展时疼痛加剧者，加手三里、阳陵泉。

取穴定位图

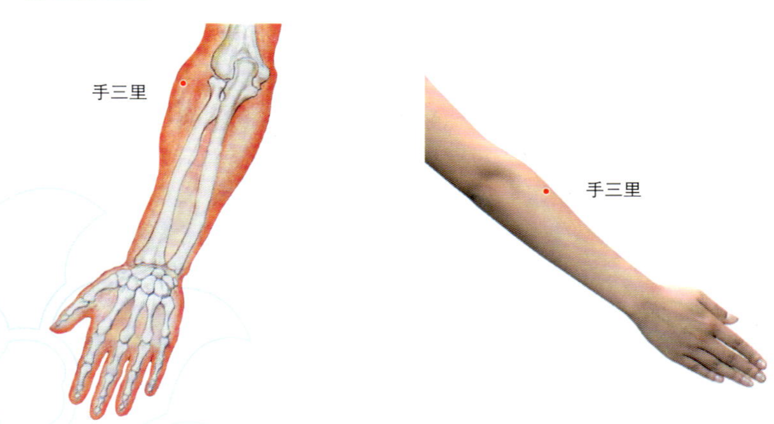

◆手三里：屈肘，在阳溪穴与曲池穴连线上，肘横纹下2寸处。

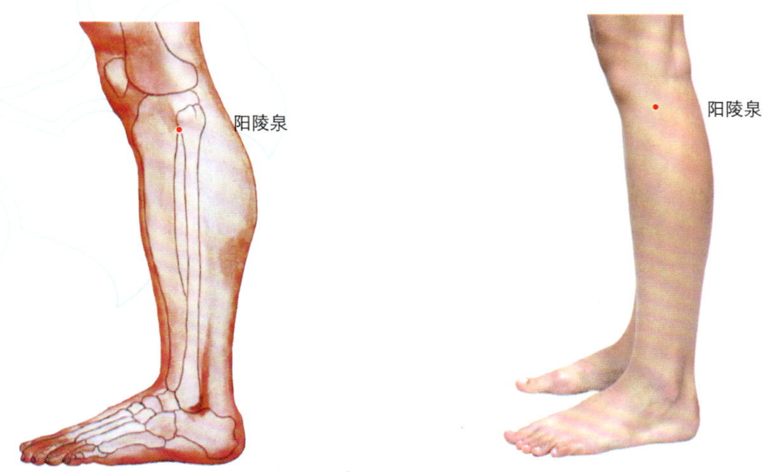

◆阳陵泉：在小腿外侧，当腓骨小头前下方凹陷处。

落 枕

落枕又称“失枕”，是指急性单纯性颈项疼痛、活动受限的一种病症。现代医学认为各种原因导致颈部肌肉痉挛均可发生落枕，如颈肌劳损、颈项纤维组织炎等。

【临床表现】

一般多在早晨起床后，突感一侧颈项疼痛，活动受限，不能自由俯仰转侧，头向患侧倾斜，项背牵拉疼痛，甚则向同侧肩部和上臂放射，颈项部肌肉痉挛，压痛明显。本病起病快，病程短。

【治　疗】

1. 穴　位

（1）基本穴位：外劳宫、悬钟、压痛点。

取穴定位图

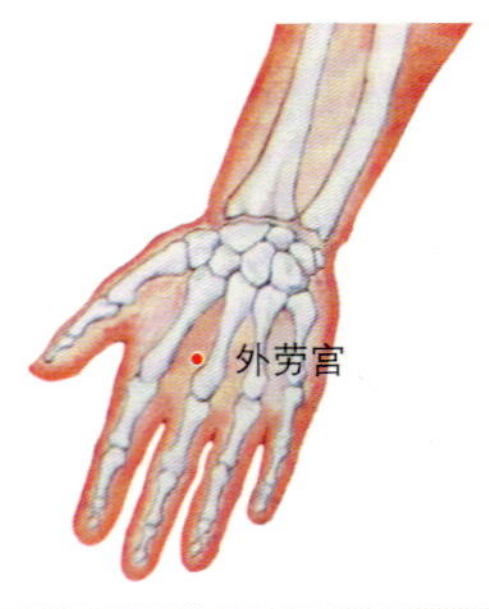

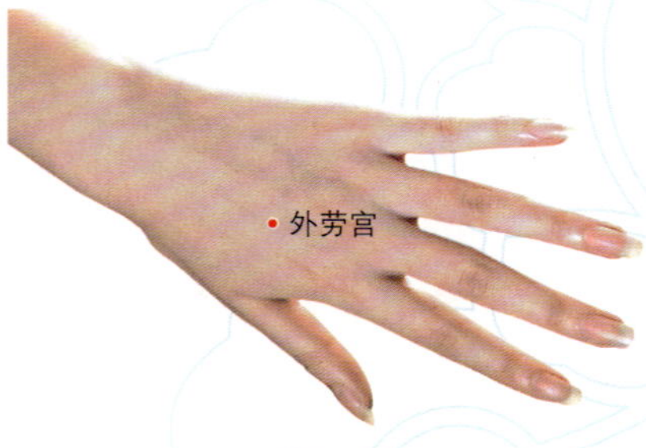

◆外劳宫：在手背，第2、3掌骨之间，掌指关节后0.5寸处。

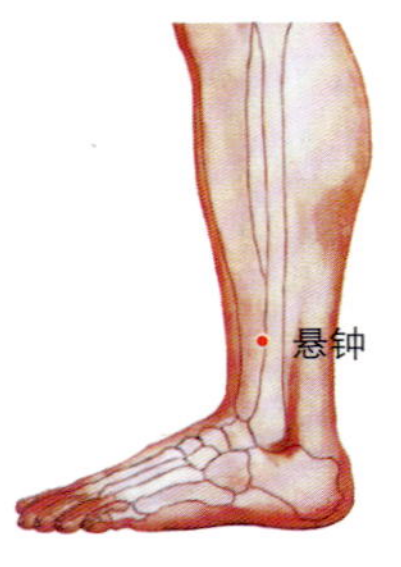

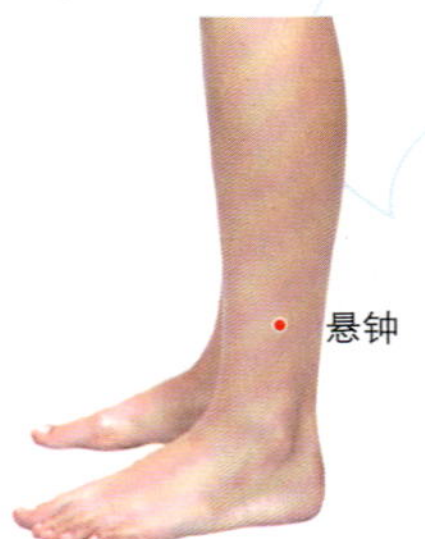

◆悬钟：在小腿外侧，当外踝尖上3寸，腓骨前缘。

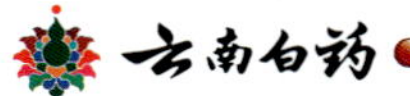

（2）配　穴

①疼痛以后项部为主，头部俯仰受限者，配肩外俞、养老。

取穴定位图

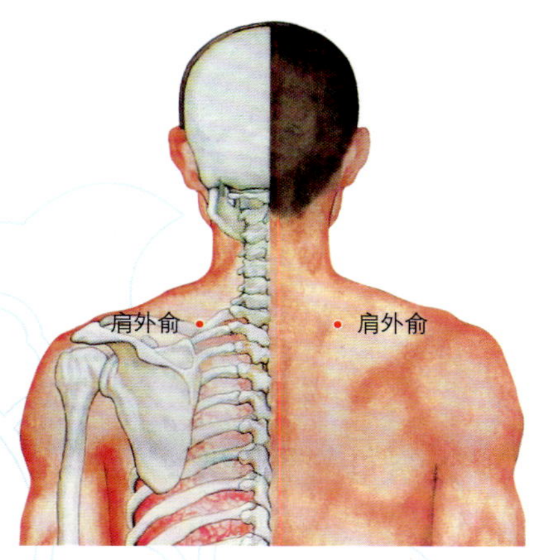

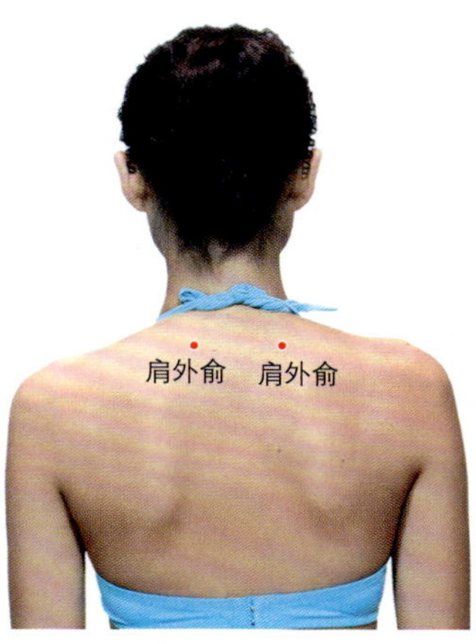

◆肩外俞：在背部，当第1胸椎棘突下，旁开3寸。

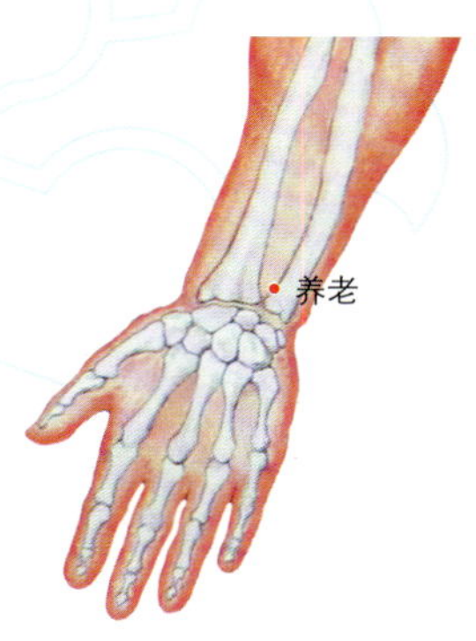

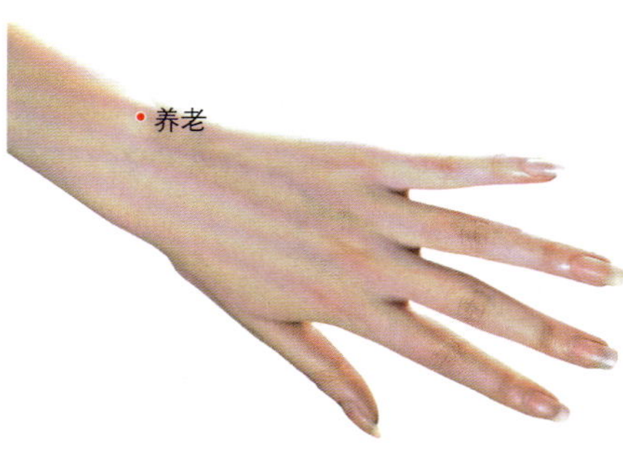

◆养老：掌心向胸，当尺骨小头近端桡侧骨缝凹陷中。

②疼痛以侧颈部为主，头部不能左右回顾及旋转者，配肩井、外关。

取穴定位图

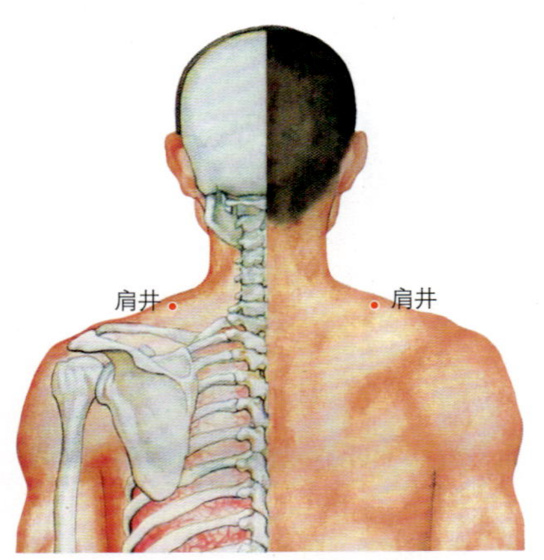

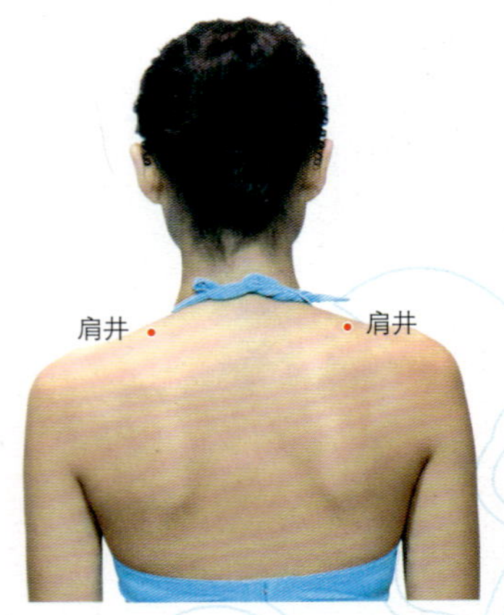

◆肩井：肩上，当大椎穴与肩峰连线的中点。

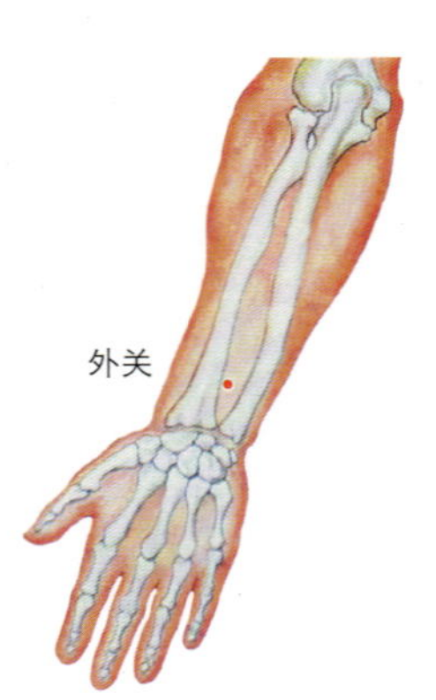

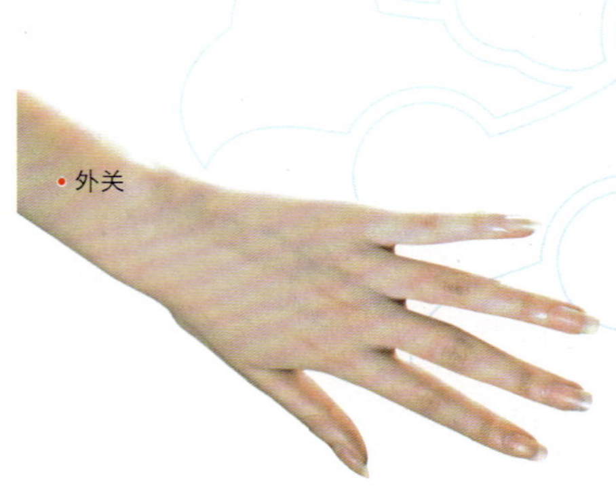

◆外关：腕背横纹上2寸，尺骨与桡骨正中间。

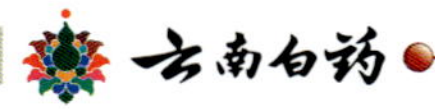

2. 贴敷法

按本书第二章第四节所述方法，贴敷上述所选穴位。同时要注意按揉云南白药膏贴敷的四肢部穴位时要配合颈项部适当运动，以疏通局部经脉气血；压痛点上宜加敷热水袋。

【临床体会】

本病多由睡眠姿势不当、枕头高低不适或颈部过度偏转，引起颈部经脉受损，气血运行不畅而致。也可由风寒侵袭颈项，寒邪凝滞，经脉拘急痹阻而痛。用云南白药膏贴敷上述穴位，既通过局部穴位皮肤对云南白药膏药物有效成分的吸收，产生活血化瘀的作用；又通过云南白药膏对局部与远端外劳宫、悬钟等穴位的刺激，通过经络穴位的作用进一步加强了云南白药膏活血通络、祛湿止痛的作用，故有较好疗效。同时应注意保持正确的睡眠姿势，枕头高低适中；颈部注意保暖，避免风寒侵袭。

腰椎间盘突出症

腰椎间盘突出症简称“腰突症”，是由于腰椎间盘退变、破裂、后突压迫脊髓或神经所出现的以腰腿疼痛、麻木为主要症状的病症。本病多由于外伤、长期劳累、劳损、用力不协调、姿势不当等原因致腰椎间盘组织退变、损伤、纤维环破裂、髓核组织被挤出，向后从破裂的纤维环处突向椎管内、压迫神经所致。

【临床表现】

大部分患者有腰痛反复发作数月或数年病史，可因用力、反复弯腰、转身或抬重物引起、或加重疼痛，出现一侧或两侧腰腿疼痛、麻木、肿胀、发凉、抽筋、腿部肌肉萎缩无力，在急性期咳嗽、打喷嚏、用力排便甚至深呼吸都可产生剧烈的放射痛。病情严重者可出现劳动能力丧失、大小便失禁、截瘫等严重后果。

【治　疗】

1. 穴　位

（1）基本穴位：肾俞、腰阳关–十七椎、环跳、太溪、压痛点。

取穴定位图

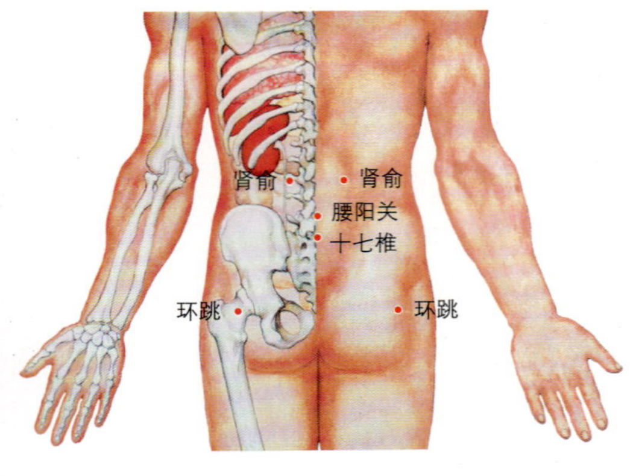

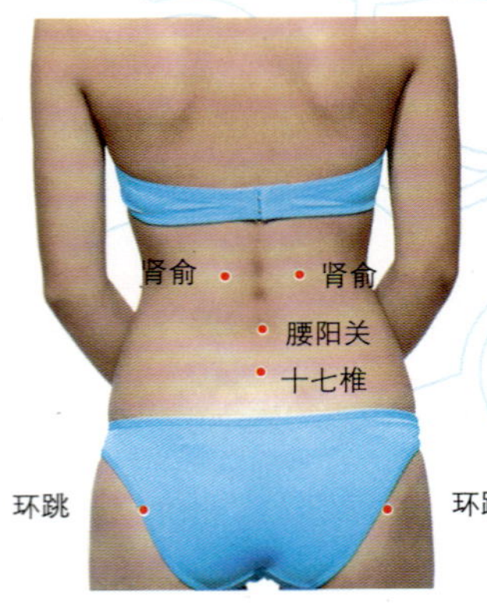

◆肾俞：在腰部，当第2腰椎棘突下，旁开1.5寸。　◆腰阳关：在腰部，当后正中线上，第4腰椎棘突下凹陷中。　◆十七椎：在腰部后正中线，第5腰椎棘突下凹陷中。　◆环跳：侧卧屈股，当股骨大转子高点与骶骨裂孔连线的外1/3与内2/3交点处。

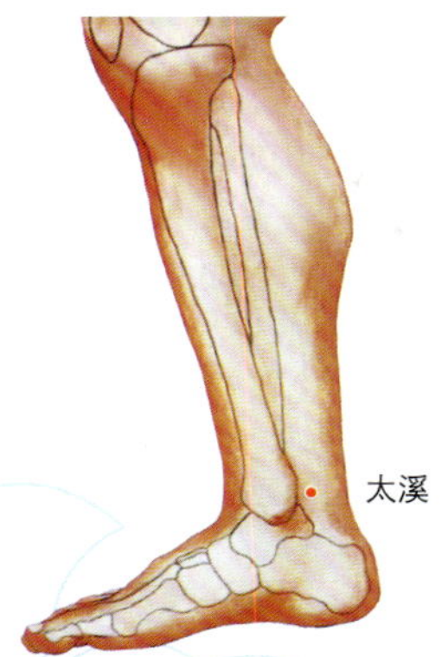

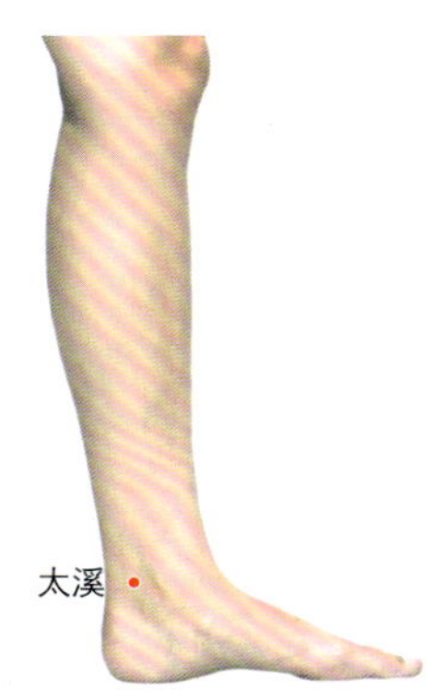

◆太溪：在足内侧，内踝后方，当内踝尖与跟腱之间的凹陷处。

（2）配　穴

①如大、小腿外侧至外踝疼痛麻木明显者，加阳陵泉、丘墟。

取穴定位图

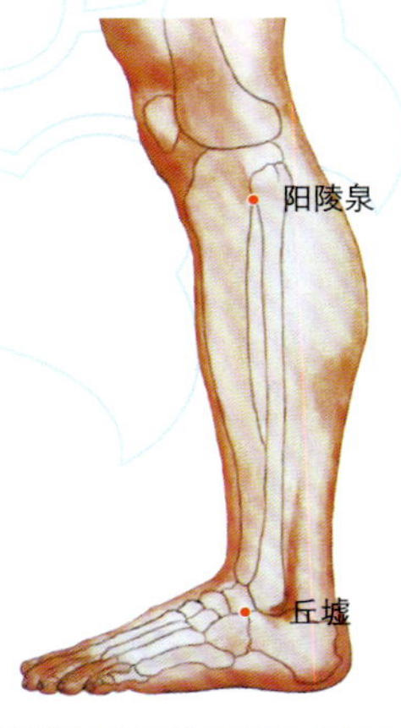

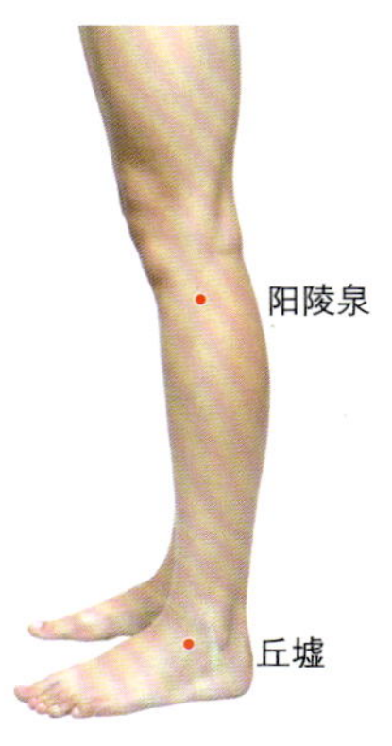

◆阳陵泉：在小腿外侧，当腓骨小头前下方凹陷处。　◆丘墟：外踝前下方，趾长伸肌腱的外侧凹陷处。

②如大腿后面、腘窝至小腿后面腓肠肌疼痛麻木明显者，加委中、承山。

取穴定位图

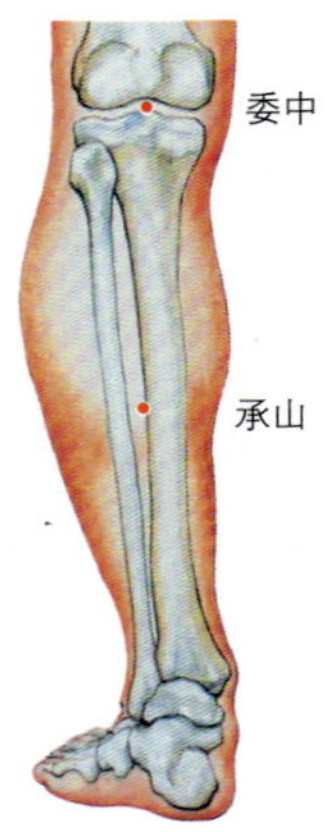

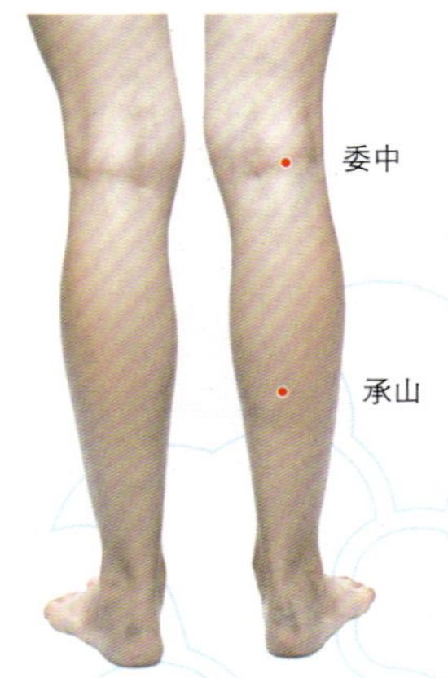

◆委中：在腘横纹中点，当股二头肌腱与半腱肌肌腱的中间。 ◆承山：在小腿后面正中，当小腿用力蹬地或足跟上提时，腓肠肌两肌腹之间凹陷顶端处。

③如大、小腿前面疼痛麻木明显者，加足三里。

取穴定位图

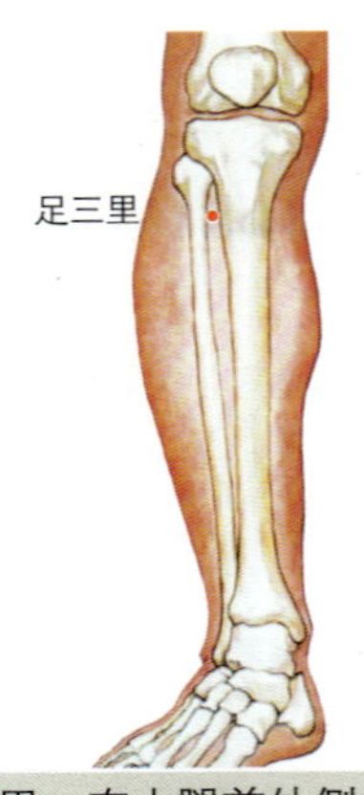

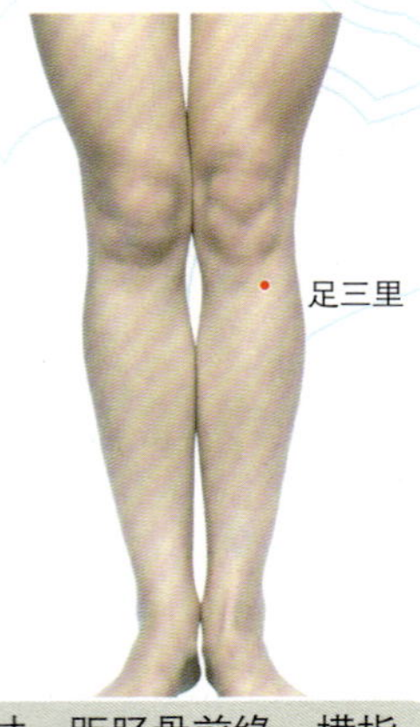

◆足三里：在小腿前外侧，当犊鼻穴（外膝眼）下3寸，距胫骨前缘一横指（中指）。

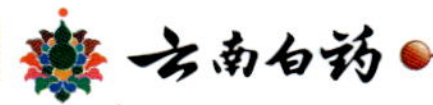

2. 贴敷法

按本书第二章第四节所述方法，贴敷上述所选穴位。相邻穴位可用一小片云南白药膏贴敷，如腰阳关–十七椎。每日应按揉腰部贴敷云南白药膏的穴位2~3次，每次每穴按揉1~2分钟。

【临床体会】

本病多由肾气虚损，风寒湿邪乘虚而入，痹阻经脉；或劳伤过度、强力闪挫，致筋脉受损、瘀血阻滞，导致腰腿部督脉、膀胱经、胆经、肾经、胃经等多条经脉运行不畅而致腰腿疼痛、麻木。用云南白药膏贴敷上述所选穴位，贴在腰部穴位的云南白药膏通过皮肤吸收直接发挥活血化瘀、祛风除湿的作用，同时云南白药膏中辛香走窜等药物对穴位的刺激，激发了肾俞、腰阳关、十七椎等腰部穴位疏通局部经络气血的作用，激发了肾俞、太溪补肾益精的作用，激发了相关经脉穴位疏通各经气血的作用。本贴敷法在腰突症发作的早期及时应用，可获得较理想的效果。平时应加强腰背肌力量的锻炼；本病急性发作时，应卧床休息，配合药物等其他方法综合治疗。

急性腰扭伤

急性腰扭伤是腰部肌肉、韧带、关节囊、筋膜等软组织的急性损伤。常因搬抬重物或腰部用力不当致肌肉强力收缩而致。本病为青壮年体力劳动者的常见损伤，平时很少参加劳动和体育活动的人，偶然参加体力劳动时，可因轻微的不协调动作而致腰部急性损伤。

【临床表现】

因抬重物或做某一动作时突感腰部剧痛不能动弹，疼痛剧烈，为持续性，次日常加重。腰部活动、咳嗽、喷嚏、大声说话、腰部用力等均使疼痛加剧，休息和一般止痛药不能使之缓解，一般无腿痛，但可有位于髋部或大腿的放射痛。

【治　疗】

1. 穴　位

（1）基本穴位：腰痛点、压痛点。

取穴定位图

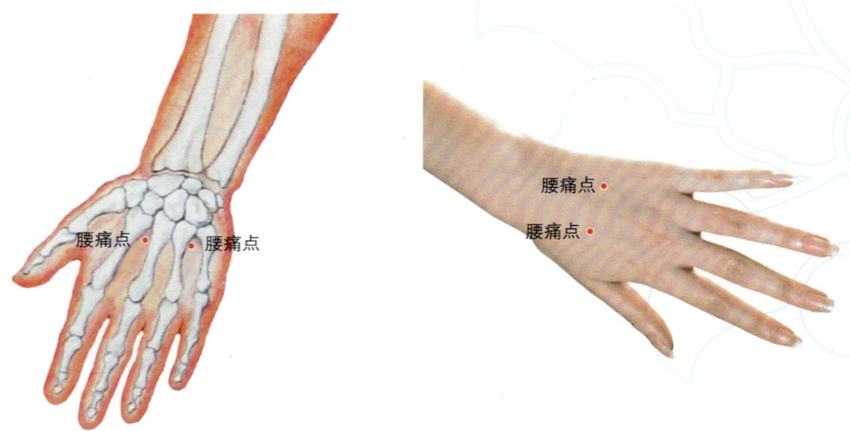

◆腰痛点：在手背，当第2、3掌骨及第4、5掌骨之间，当腕背横纹与掌指关节的中点处，一侧2 穴。

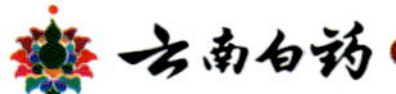

（2）配　穴

①如疼痛以腰部正中为主，腰部前后俯仰困难者，配后溪。

取穴定位图

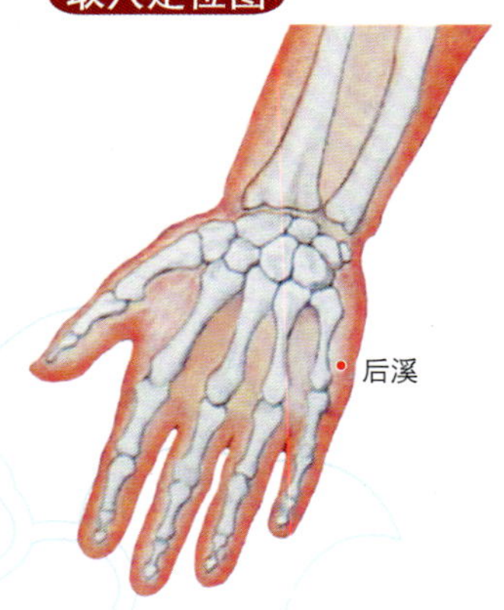

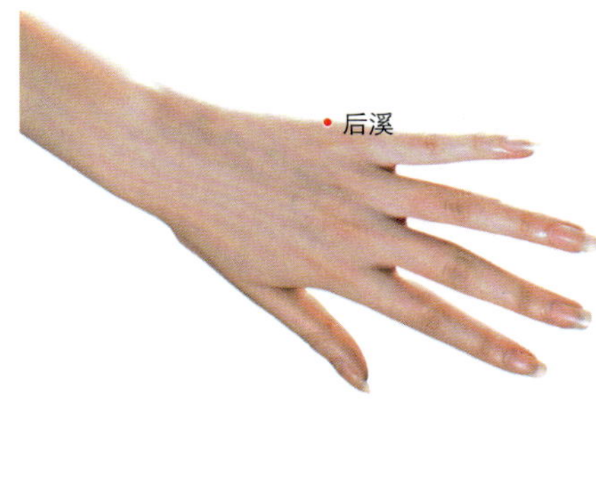

◆后溪：微握拳，当第5掌指关节后的掌横纹头处。

②如疼痛以两侧腰肌为主，腰部左右转侧困难者，配委中。

取穴定位图

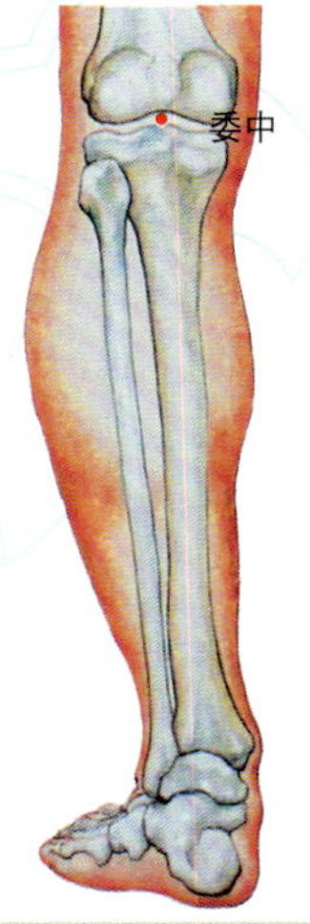

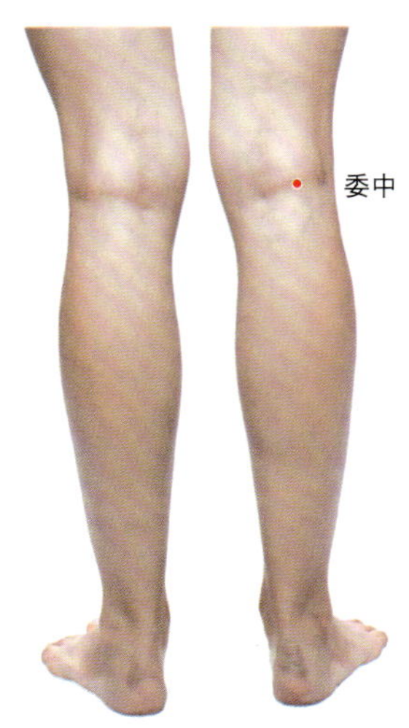

◆委中：在腘横纹中点，当股二头肌腱与半腱肌肌腱的中间。

2. 贴敷法

按本书第二章第四节所述方法，贴敷上述所选穴位。每隔2小时应按揉所贴穴位，在按揉四肢远端穴位时，应配合腰部适当的前后俯仰及左右转侧等活动以疏通局部的经脉气血。

【临床体会】

本病多由腰部用力不当，或强力闪挫，损伤腰部经脉，气滞血瘀，不通则痛。用云南白药膏贴敷上述穴位，通过药物与穴位的双重作用，可更好地发挥活血化瘀、通络止痛的作用。同时要注意腰部用力应平衡协调。

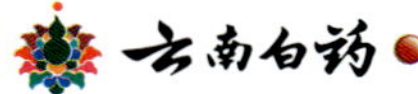

踝关节扭挫伤

踝关节扭挫伤是指踝关节遭受内、外翻和扭转牵拉外力而引起踝部筋肉的损伤，是常见的软组织损伤之一。因踝关节负重量大，且经常处于负重下活动，损伤的机会较多，如行走或跑步在不平的道路上，上、下楼梯或斜坡时用力不慎均可引起扭挫伤。

【临床表现】

受伤后踝部即出现肿胀、瘀斑、疼痛、跛行或不能行走。内翻扭伤时，在外踝前下方肿胀、压痛明显，将足部内翻时疼痛加剧。外翻损伤时，在内踝前下方肿胀、压痛明显，将足部外翻时疼痛加剧。

【治　疗】

1. 穴　位

（1）基本穴位：阳陵泉、解溪、昆仑、压痛点。

取穴定位图

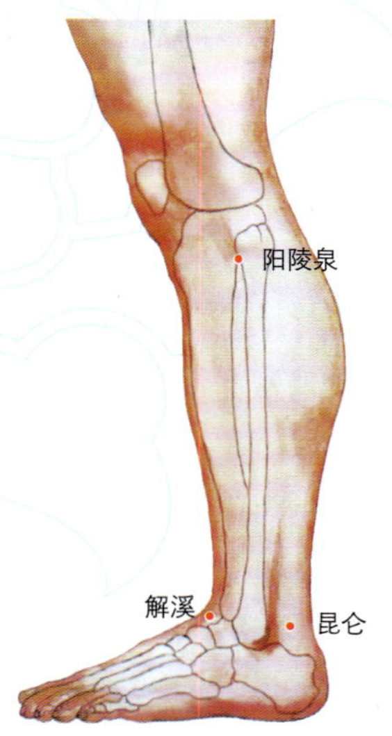

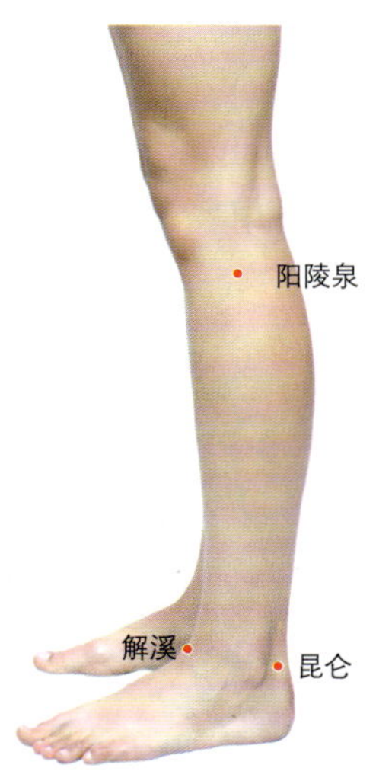

◆阳陵泉：在小腿外侧，当腓骨小头前下方凹陷处。　◆解溪：在足背与小腿交界处的横纹中央凹陷中，当踇长伸肌腱与趾长伸肌腱之间。　◆昆仑：在足部外踝后方，当外踝尖与跟腱之间的凹陷处。

（2）配　穴

①如外踝扭伤，加丘墟、申脉。

取穴定位图

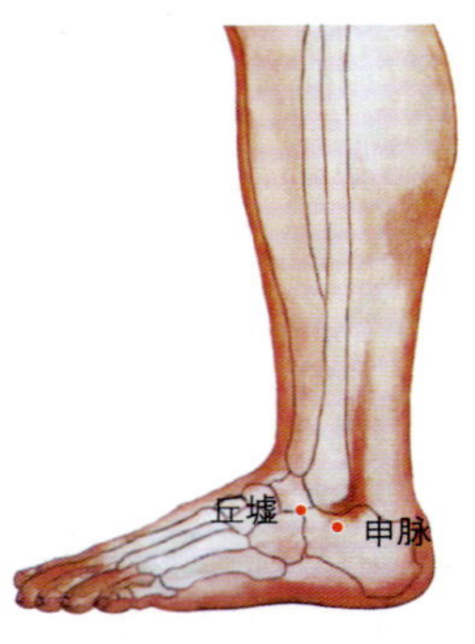

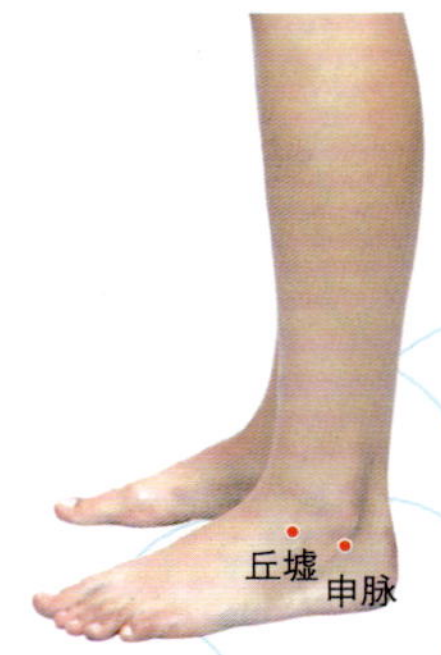

◆丘墟：外踝前下方，趾长伸肌腱的外侧凹陷处。　◆申脉：在足外侧，外踝直下方凹陷中。

②如内踝扭伤，加商丘、照海。

取穴定位图

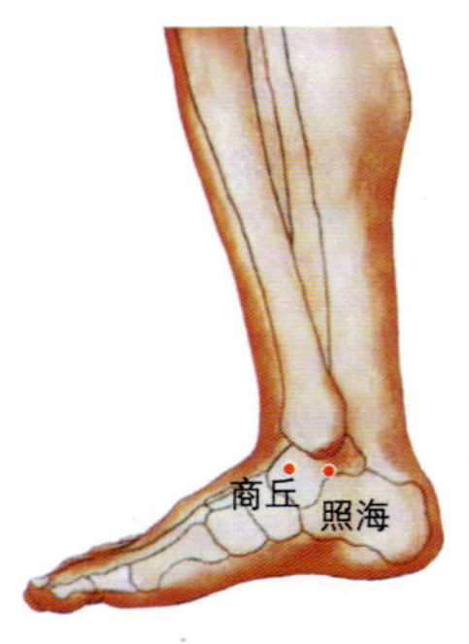

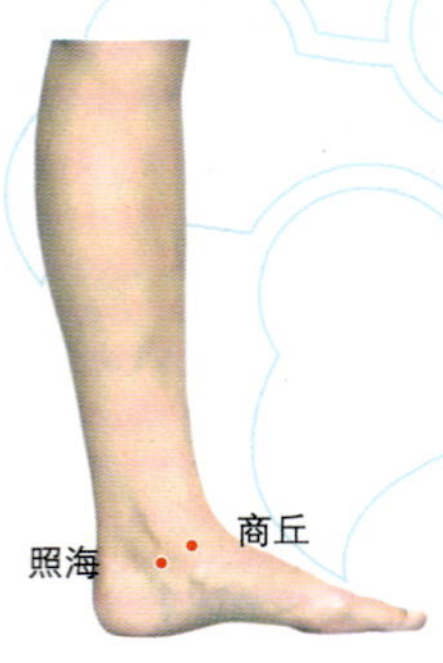

◆商丘：在足内踝前下方凹陷中，当舟骨结节与内踝尖连线的中点处。
◆照海：在足内侧，内踝尖下方凹陷处。

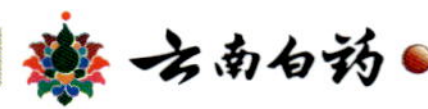

2. 贴敷法

按本书第二章第四节所述方法，贴敷上述所选穴位。取患侧穴位。

【临床体会】

本病由于踝部用力不当，扭挫损伤踝部筋肉经脉，瘀血阻滞，不通则痛。用云南白药膏贴敷局部的解溪、申脉、照海等穴，既直接发挥了云南白药膏活血化瘀的药理作用，又激发了穴位疏通经脉之功，故能取得较好疗效。同时应注意踝部减少活动，如有骨折、关节脱位、韧带断裂者应到骨科诊治。

腕关节扭伤

腕关节扭伤是指由于不慎跌倒，手掌或手背猛力撑地，迫使腕部过度背伸、掌屈及旋转，导致腕关节周围的软组织损伤。由于腕部结构复杂，腕关节运动的方向多、范围大、活动频繁，故容易发生扭伤。

【临床表现】

手腕部多有明显的外伤史，腕部肿胀，疼痛无力，不能活动腕关节或活动时疼痛加剧。

【治　疗】

1. 穴　位

内关、列缺–阳溪、外关–养老、压痛点。

取穴定位图

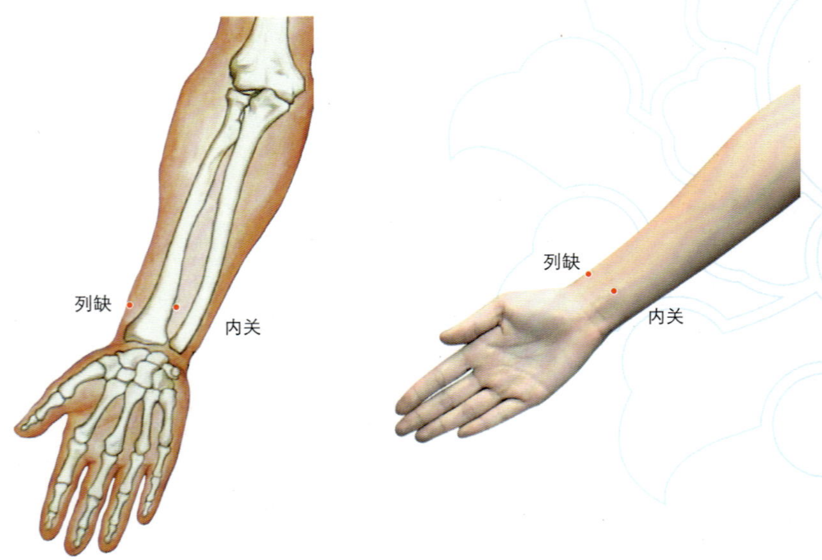

◆内关：在前臂掌侧，当曲泽穴与大陵穴的连线上，腕横纹上2寸，掌长肌腱与桡侧腕屈肌腱之间。　◆列缺：桡骨茎突上方，腕横纹上1.5寸，当肱桡肌与拇长展肌腱之间。

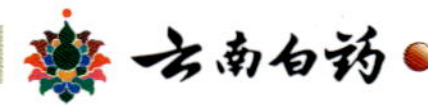

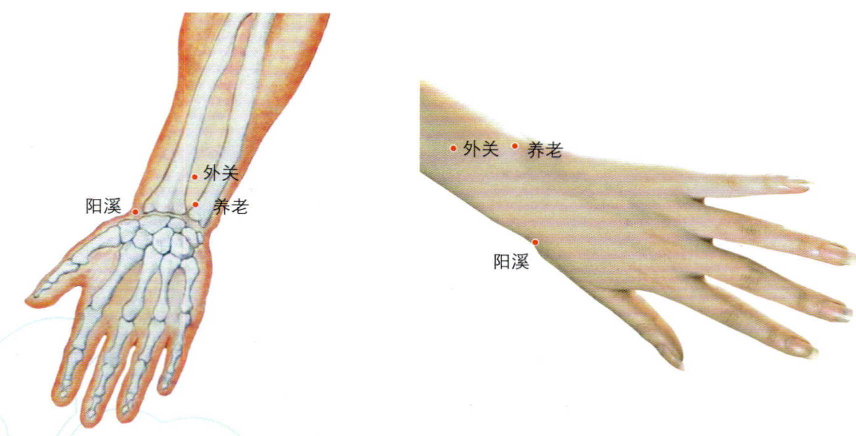

◆阳溪：腕背横纹桡侧，拇指上翘时，当拇指短、长伸肌之间凹陷处。
◆外关：腕背横纹上2寸，尺骨与桡骨正中间。 ◆养老：掌心向胸，当尺骨小头近端桡侧骨缝凹陷中。

2. 贴敷法

按本书第二章第四节所述方法，贴敷上述所选穴位。取患侧穴位。

【临床体会】

本病多由于不慎跌仆，手掌着地，腕关节突然背伸，致使筋脉受损，气血瘀阻所致。用云南白药膏贴敷手腕局部的列缺、外关等穴，通过局部穴位皮肤对云南白药膏药物的吸收，直接发挥了云南白药膏活血化瘀、消肿止痛之功；加之通过云南白药膏对穴位的刺激而激发了其通经活络之功，因而能获得较好疗效。同时应减少腕关节的活动，贴膏部位加用热水袋热敷则疗效更佳。

腰肌劳损

腰肌劳损也叫慢性腰肌筋膜炎，是指由于某些因素，长期作用于腰部肌肉和韧带，从而引起的腰部肌肉和韧带的慢性损伤，出现腰部疼痛、活动障碍等症状的疾病。多由于腰部肌肉长期紧张，形成损伤性炎症；或腰部急性损伤处理不当或治疗不彻底，发展成慢性腰肌劳损。

【临床表现】

患者多有腰部过度劳作史或不同程度的外伤史。腰部酸痛，时轻时重，反复发作，劳累时加重，休息后减轻，弯腰困难，持久弯腰则疼痛加剧，适当活动或经常变换体位后疼痛可减轻，活动过度又加重，睡觉时用小枕垫于腰部能减轻疼痛，有时用拳叩击腰部也可使疼痛减轻。

【治　疗】

1. 穴　位

肾俞、大肠俞、阳陵泉、承山、压痛点。

取穴定位图

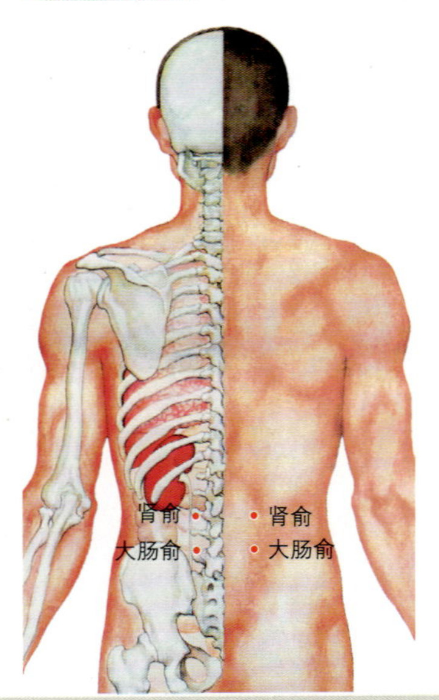

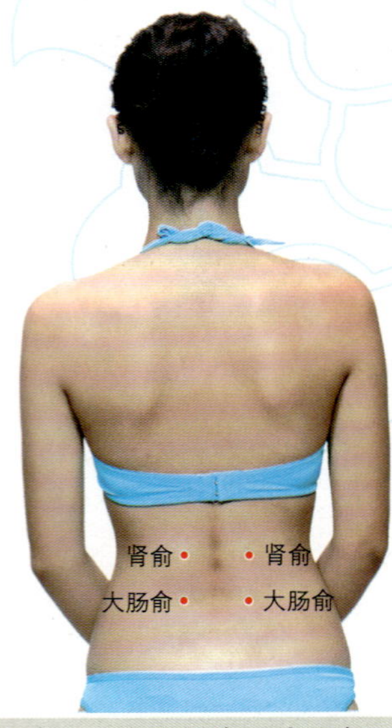

◆肾俞：在腰部，当第2腰椎棘突下，旁开1.5寸。　◆大肠俞：在腰部，当第4腰椎棘突下，旁开1.5寸。

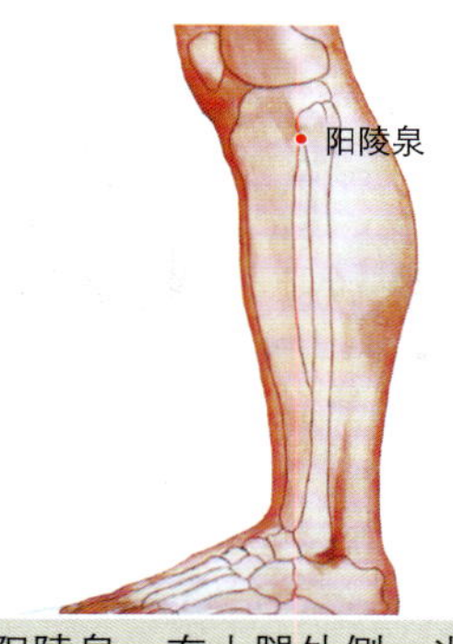

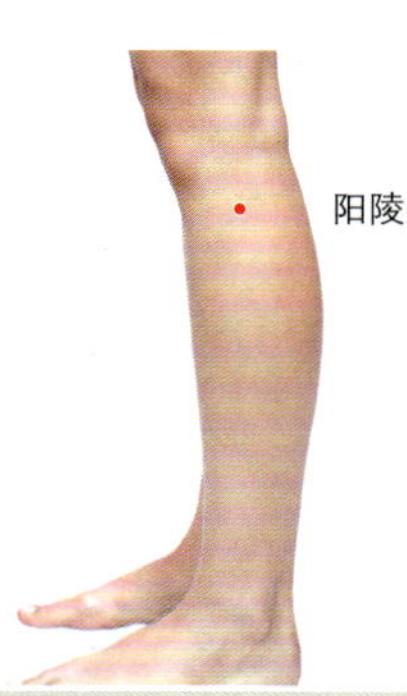

◆阳陵泉：在小腿外侧，当腓骨小头前下方凹陷处。

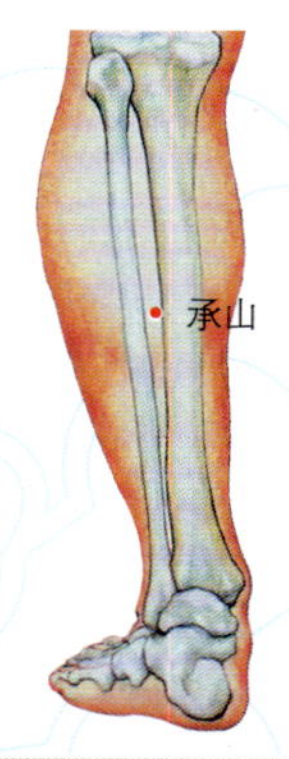

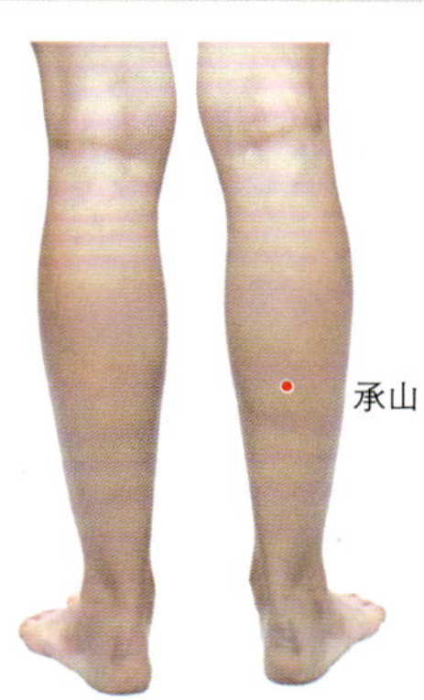

◆承山：在小腿后面正中，当小腿用力蹬地或足跟上提时，腓肠肌两肌腹之间凹陷顶端处。

2. 贴敷法

按本书第二章第四节所述方法，贴敷上述所选穴位。同时要求每天早晚用手掌按揉腰部贴敷云南白药膏的穴位各1次，每次每穴按揉2~3分钟。

【临床体会】

本病多由长期居住潮湿之地，风寒湿邪侵袭腰部经脉，加之腰部长期劳损，气血失和，或腰部跌仆闪挫未及时治疗，致寒湿瘀血阻滞经络所致。用云南白药膏贴敷上述穴位，通过云南白药膏对穴位的刺激而发挥经络穴位的作用。本贴敷法有利于促进云南白药膏的药理效应与穴位刺激的双重作用，从而充分发挥活血化瘀、通经活络、祛风除湿之功。平时应加强腰肌锻炼，腰部可适当作前屈、后伸、旋转等运动；避免腰部用力不当，腰部注意保暖御寒。

退行性膝关节炎

退行性膝关节炎又称增生性膝关节炎、老年性膝关节炎，是指因膝关节退行性改变和慢性损伤引起的膝关节疼痛、功能障碍的疾病。临床上以中老年人发病多见，特别是50～60岁的老年人，女性多于男性。

【临床表现】

发病缓慢，往往有劳损史；膝关节活动时疼痛，其特点是初起疼痛为发作性，后为持续性，劳累后加重，上下楼梯时疼痛明显；膝关节活动受限，跑跳跪蹲时尤为明显，甚则跛行，但无强直；关节活动时可有弹响摩擦音，部分患者可出现关节肿胀，股四头肌萎缩；膝关节周围有压痛，活动髌骨时关节有疼痛感。

【治　疗】

1. 穴　位

（1）基本穴位：鹤顶、膝眼、阴陵泉、阳陵泉。

取穴定位图

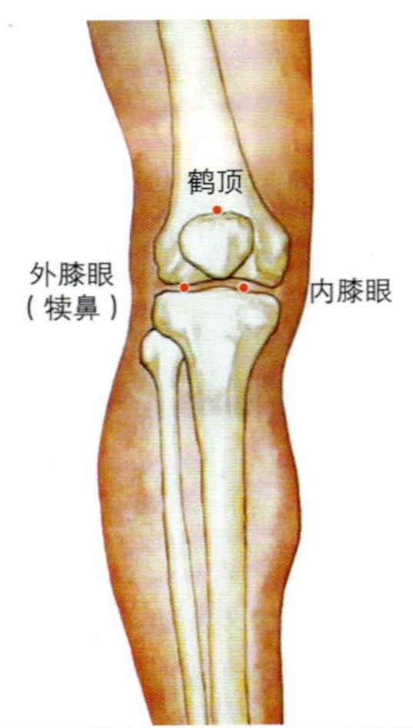

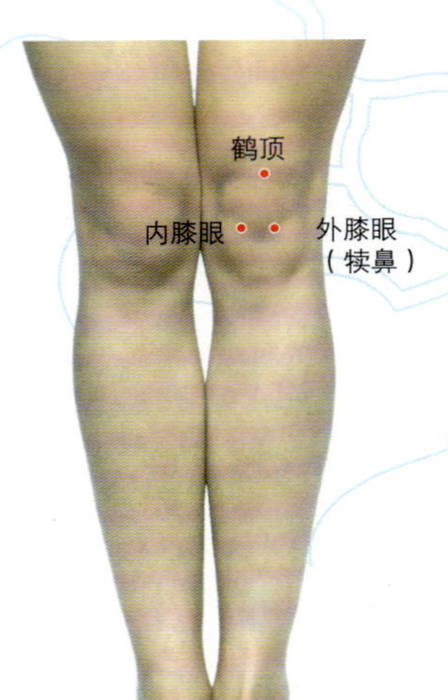

◆鹤顶：在膝上部，髌底中点上方凹陷处。　◆膝眼：屈膝，在髌韧带两侧凹陷处，在内侧的称内膝眼，在外侧的称外膝眼（犊鼻穴）。

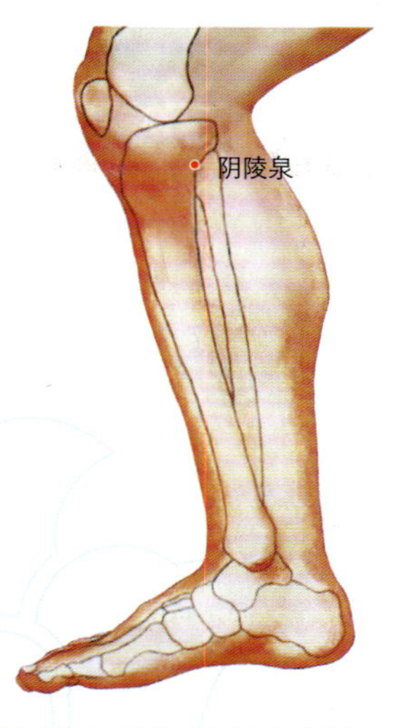

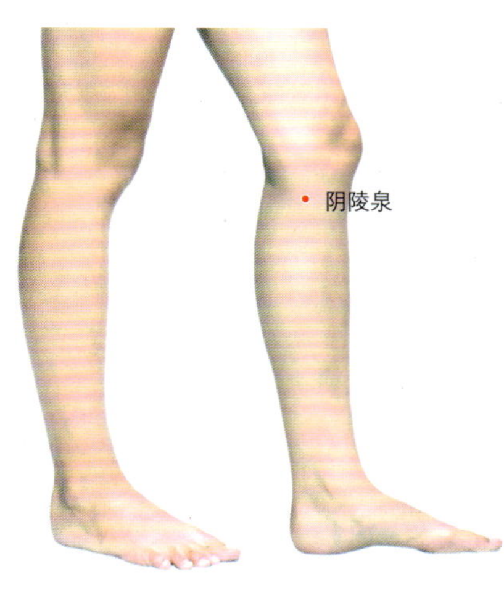

◆阴陵泉：小腿内侧，胫骨内侧髁下方凹陷处。

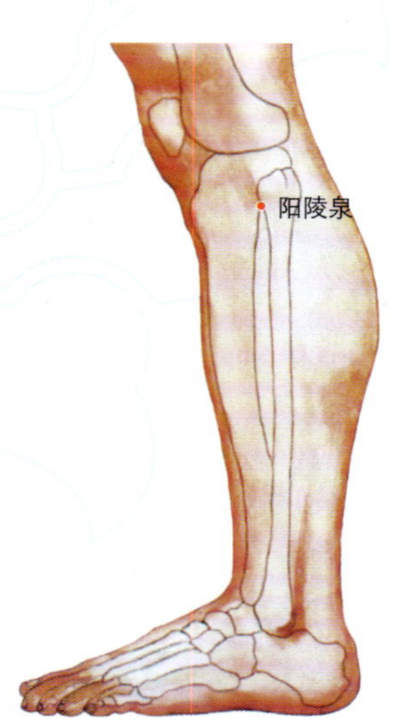

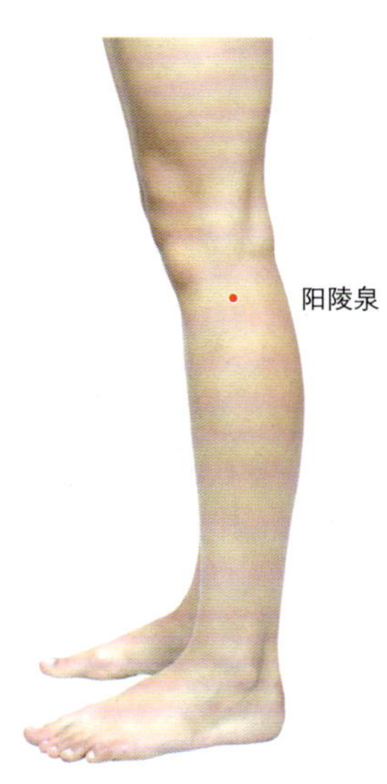

◆阳陵泉：在小腿外侧，当腓骨小头前下方凹陷处。

（2）配　穴

①肝肾亏虚，膝痛乏力者，加关元、太溪。

取穴定位图

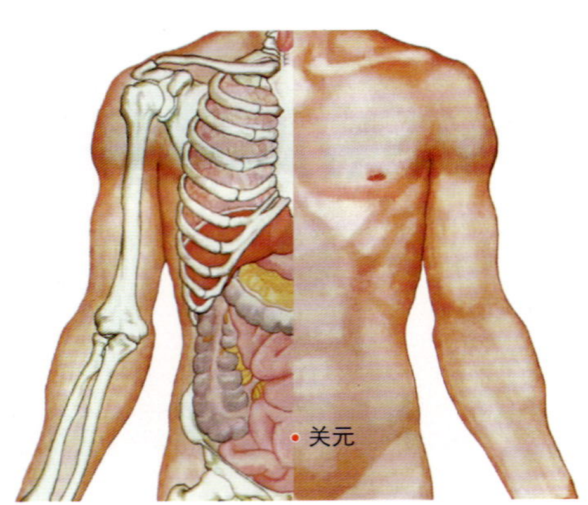

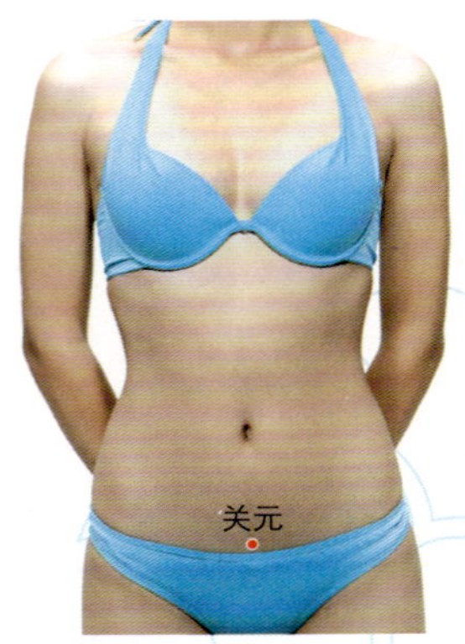

◆关元：在下腹部，前正中线上，当脐中下3寸。

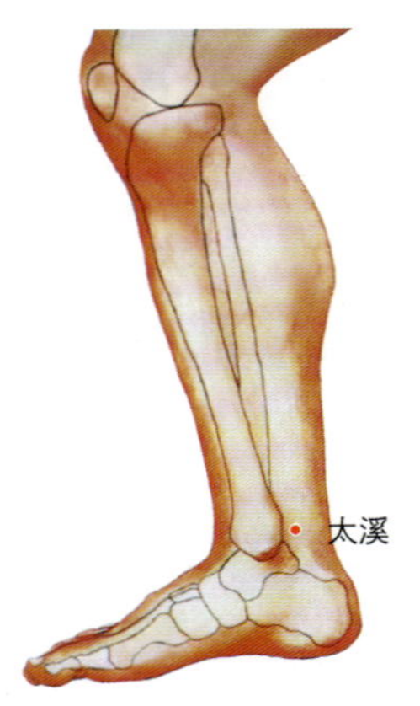

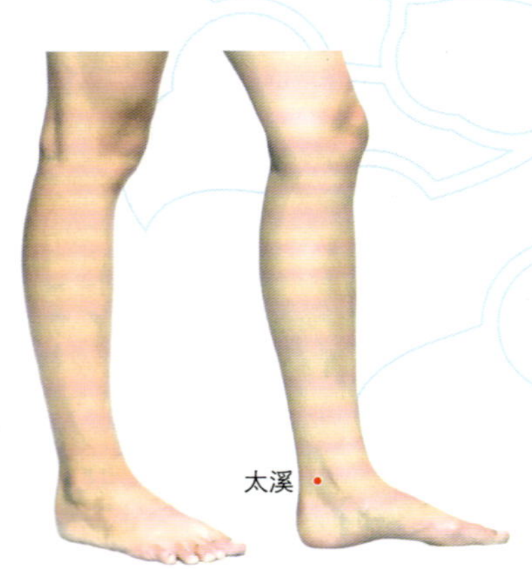

◆太溪：在足内侧，内踝后方，当内踝尖与跟腱之间的凹陷处。

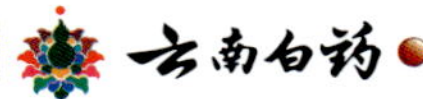

②膝关节冷痛者，加足三里。

取穴定位图

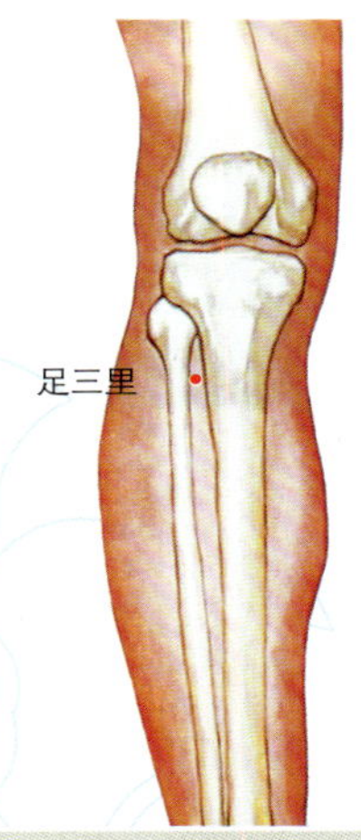

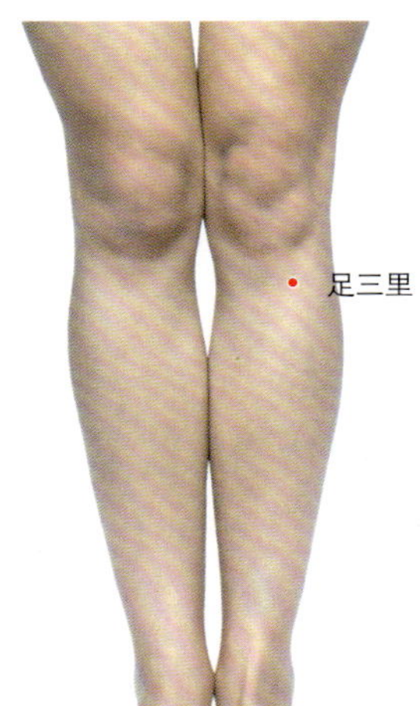

◆足三里：在小腿前外侧，当犊鼻穴（外膝眼）下3寸，距胫骨前缘一横指（中指）。

2. 贴敷法

按本书第二章第四节所述方法，贴敷上述所选穴位。

【临床体会】

本病多由于膝关节慢性劳损，或年老体衰，肝肾亏虚，气血不足导致筋骨失养，日久则瘀，久病入络，瘀阻脉络而发生。用云南白药膏贴敷上述穴位，从而发挥药物与穴位的双重作用，进一步促进了云南白药膏活血化瘀、通经活络的作用，故有较好疗效。同时应加强膝关节功能锻炼，注意膝关节保暖，避免风寒侵袭；膝关节肿痛明显者应卧床休息。

桡骨茎突部狭窄性腱鞘炎

桡骨茎突部狭窄性腱鞘炎是指长期劳损或外伤导致桡骨茎突部的慢性无菌性炎症，以手腕桡骨茎突部疼痛和拇指活动障碍为主要表现，易发生于从事频繁的腕部和掌指活动者。

【临床表现】

本病起病缓慢，逐渐加重。初起腕部桡侧疼痛，持重时无力，活动受限，轻度肿胀感，疼痛加重，严重时可放射至肩、肘，若把拇指紧握在其他四指内，并向腕的内侧（小指侧）作屈腕活动，则桡骨茎突处出现剧烈疼痛。桡骨茎突处有隆起或结节，局部有明显压痛。

【治　疗】

1. 穴　位

（1）基本穴位：列缺–偏历、阳溪–合谷。

取穴定位图

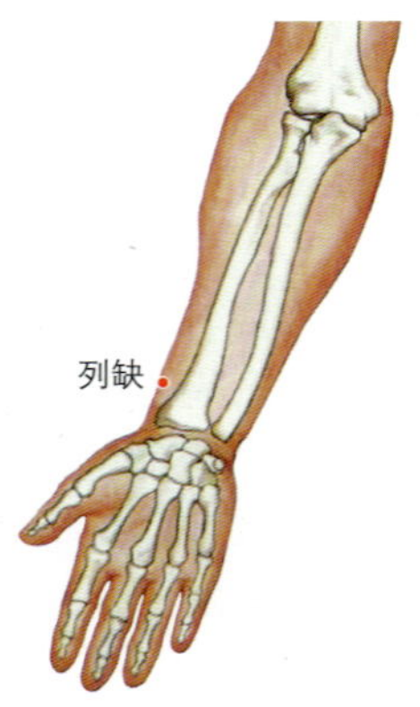

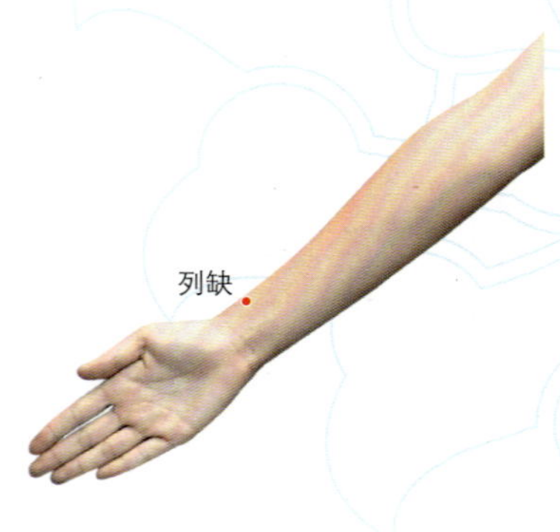

◆列缺：桡骨茎突上方，腕横纹上1.5寸，当肱桡肌与拇长展肌腱之间。

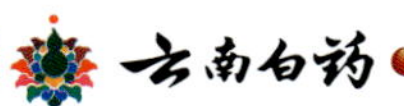

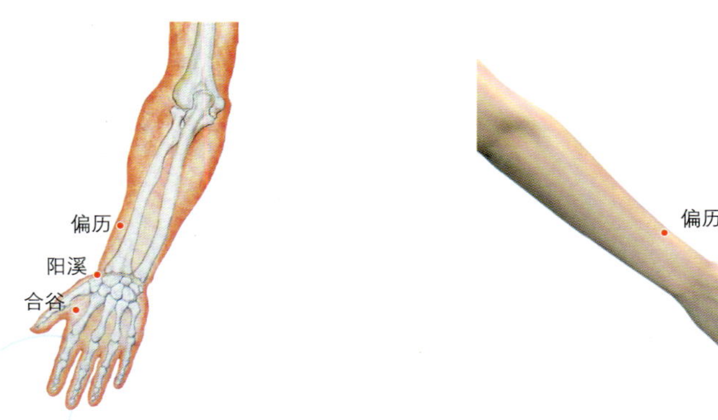

◆偏历：屈肘，在阳溪穴与曲池穴连线上，腕背横纹上3寸。 ◆阳溪：腕背横纹桡侧，拇指上翘时，当拇指短、长伸肌之间凹陷处。 ◆合谷：在手背，第1、2掌骨间，当第2掌骨桡侧的中点处。

（2）配　穴

如疼痛放射到肩部加肩髃，放射到肘部加曲池-手三里。

取穴定位图

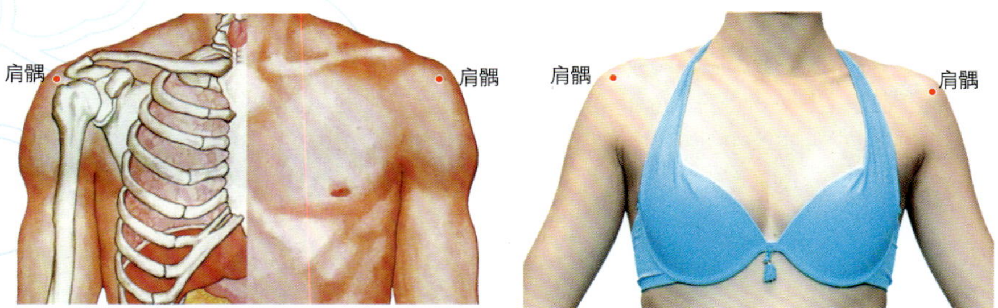

◆肩髃：手臂外展，或向前平伸时，肩部出现两个凹陷，当肩峰前下方凹陷处。

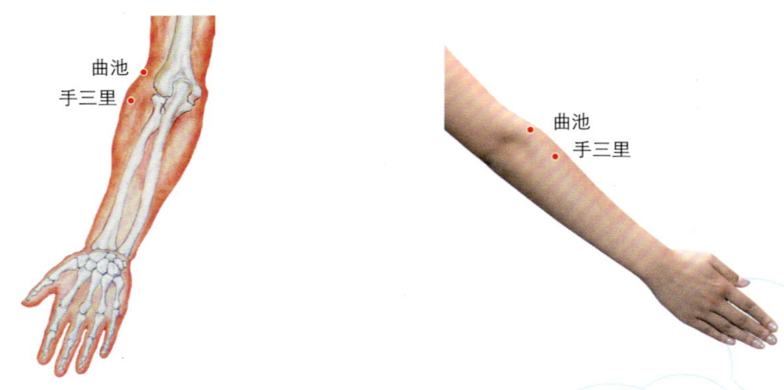

◆曲池：屈肘成直角，在尺泽穴与肱骨外上髁连线的中点。 ◆手三里：屈肘，在阳溪穴与曲池穴连线上，肘横纹下2寸处。

2. 贴敷法

按本书第二章第四节所述方法，贴敷上述所选穴位。其中列缺–偏历、阳溪–合谷、曲池–手三里因位置相邻，分别贴敷一小片云南白药膏。

【临床体会】

本病多为手腕部反复过度摩擦劳损，或寒湿侵袭，致气血失和，寒湿瘀血阻滞经络引起。云南白药膏具有活血散瘀、消肿止痛、祛风除湿之功，贴敷于手腕部的列缺、阳溪等穴，同时配合揉按所贴穴位，既有利于药物的吸收，又有利于激发穴位功能，因而能较好地发挥药物与穴位通经活络、除湿止痛的双重功效。同时要注意手腕部保暖，避免过量的手工劳动。

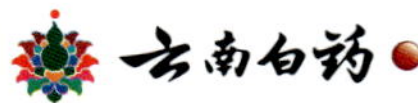

足跟痛

足跟痛是由各种足跟部疾病引起的足后跟疼痛，常由足跟脂肪垫炎、跟部滑囊炎、跟腱周围炎、跖腱膜炎、跟骨刺等病引起。

【临床表现】

多见于中年以上的患者，足跟疼痛、肿胀，站立或走路时疼痛加重，休息时减轻，一侧或两侧同时发病，疼痛可向前扩散到前足掌。

【治　疗】

1. 穴　位

（1）基本穴位：肝俞、肾俞、悬钟、压痛点。

取穴定位图

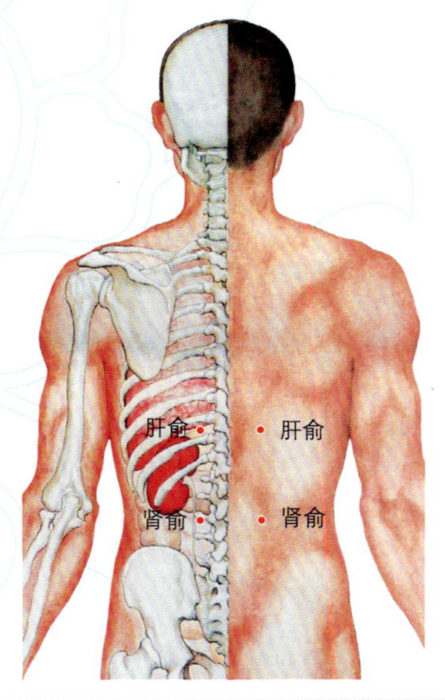

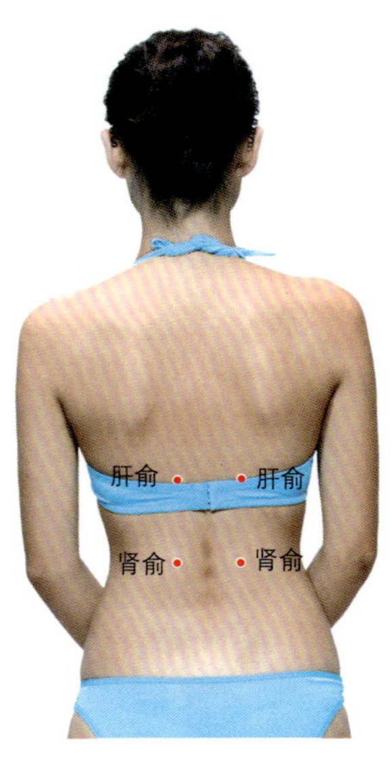

◆肝俞：在背部，当第9胸椎棘突下，旁开1.5寸。　◆肾俞：在腰部，当第2腰椎棘突下，旁开1.5寸。

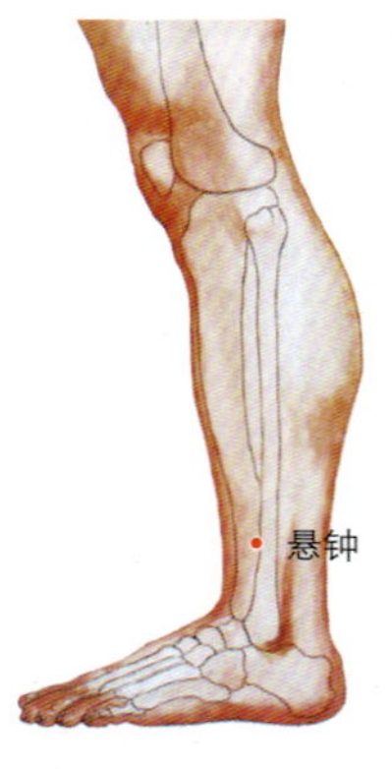

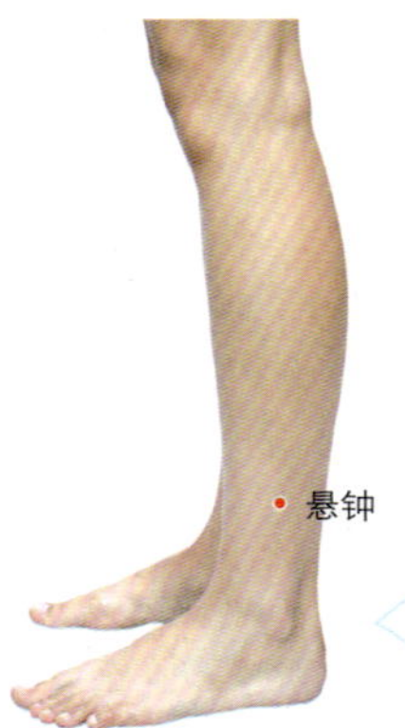

◆悬钟：在小腿外侧，当外踝尖上3寸，腓骨前缘。

（2）配　穴

①如痛及足掌者，加涌泉。

取穴定位图

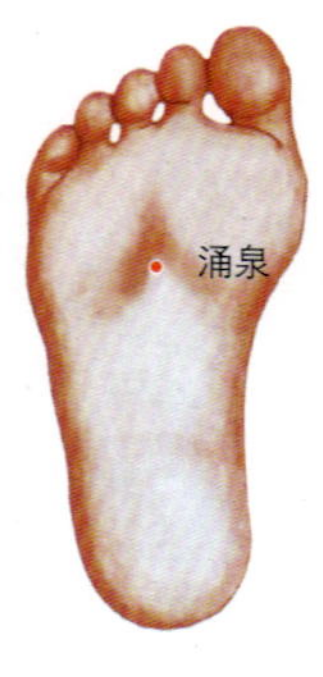

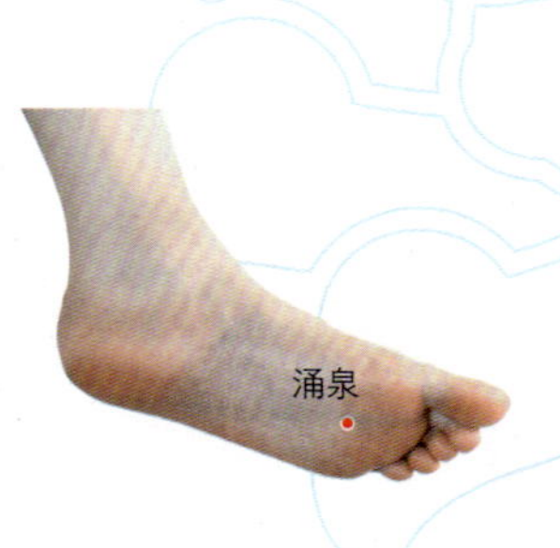

◆涌泉：足趾跖屈时，约当足底（去趾）前1/3凹陷处。

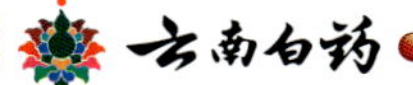

②如痛及小腿者，加承山。

取穴定位图

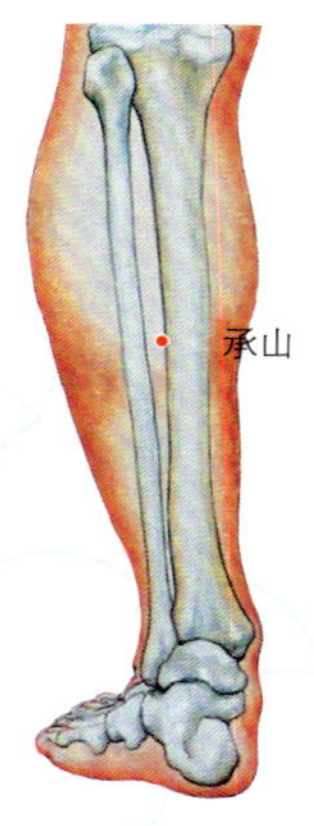

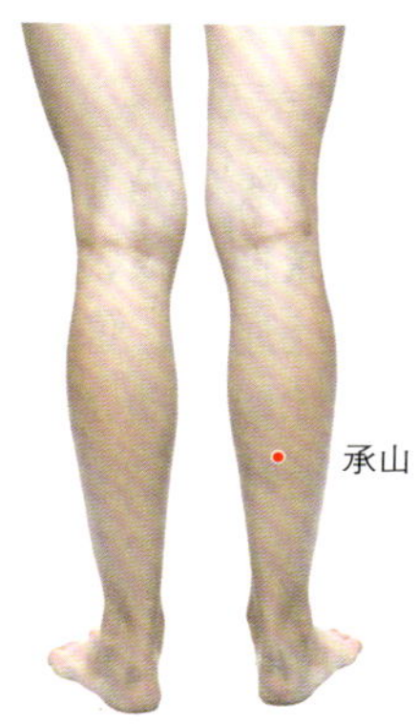

◆承山：在小腿后面正中，当小腿用力蹬地或足跟上提时，腓肠肌两肌腹之间凹陷顶端处。

2. 贴敷法

按本书第二章第四节所述方法，贴敷上述所选穴位。

【临床体会】

本病是由劳损及肝肾亏虚、局部经脉失养所致。用云南白药膏贴敷上述所选穴位，通过云南白药膏中药物对穴位的刺激，从而发挥了太溪、肾俞、肝俞滋补肝肾之功，精血充足则能濡养经脉，故可获得较好疗效。同时应避免劳累，注意保暖以免风冷寒湿侵袭，跟痛剧烈时宜减少足部活动，平时宜穿软底鞋。

肱二头肌长头肌腱腱鞘炎

肱二头肌长头肌腱腱鞘炎是由于肱二头肌长头肌腱、腱鞘长期受到磨损而发生的无菌性炎症。

【临床表现】

肩前方疼痛，压之则疼痛剧烈，上臂外举再向后作背伸时疼痛加剧，提重物时疼痛更为明显。

【治　疗】

1. 穴　位

肩前、天府–侠白、孔最。

取穴定位图

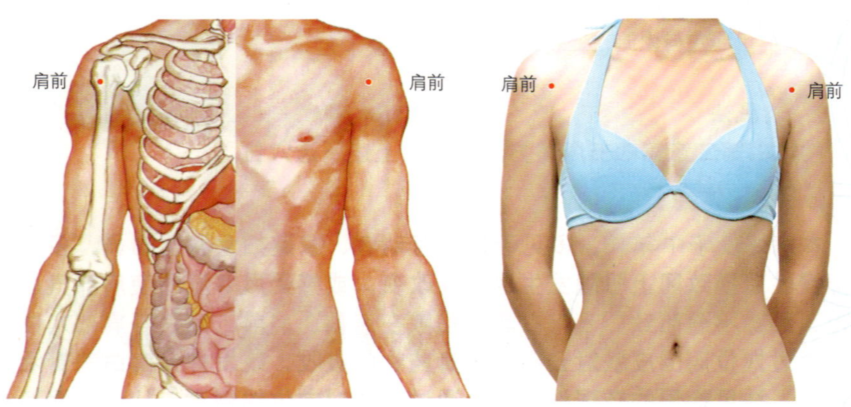

◆肩前：正坐垂臂，当腋前纹头与肩髃穴连线的中点。

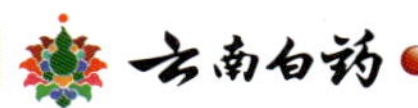

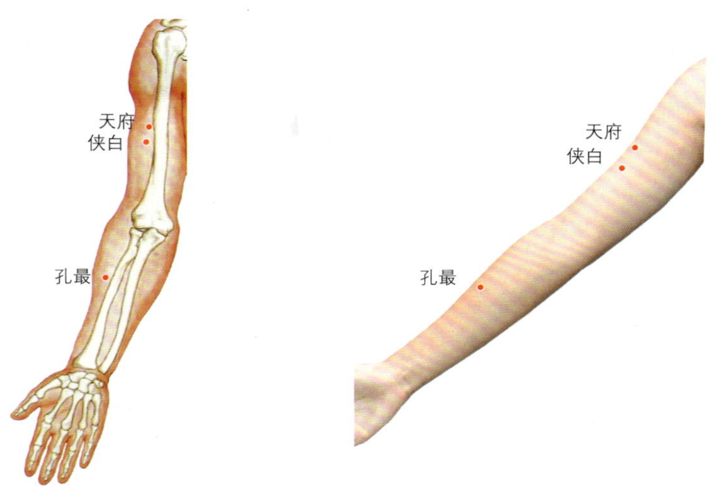

◆天府：肱二头肌桡侧缘，腋前纹头下3寸处。 ◆侠白：肱二头肌桡侧缘，腋前纹头下4寸处，或肘横纹上5寸处。 ◆孔最：尺泽穴与太渊穴连线上，腕掌横纹上7寸处。

2. 贴敷法

按本书第二章第四节所述方法，贴敷上述所选穴位。均取患侧穴位，其中天府–侠白因位置紧邻，故用一小片云南白药膏贴敷。

【临床体会】

本病是由于肱二头肌长头肌腱、腱鞘长期受到摩擦劳损，或遭受寒凉侵袭而致局部气血瘀滞，痹阻经脉而致。用云南白药膏贴敷肩前穴可直接发挥活血散瘀、祛湿止痛之功；同时通过云南白药膏对天府、孔最穴的刺激作用，从而疏通病变所过的肺经经脉，故能获得较单独贴敷疼痛局部更好的疗效。同时应注意肩臂部宜保暖，避免活动及劳作过度。

项背肌筋膜炎

项背肌筋膜炎是指项背部软组织的无菌性炎症，多与项背部软组织的劳损、受寒、感染、精神紧张等因素有关。

【临床表现】

项背部肌肉等软组织疼痛、肿胀、肌肉紧张，可持续存在或反复发作，劳累后加重。

【治　疗】

1. 穴　位

肩井、大椎、天宗、承山、压痛点。

取穴定位图

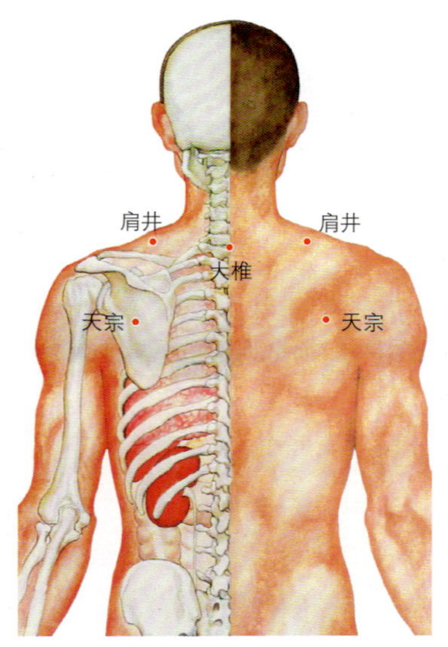

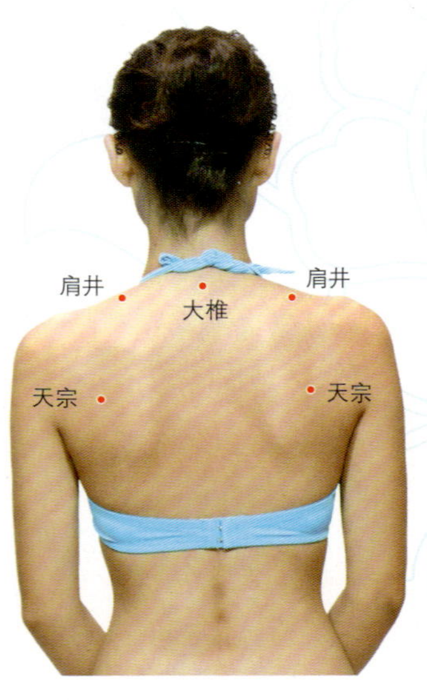

◆肩井：肩上，当大椎穴与肩峰连线的中点。　◆大椎：当后正中线上，第7颈椎棘突下凹陷中。　◆天宗：在肩胛部，当冈下窝中央凹陷处，与第4胸椎相平。

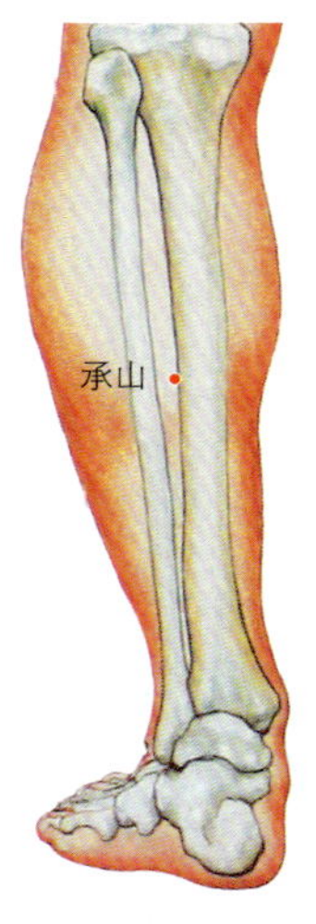

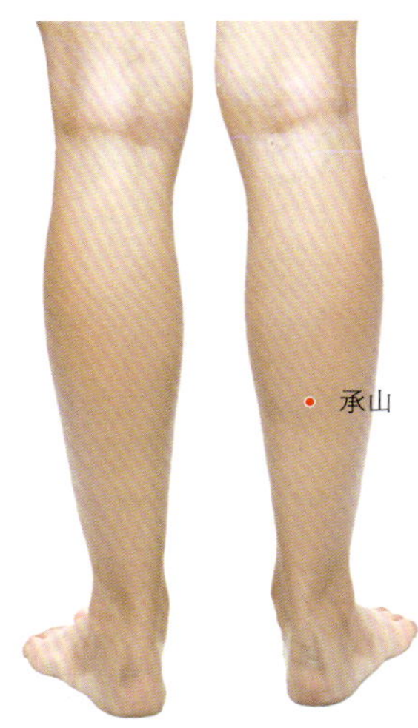

◆承山：在小腿后面正中，当小腿用力蹬地或足跟上提时，腓肠肌两肌腹之间凹陷顶端处。

2. 贴敷法

按本书第二章第四节所述方法，贴敷上述所选穴位。

【临床体会】

本病多由慢性劳损，感受风寒湿邪，痹阻项背经脉气血而致。用云南白药膏贴敷项背部的肩井、天宗等穴位及承山等远端穴位，既发挥了云南白药膏活血化瘀、祛风除湿的作用，同时穴位受到云南白药膏的刺激而发挥了其疏通经络的作用，故能获得较好疗效。同时宜避免项背部肌肉的劳损及寒湿的侵袭。

坐骨神经痛

坐骨神经痛是指沿坐骨神经通路及其分布区域内，以臂部、大腿后侧、小腿后外侧、足背外侧为主的放射性疼痛。坐骨神经痛可分为原发性的坐骨神经痛和由邻近部位病变影响而致的继发性坐骨神经痛。云南白药膏穴位贴敷疗法主要用于原发性的坐骨神经痛，对继发性的坐骨神经痛应针对病因进行治疗。

【临床表现】

疼痛由腰部、臀部或髋部开始，向下沿大腿后侧、腘窝、小腿外侧和足背扩散，在持续性疼痛的基础上有阵发性加剧的烧灼样或者针刺样疼痛，夜间更为严重。

【治　疗】

1. 穴　位

风市、阳陵泉、昆仑、环跳、环中、委中、承山。

取穴定位图

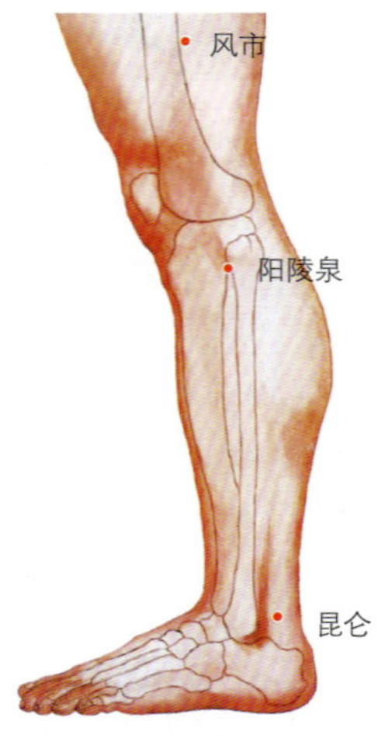

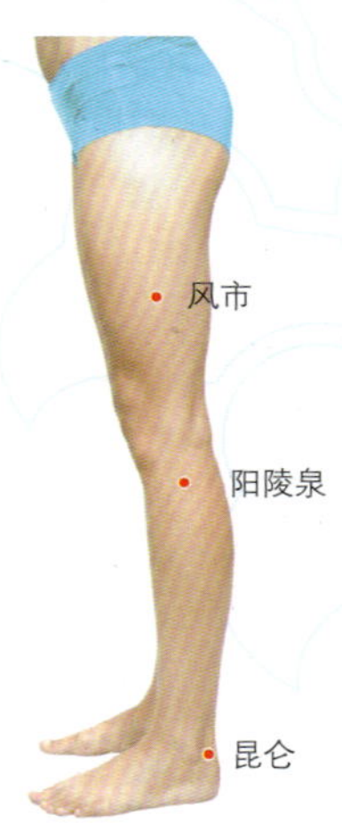

◆风市：在大腿外侧部的中线上，当腘横纹上7寸处。或直立垂手时，中指尖处。　◆阳陵泉：在小腿外侧，当腓骨小头前下方凹陷处。　◆昆仑：在足部外踝后方，当外踝尖与跟腱之间的凹陷处。

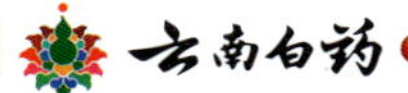

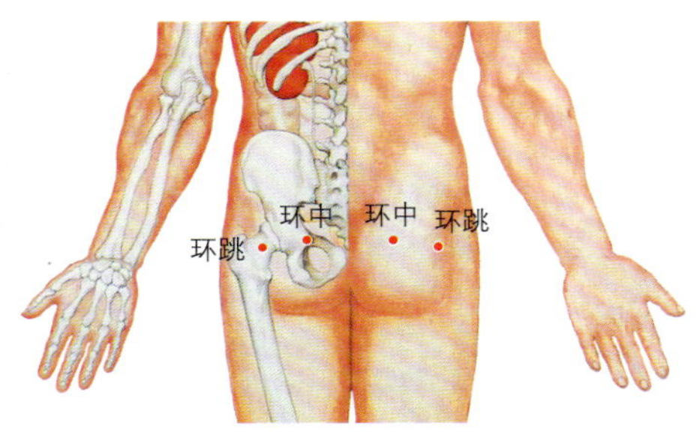

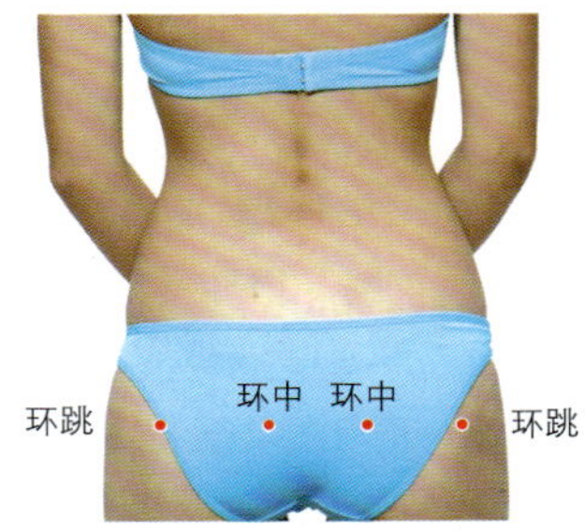

◆环跳：侧卧屈股，当股骨大转子高点与骶骨裂孔连线的外1/3与内2/3交点处。 ◆环中：在臀部，环跳穴与腰俞穴连线的中点处。

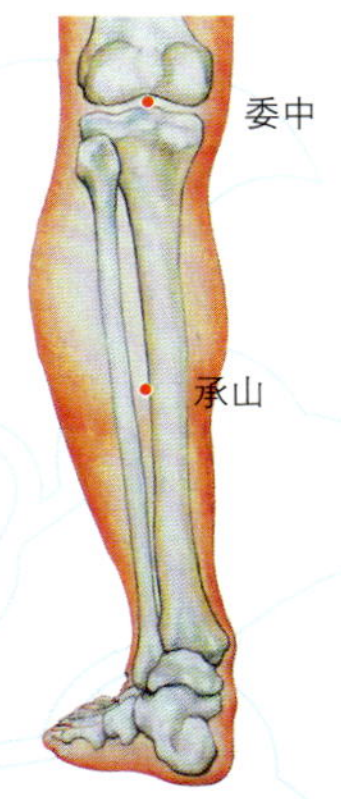

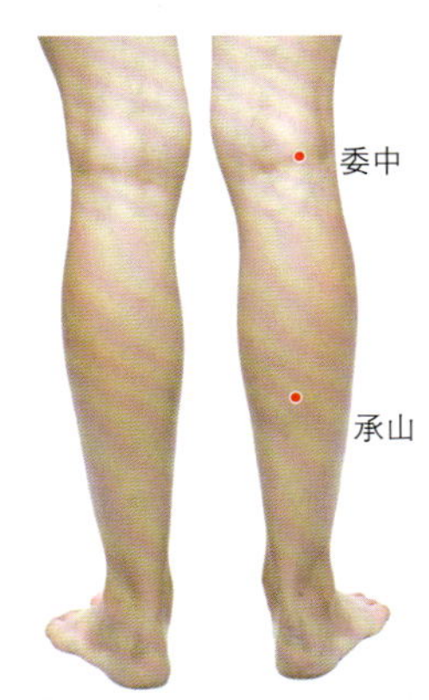

◆委中：在腘横纹中点，当股二头肌腱与半腱肌肌腱的中间。 ◆承山：在小腿后面正中，当小腿用力蹬地或足跟上提时，腓肠肌两肌腹之间凹陷顶端处。

2. 贴敷法

按本书第二章第四节所述方法，贴敷上述所选穴位。均为患侧穴位，应贴6~12次左右。

【临床体会】

本病多因素体虚弱，复因汗出吹风，或涉水感寒，坐卧湿地，风寒湿邪乘虚而入，邪气痹阻经络，不通则痛。用云南白药膏贴敷病痛局部的环跳、环中穴既直接发挥云南白药膏活血散瘀、祛风除湿的作用，又通过云南白药膏对所选穴位的刺激，从而发挥了局部与远端穴位疏通经络的作用。同时患部应注意保暖，避免寒湿侵袭。

三叉神经痛

三叉神经痛是一种在面部三叉神经分布区内反复发作的阵发性剧烈神经痛。多发生于中老年人，女性尤多。三叉神经痛可分为原发性（症状性）三叉神经痛和继发性三叉神经痛两大类。原发性三叉神经痛通常找不到确切病因，而继发性三叉神经痛是指由于肿瘤压迫、炎症、血管畸形等因素引起。云南白药膏穴位贴敷疗法主要适用于原发性三叉神经痛。

【临床表现】

在头面部发生骤发、骤停、电击样、刀割样、烧灼样、难以忍受的剧烈性疼痛，持续数秒至 1~2分钟，说话、刷牙、咀嚼或微风拂面时都会导致疼痛，因此三叉神经痛患者常不敢洗脸、进食，甚至连口水也不敢下咽，从而影响正常的生活和工作。随着病情的加重，间歇期越来越短，发作越来越频繁，经过一次强烈的疼痛刺激，使病人精神异常紧张，终生难忘，造成极大的痛苦。

【治　疗】

1. 穴　位

（1）基本穴位：下关、翳风。

取穴定位图

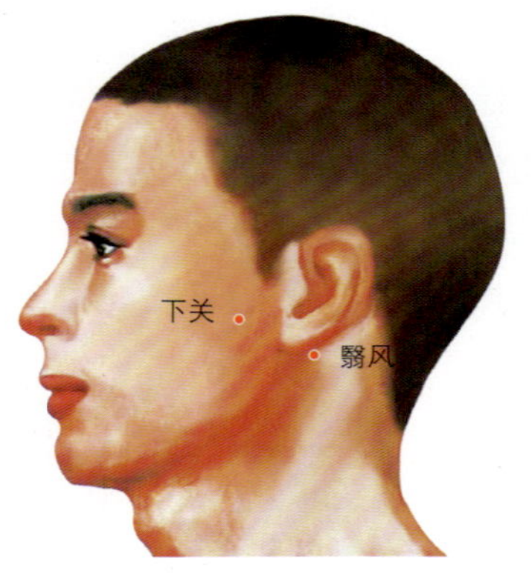

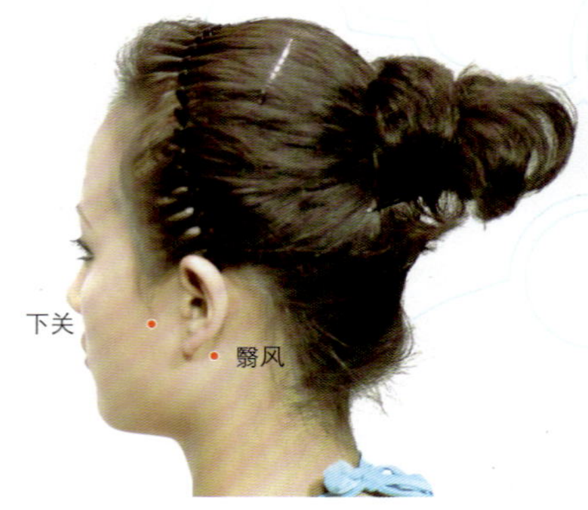

◆下关：在面部耳前方，当颧弓与下颌切迹所形成的凹陷中。　◆翳风：在耳垂后，当乳突与下颌角之间的凹陷处。

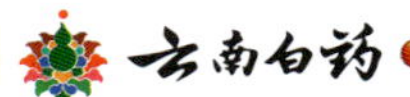

（2）配　穴

①以眼额部疼痛为主，加阳白、外关。

取穴定位图

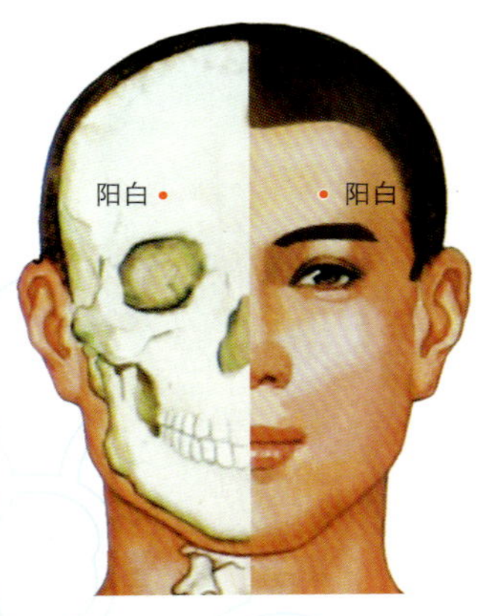

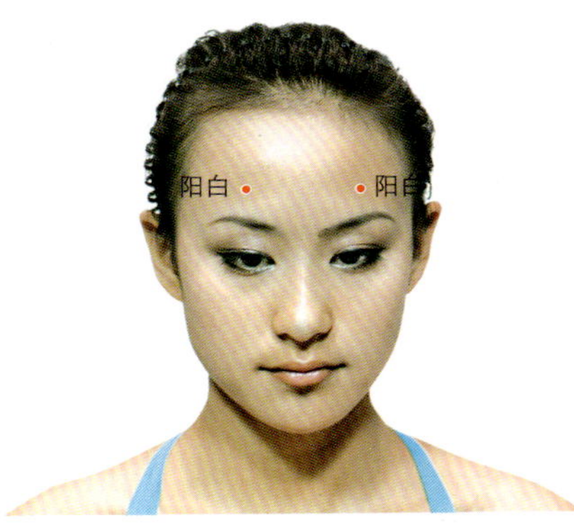

◆阳白：在前额部，当瞳孔直上，眉上1寸。

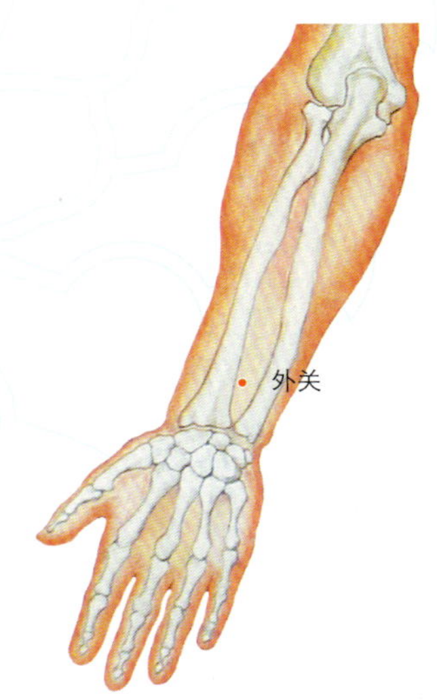

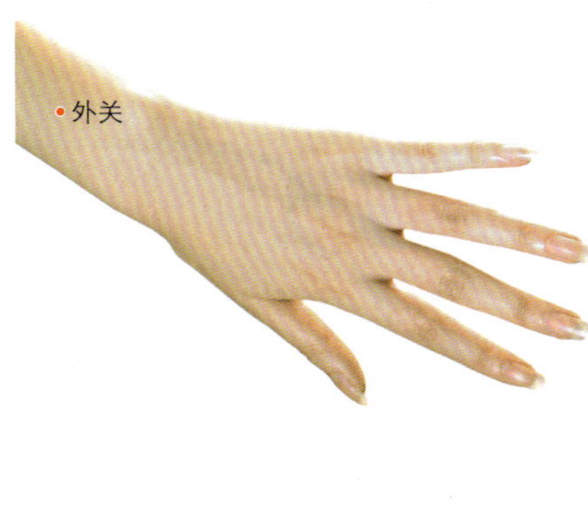

◆外关：腕背横纹上2寸，尺骨与桡骨正中间。

②以上颌部疼痛为主加四白-巨髎、内庭。

取穴定位图

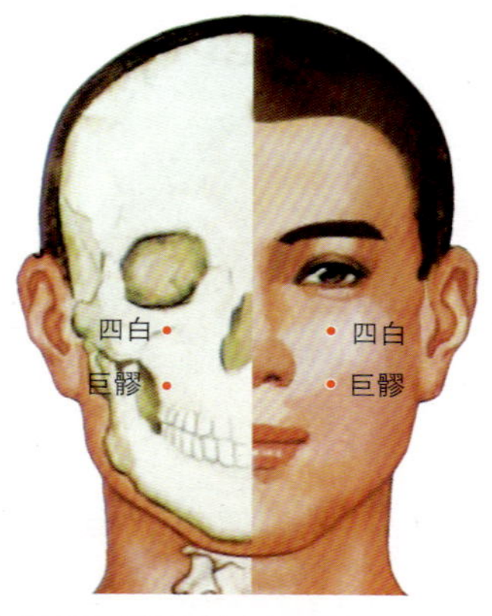

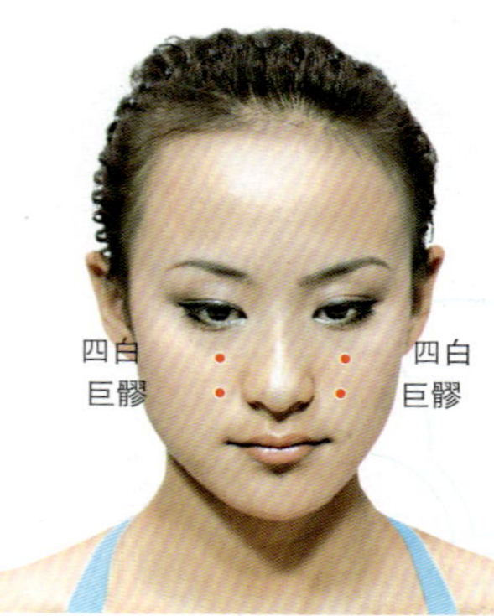

◆四白：在面部，瞳孔直下，当眶下孔凹陷处。 ◆巨髎：在面部，瞳孔直下，平鼻翼下缘处，当鼻唇沟外侧。

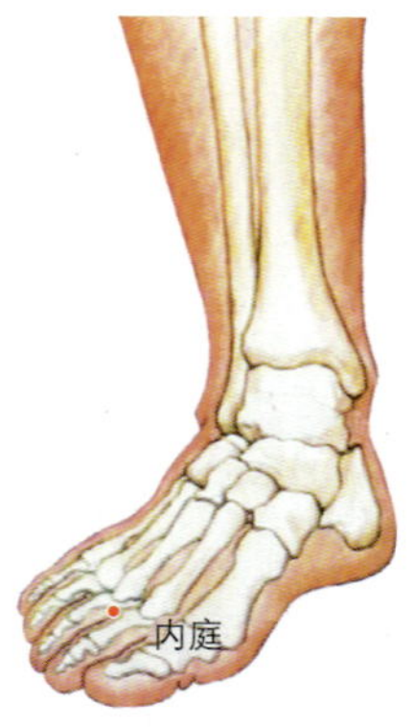

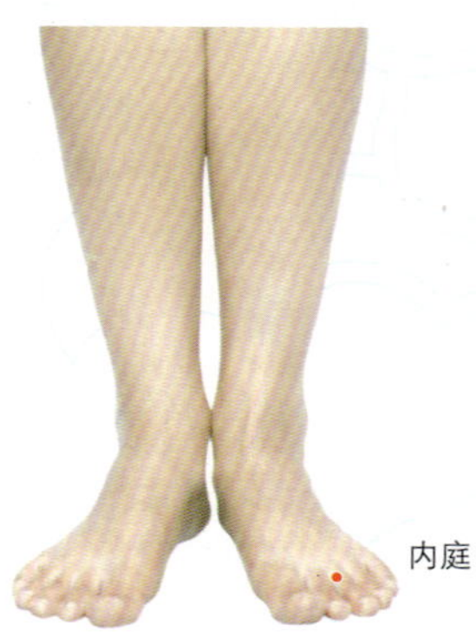

◆内庭：足背第2、3趾间，趾蹼缘后方赤白肉际处。

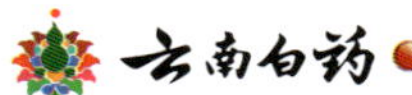

③以下颌部疼痛为主加颊车、挟承浆、合谷。

取穴定位图

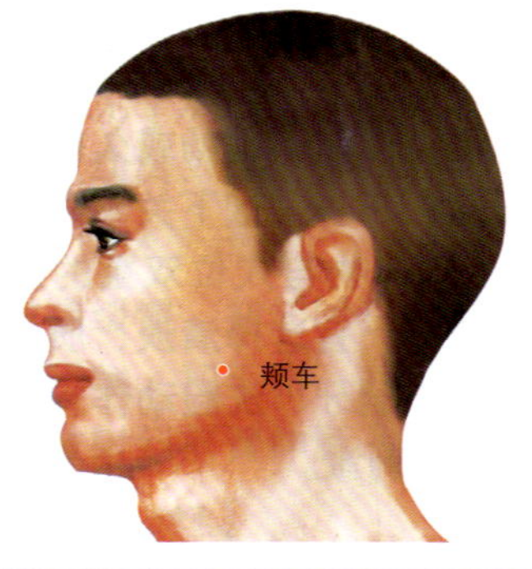

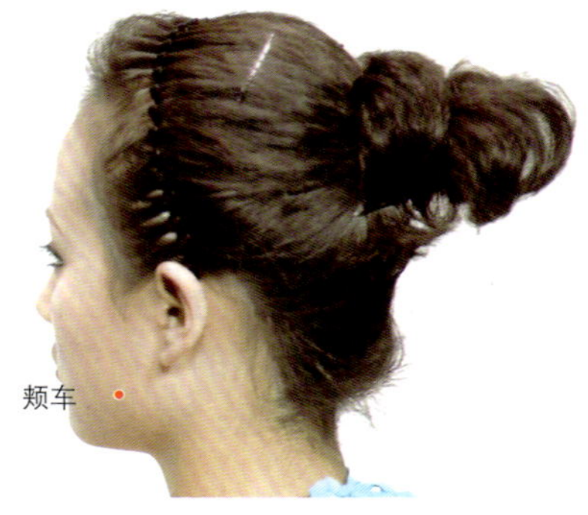

◆颊车：在面颊部，下颌角前上方约一横指（中指），当咀嚼时咬肌隆起，按之凹陷处。

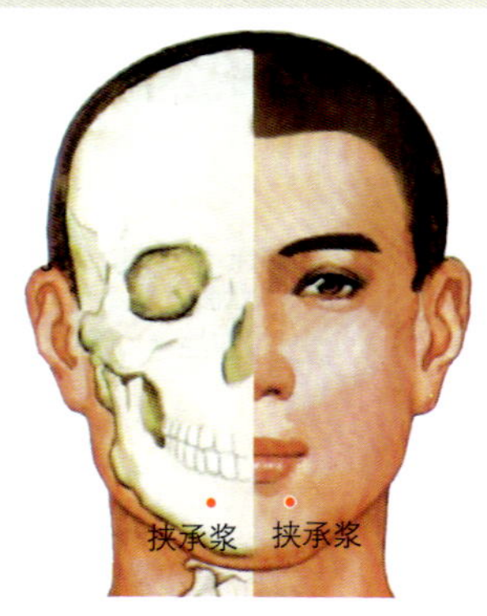

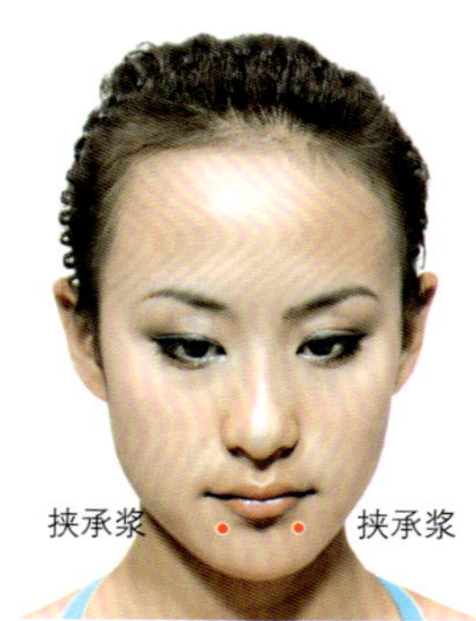

◆挟承浆：在面部，承浆穴旁开1寸处。

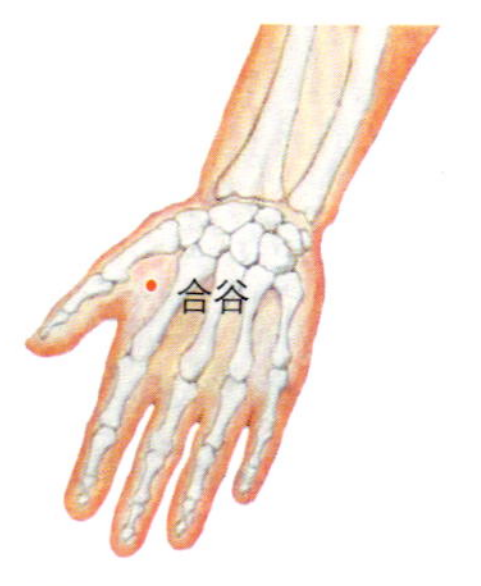

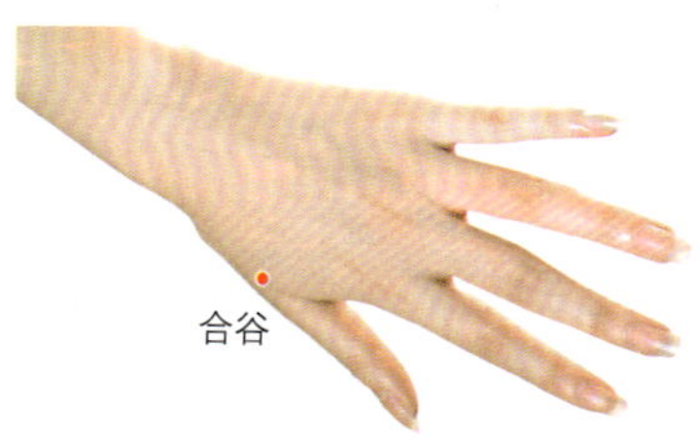

◆合谷：在手背，第1、2掌骨间，当第2掌骨桡侧的中点处。

2. 贴敷法

按本书第二章第四节所述方法，贴敷上述所选穴位。

【临床体会】

慢性支气管炎多由外邪犯肺导致肺气不宣；或肺阴亏虚，肺失滋润；或饮食不节损伤脾胃而致脾虚痰湿内生，痰湿犯肺而致。用云南白药膏贴敷上述穴位，通过云南白药膏对穴位的刺激，从而激发了肺俞、中府调理肺气、止咳平喘的功效，激发了膻中、丰隆理气化痰的功效。同时应注意保暖，积极预防感冒，尽量避免接触烟雾、粉尘和刺激性气体。本贴敷法适用于早中期病症，对于急性发作、病情严重者应配合药物治疗。

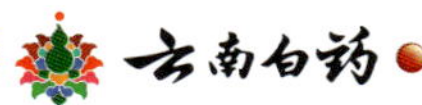

支气管哮喘

支气管哮喘是一种常见的发作性、过敏性疾病，好发于秋冬季，春季次之，夏季变轻或缓解。其病因还不十分清楚，可能与遗传，吸入尘螨、花粉、动物毛屑、油漆或进食鱼、虾蟹、牛奶等食物有关。

【临床表现】

反复发作的咳嗽、咳痰，喘息、胸闷、喉中哮鸣有声，呼吸困难，甚则张口抬肩，鼻翼煽动，不能平卧，口唇发绀。常在秋冬季节或遇到诱发因素时发作或加重。

【治　疗】

1. 穴　位

（1）定喘、肺俞、膻中、孔最、丰隆、涌泉。

取穴定位图

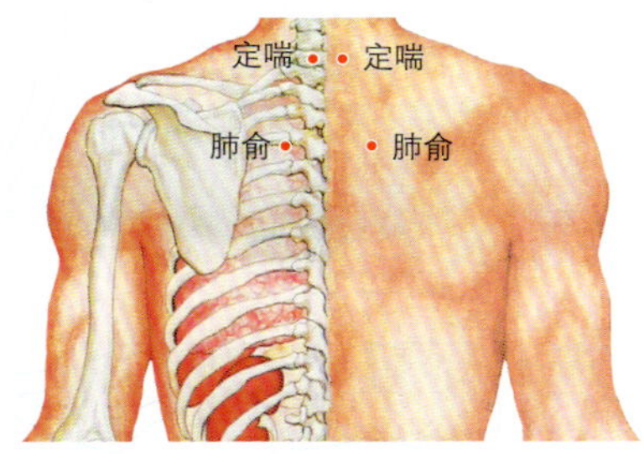

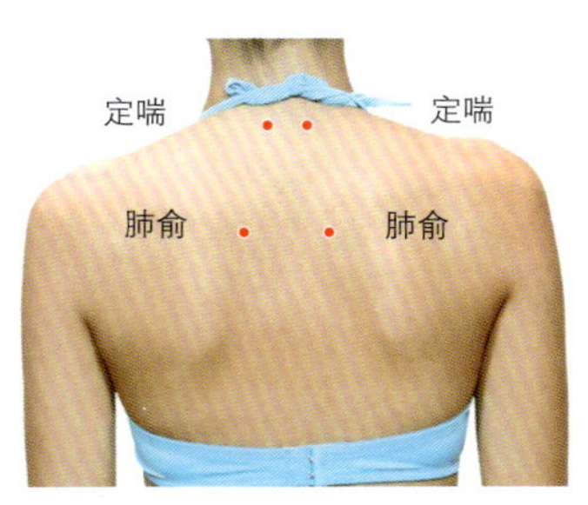

◆定喘：在背上部，第7颈椎棘突下，旁开0.5寸。　◆肺俞：在背部，当第3胸椎棘突下，旁开1.5寸。

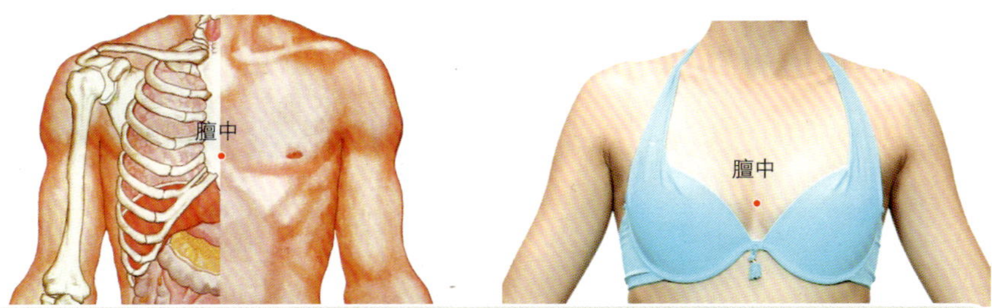

◆膻中：在胸部，前正中线上，平第4肋间，两乳头连线的中点。

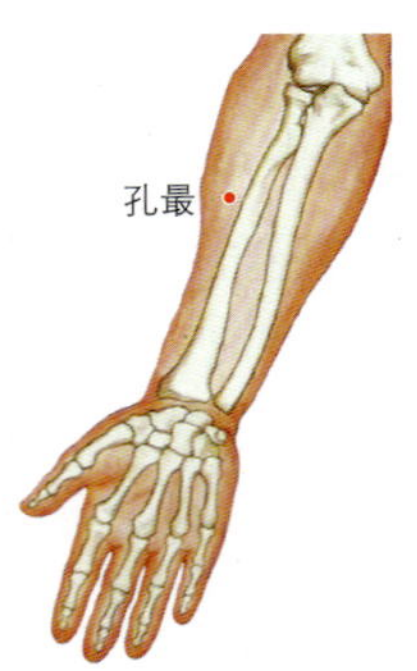

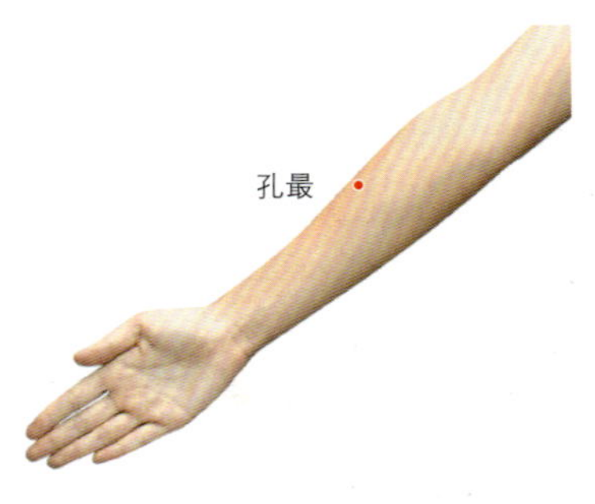

◆孔最：尺泽穴与太渊穴连线上，腕掌横纹上7寸处。

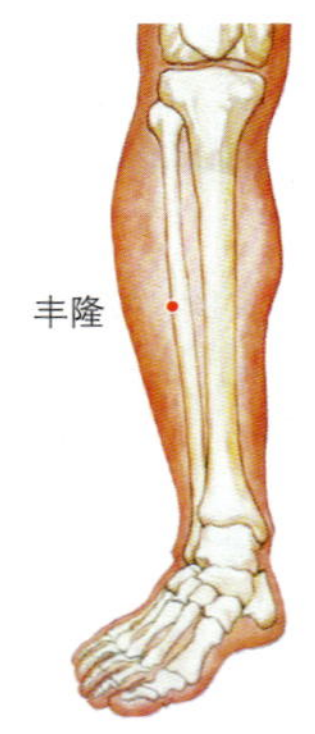

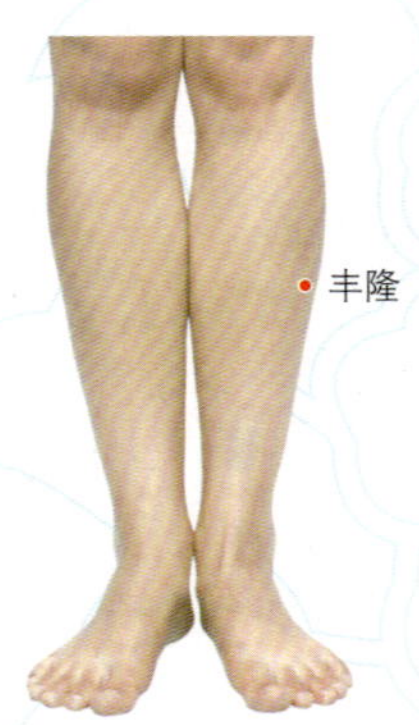

◆丰隆：在小腿前外侧，当外踝尖上8寸，条口穴外，距胫骨前缘二横指（中指）。

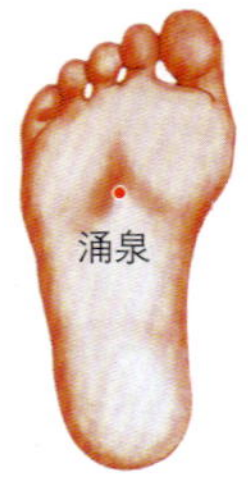

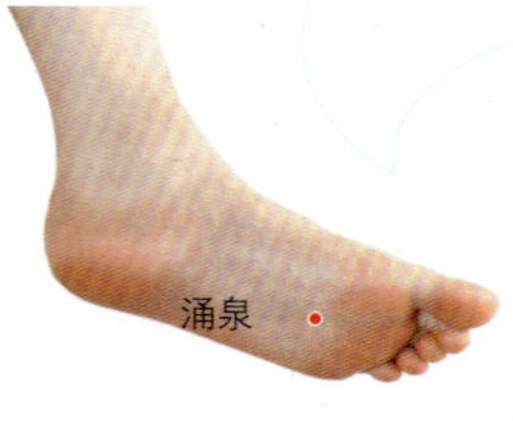

◆涌泉：足趾跖屈时，约当足底（去趾）前1/3凹陷处。

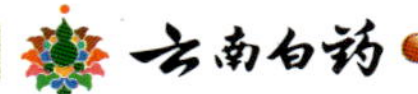

（2）大椎、肺俞、脾俞、肾俞、关元、足三里。

取穴定位图

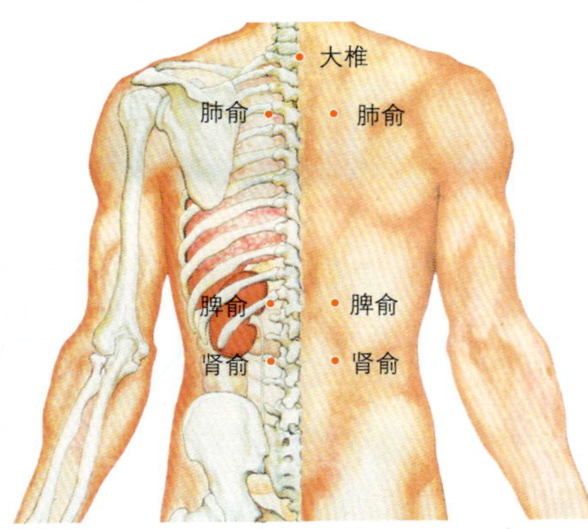

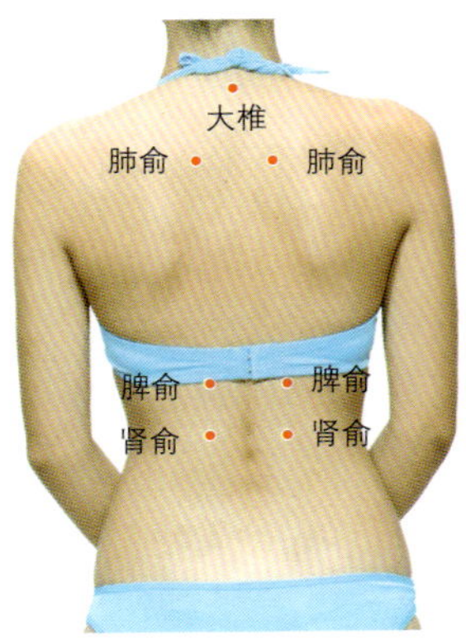

◆大椎：当后正中线上，第7颈椎棘突下凹陷中。　◆肺俞：在背部，当第3胸椎棘突下，旁开1.5寸。　◆脾俞：在背部，当第11胸椎棘突下，旁开1.5寸。　◆肾俞：在腰部，当第2腰椎棘突下，旁开1.5寸。

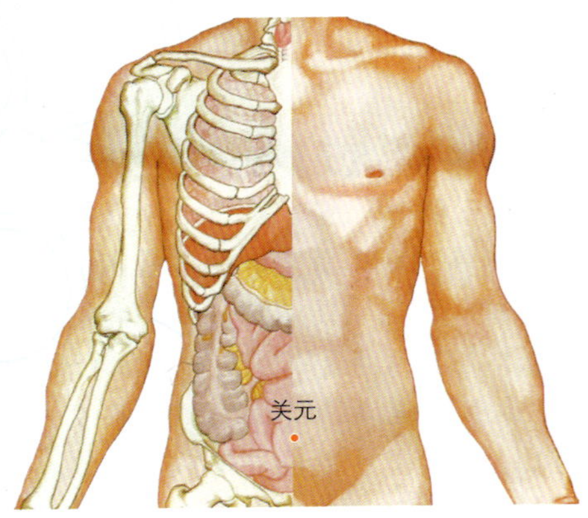

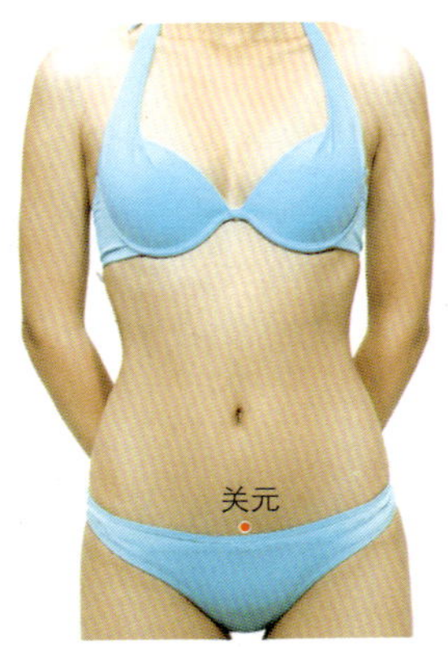

◆关元：在下腹部，前正中线上，当脐中下3寸。

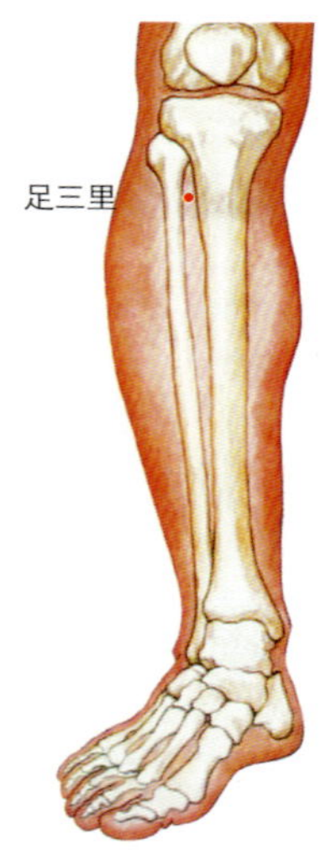

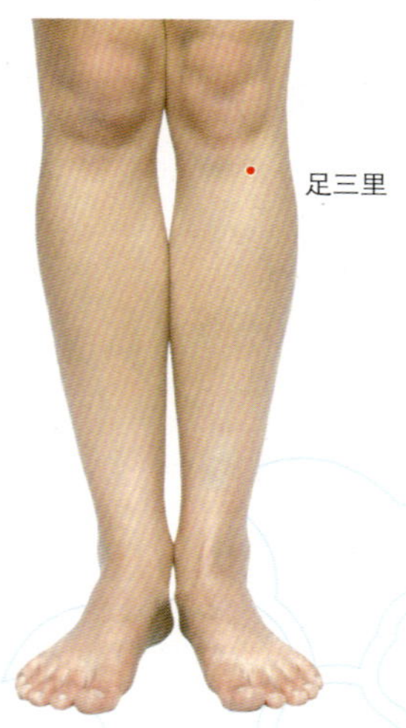

◆足三里：在小腿前外侧，当犊鼻穴（外膝眼）下3寸，距胫骨前缘一横指（中指）。

2. 贴敷法

按本书第二章第四节所述方法，贴敷上述所选穴位。其中第1组用于哮喘发作期，第2组用于哮喘缓解期。

【临床体会】

本病多由肺脾肾三脏功能失常而致痰饮内伏，加之饮食不当，劳累过度，外邪侵袭而引动内伏之宿痰，痰气交结，壅塞气道，肺气上逆而发为哮喘。在哮喘发作期，用云南白药膏贴敷肺俞、定喘等穴，通过云南白药膏中多种药物对穴位的刺激而发挥宣肺平喘、理气化痰的功效；在哮喘缓解期采用冬病夏治的方法，在夏季三伏天内贴敷第2组穴位5~10次，通过云南白药膏中药物对穴位的刺激而促发背部穴位调节脏腑之功；激发大椎、足三里穴的助阳益气、防病保健之功，从而减少哮喘在冬天的发作。同时应注意平时宜积极锻炼身体，提高抵抗能力，避免接触过敏源，注意保暖御寒及饮食调节。哮喘发作期患者应用本贴敷法时应同时配合药物治疗，哮喘缓解期应用本贴敷法可提高机体免疫力，应连贴3个夏季，方可获得较理想的疗效。

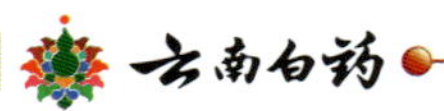

头　痛

头痛是临床上常见的自觉症状，可见于多种急慢性疾病之中，如紧张性头痛、血管性头痛以及脑膜炎、高血压、颅脑外伤、颅内占位性病变、近视、青光眼、鼻窦副鼻窦炎症等病变均可出现头痛。头痛主要由各种原因导致颅内压改变、血管舒缩功能失调、头部痛敏组织受到炎症的牵拉、刺激而引起。

【临床表现】

以头部疼痛为主，疼痛部位多在前额、巅顶、一侧额颞，或左或右或呈全头作痛。

【治　疗】

1. 穴　位

（1）基本穴位：印堂、太阳、合谷、太冲。

取穴定位图

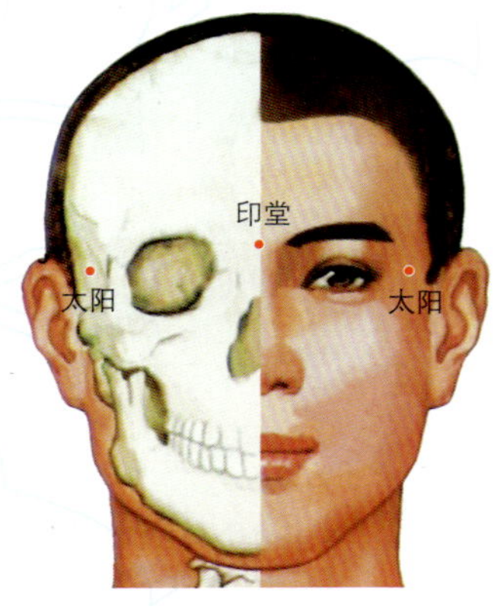

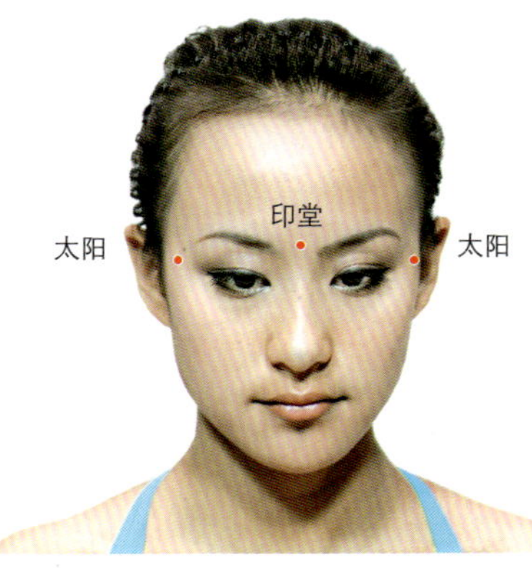

◆印堂：在额部，当两眉头的中间。　◆太阳：在颞部，当眉梢与目外眦之间，向后约1横指凹陷处。

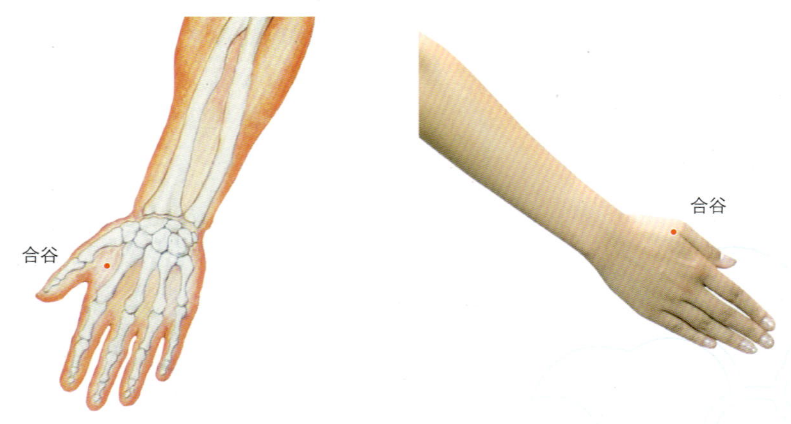

◆合谷：在手背，第1、2掌骨间，当第2掌骨桡侧的中点处。

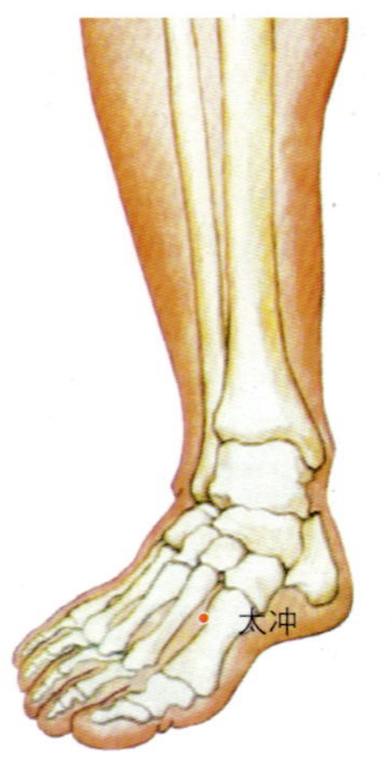

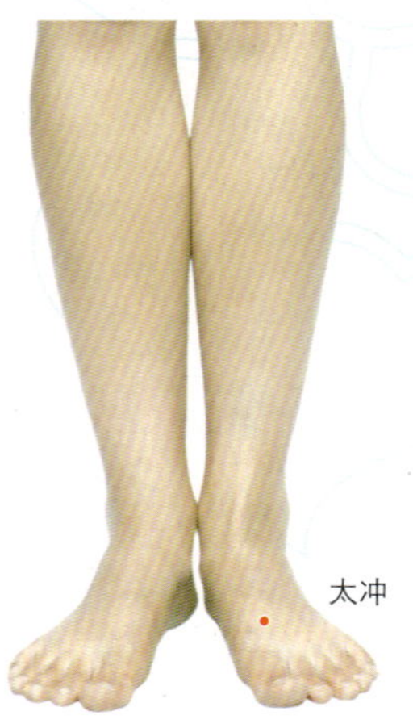

◆太冲：足背，第1、2跖骨结合部之前凹陷处。

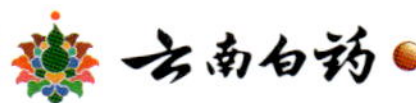

（2）配　穴

①如头痛以胀痛为主，受情志因素影响较大者，为肝阳头痛，加行间、太溪、涌泉。

取穴定位图

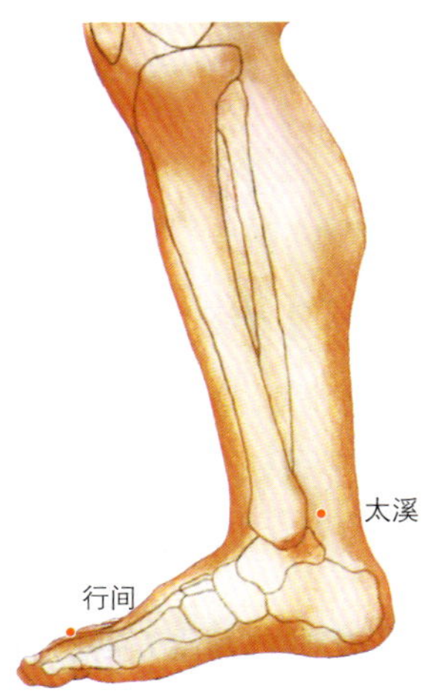

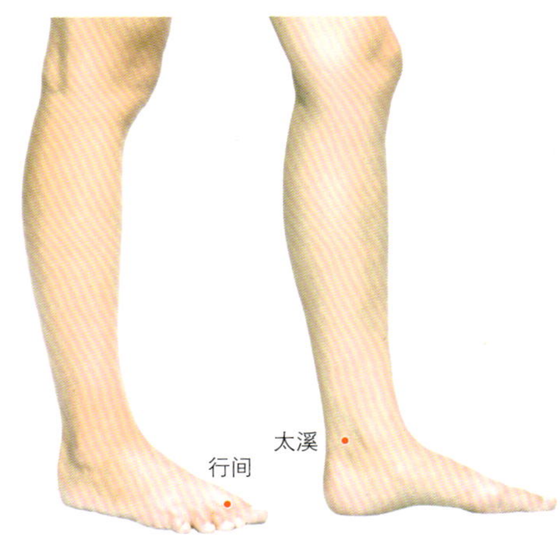

◆行间：在足背部，当第1、2趾间，趾蹼缘后方的赤白肉际处。
◆太溪：在足内侧，内踝后方，当内踝尖与跟腱之间的凹陷处。

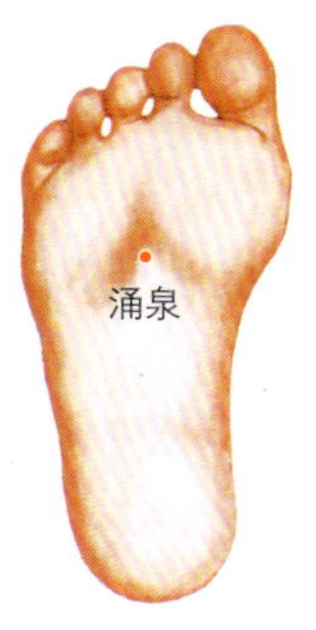

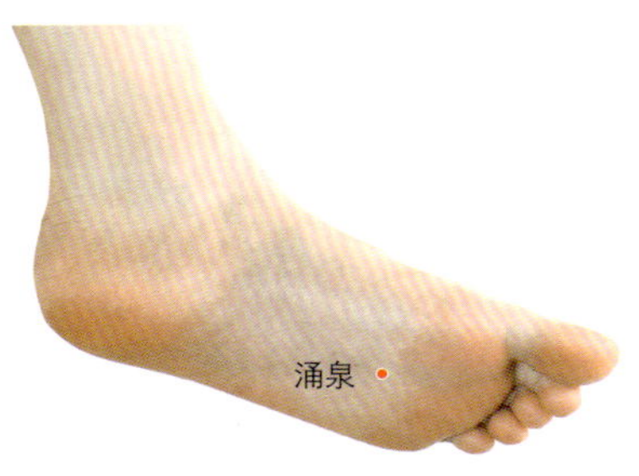

◆涌泉：足趾跖屈时，约当足底（去趾）前1/3凹陷处。

④如头部隐隐作痛，兼神倦乏力，头晕心悸者，为血虚头痛，加脾俞、肾俞、足三里。

取穴定位图

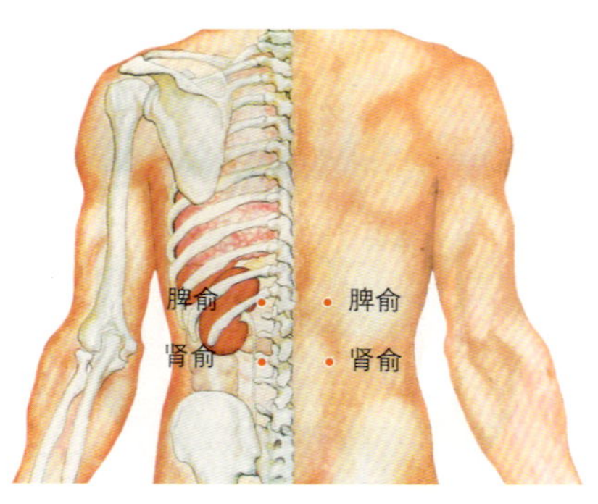

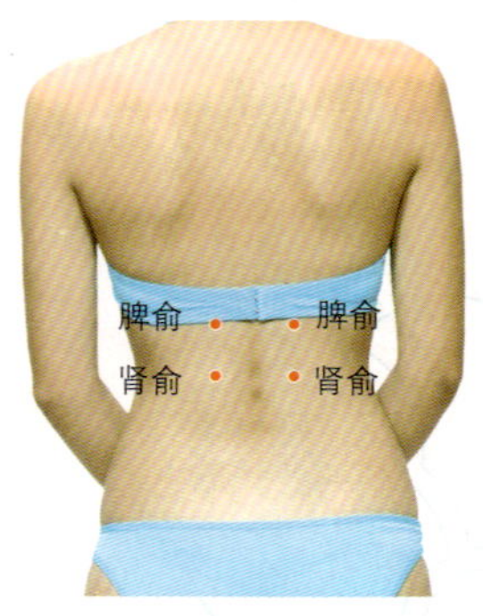

◆脾俞：在背部，当第11胸椎棘突下，旁开1.5寸。 ◆肾俞：在腰部，当第2腰椎棘突下，旁开1.5寸。

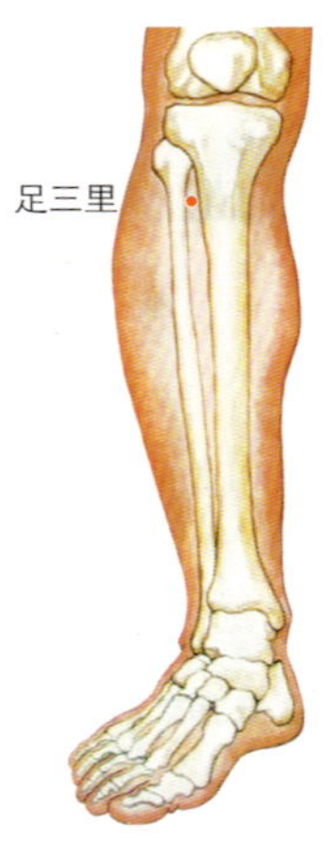

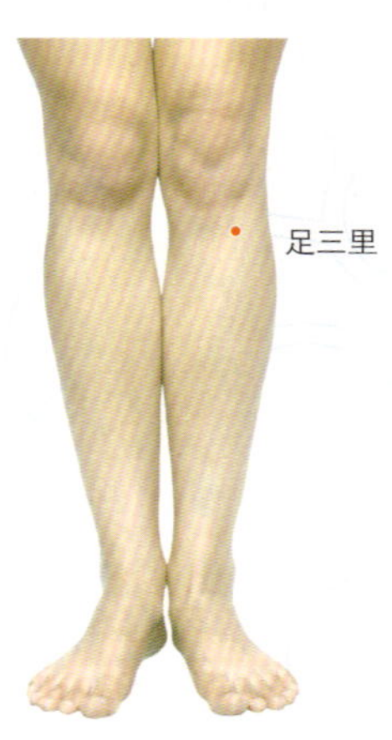

◆足三里：在小腿前外侧，当犊鼻穴（外膝眼）下3寸，距胫骨前缘一横指（中指）。

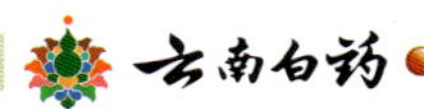

2. 贴敷法

按本书第二章第四节所述方法，贴敷上述所选穴位。

【临床体会】

头痛多由情志不遂，肝阳上扰清窍；或饮食不节脾失健运，痰湿上犯清窍；或外伤跌仆，瘀血阻滞脑络而致；也有由于禀赋不足或久病体虚，气血不足，脑窍失养所致。用云南白药膏贴敷头部穴位具有穴位与药物的双重作用，能充分发挥其活血化瘀、疏通经络之功；云南白药膏能刺激远端的穴位，促使行间平肝、丰隆化痰、膈俞活血、足三里健脾养血等功效得到较好发挥。本贴敷法治疗血管神经性头痛疗效较好，对于其他疾病所致的头痛也有一定疗效，但要注意排除颅内占位性病变所致的头痛。同时宜避免劳累、保持心情舒畅、调节饮食。

（2）配　穴

①如属气滞胁痛，胁部胀痛，走窜不定者，加太冲。

取穴定位图

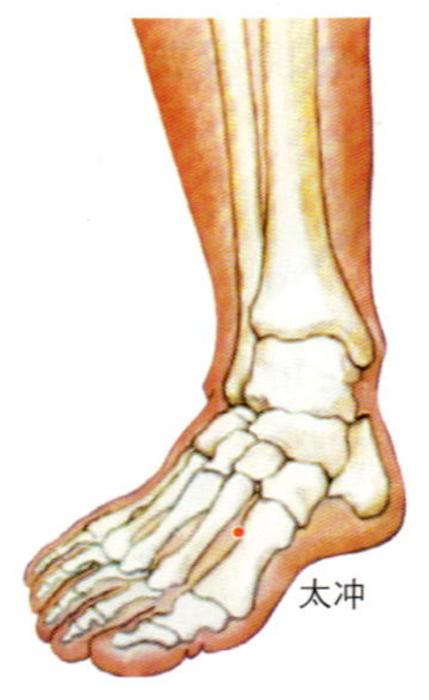

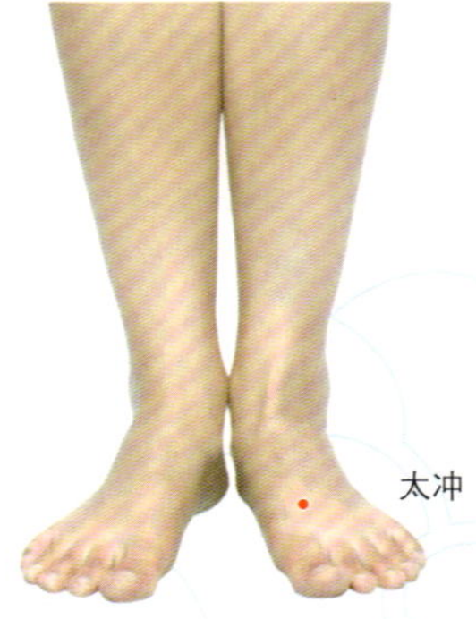

◆太冲：足背，第1、2跖骨结合部之前凹陷处。

②如属瘀血胁痛，胁部刺痛，痛有定处者，加膈俞。

取穴定位图

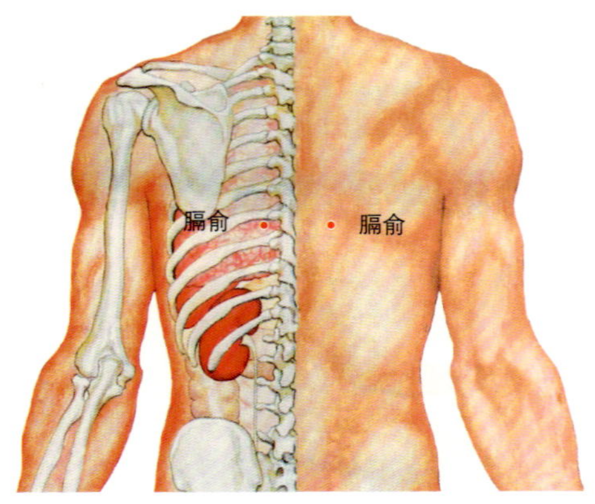

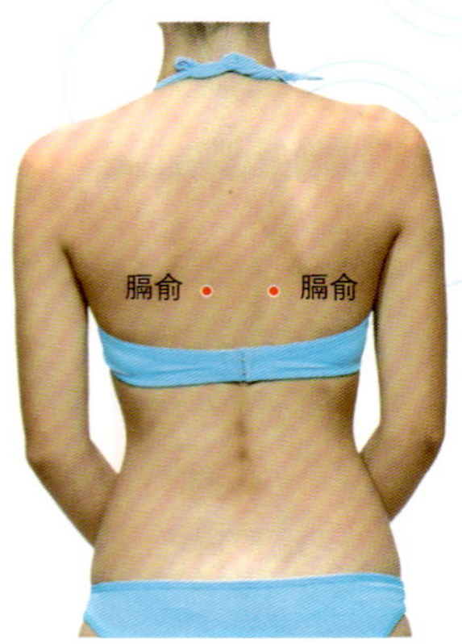

◆膈俞：在背部，当第7胸椎棘突下，旁开1.5寸。

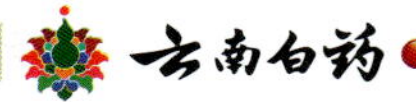

③如属湿热胁痛，胁部剧痛，厌食油腻者，加阴陵泉、三阴交。

取穴定位图

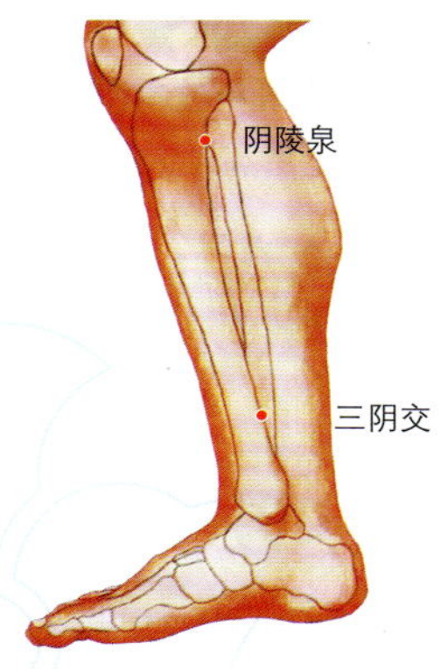

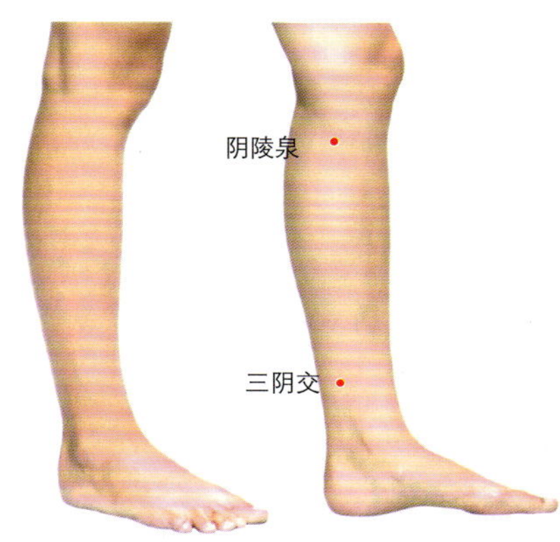

◆阴陵泉：小腿内侧，胫骨内侧髁下方凹陷处。　◆三阴交：在小腿内侧，当足内踝尖上3寸，胫骨内侧缘后方。

2. 贴敷法

按本书第二章第四节所述方法，贴敷上述所选穴位。

【临床体会】

本病多因情志不遂，肝气郁结，气郁日久则血瘀；或跌仆闪挫，损伤胁部经络，瘀血阻滞；或外感湿热，或过食肥甘厚腻之品，积湿生热，致湿热壅滞胁络，经脉气机不利而发为胁痛。用云南白药膏贴敷上述所选穴位，通过皮肤对云南白药膏中有效成分的吸收，加之药物对穴位的刺激而激发了穴位的作用，从而发挥药物与穴位的双重作用，起到疏肝理气、活血化瘀、清热利湿的作用。本贴敷法对跌仆损伤和情志所伤引起的胁痛具有较好疗效。同时宜调节情志，避免恼怒；调节饮食，忌食肥甘厚腻之品。

便 秘

便秘是指大便秘结，排便周期或时间延长，或虽有便意但排便困难的病症。便秘分器质性便秘和功能性便秘。器质性便秘多由肠梗阻、肠麻痹、肛周疼痛等疾病引起，功能性便秘可能与肠蠕动功能失调、精神因素等有关。云南白药膏穴位贴敷法适用于功能性便秘，而器质性便秘则应采用药物、手术等方法积极治疗原发病。

【临床表现】

大便干结，或呈羊粪状，排便困难，排便次数减少，一般 2 天以上无排便。可有腹胀、腹痛、下坠等不适感觉。

【治 疗】

1. 穴 位

（1）基本穴位：天枢、气海、支沟、上巨虚。

取穴定位图

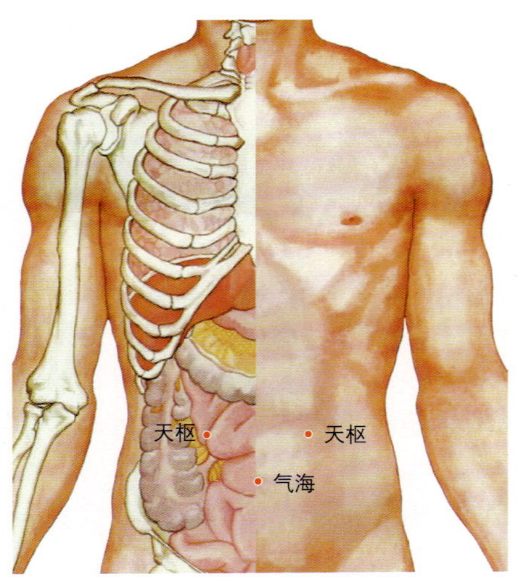

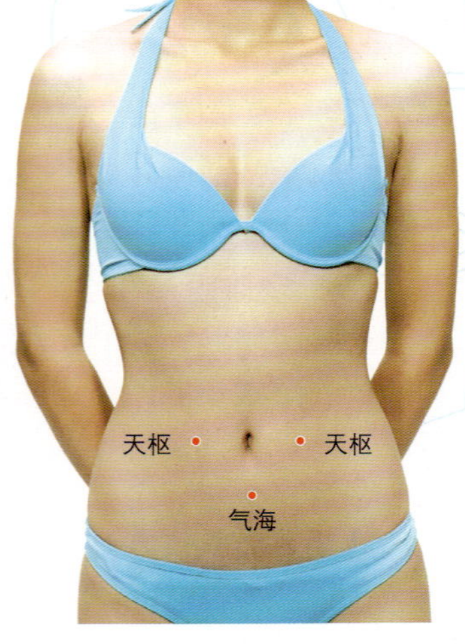

◆天枢：在腹中部，距脐中旁开2寸。 ◆气海：在下腹部，前正中线上，当脐下1.5寸。

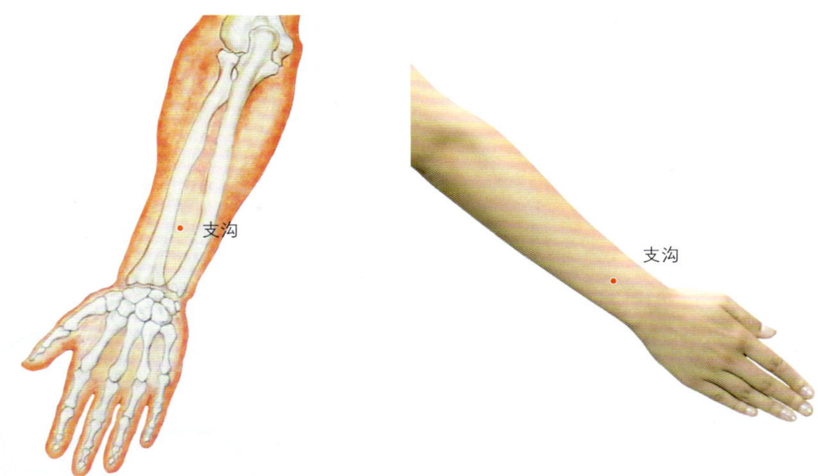

◆支沟：在前臂背侧，当阳池穴与肘尖的连线上，腕背横纹上3寸，桡骨与尺骨之间。

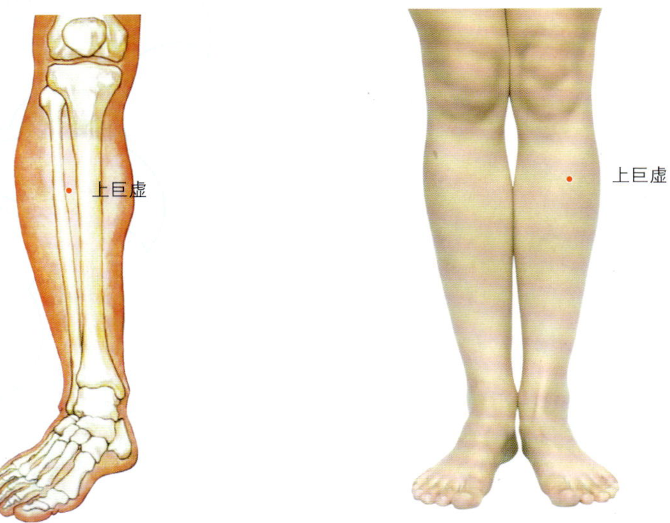

◆上巨虚：犊鼻穴（外膝眼）下6寸，胫骨前嵴外一横指。

（2）配　穴

①伴口干口臭者，配曲池、内庭。

取穴定位图

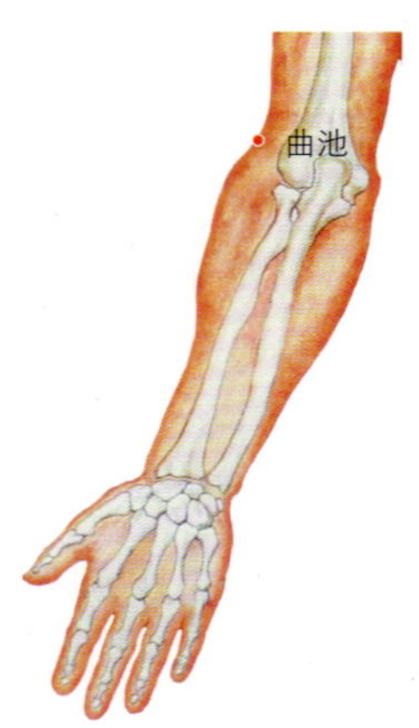

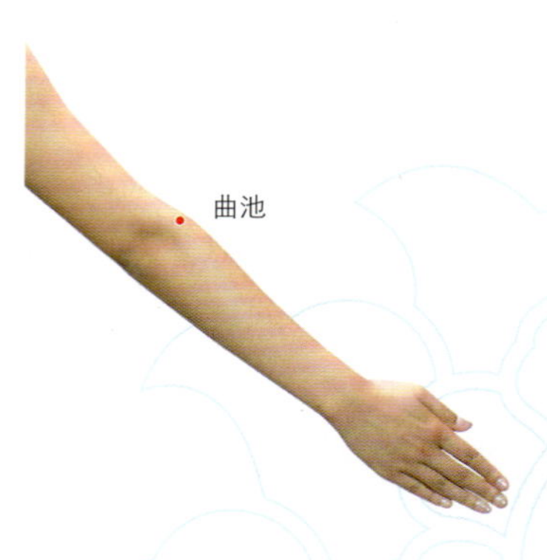

◆曲池：屈肘成直角，在尺泽穴与肱骨外上髁连线的中点。

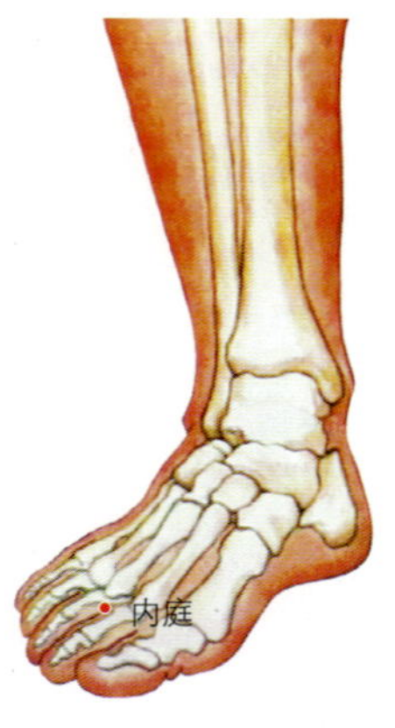

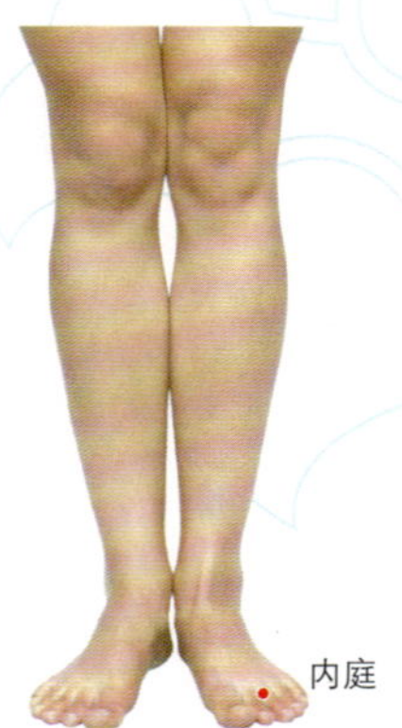

◆内庭：足背第2、3趾间，趾蹼缘后方赤白肉际处。

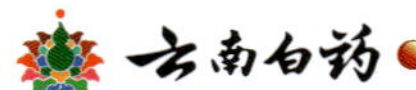

②伴气短乏力者，配脾俞、足三里。

取穴定位图

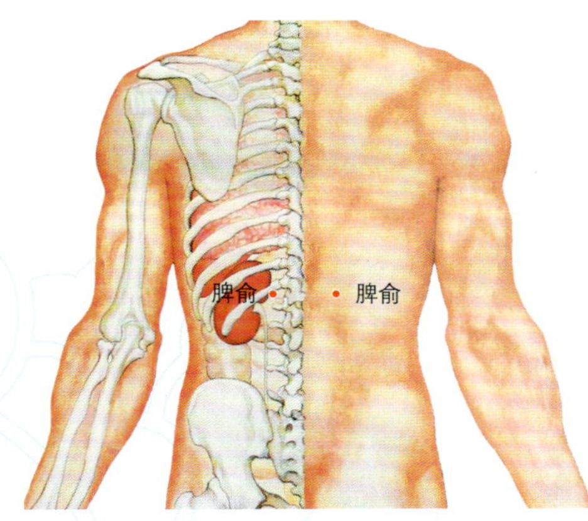

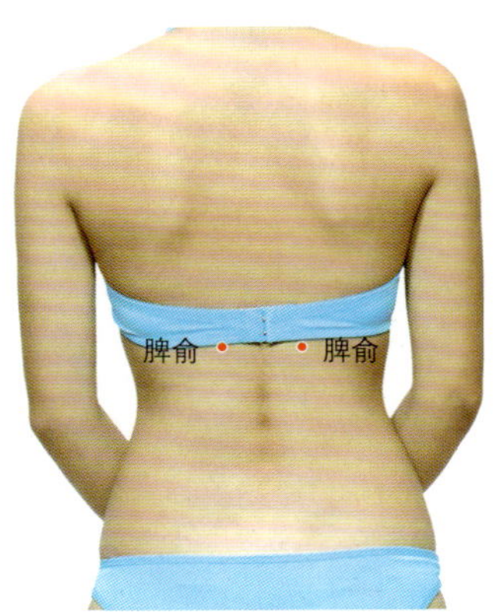

◆脾俞：在背部，当第11胸椎棘突下，旁开1.5寸。

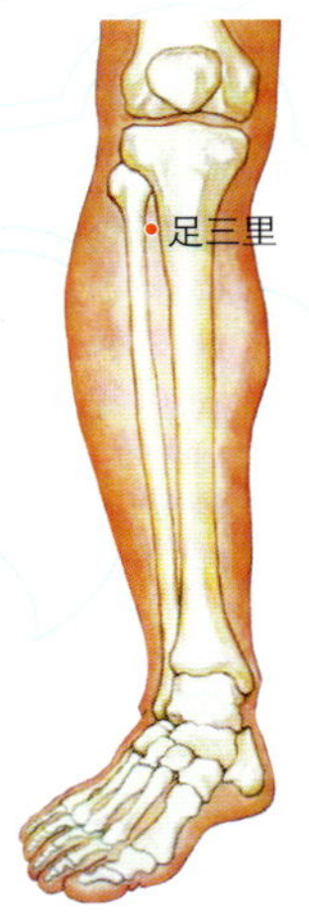

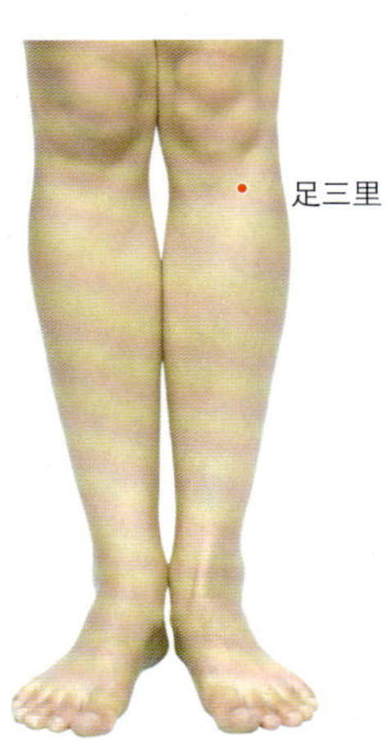

◆足三里：在小腿前外侧，当犊鼻穴（外膝眼）下3寸，距胫骨前缘一横指（中指）。

③伴咽干盗汗者，配三阴交、照海。

取穴定位图

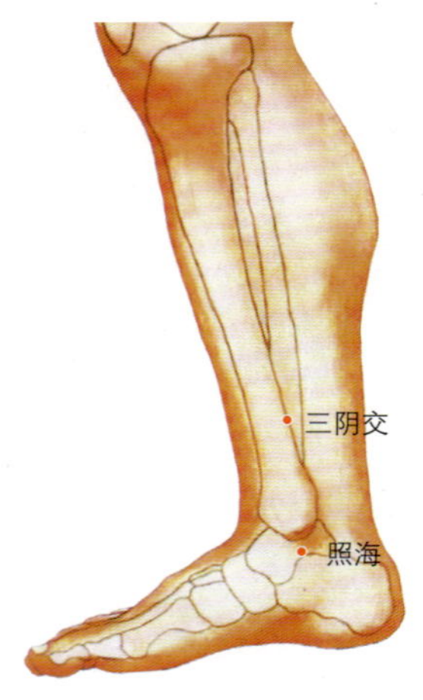

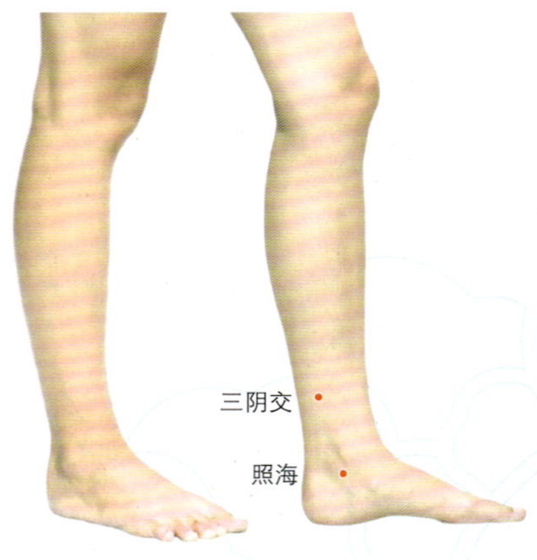

◆三阴交：在小腿内侧，当足内踝尖上3寸，胫骨内侧缘后方。 ◆照海：在足内侧，内踝尖下方凹陷处。

2. 贴敷法

按本书第二章第四节所述方法，贴敷上述所选穴位。一般每次贴敷12个小时，10次为1个疗程，应贴敷2~3个疗程。

【临床体会】

本病多由胃肠热滞和久病阴虚、年老精血不足，肠道失濡所致。用云南白药膏贴敷上述所选穴位，通过云南白药膏药物对穴位的刺激，从而激发了天枢、上巨虚、支沟等穴调肠通便之功，激发了曲池、内庭清热通便之功，激发了足三里、脾俞补益精血之功，激发了三阴交、照海滋阴润燥之功。同时应养成定时排便的习惯。

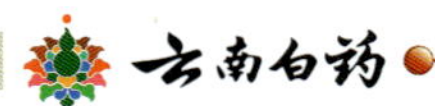

心　悸

心悸是指患者自觉心中悸动，心跳不安，甚则不能自主的一类症状。心悸可见于多种疾病过程中，如某些功能性或器质性疾病如心脏神经官能症、冠心病、风心病、高心病、肺心病、贫血、甲状腺机能亢进等均可出现心悸。凡各种原因导致心脏搏动频率、节律发生异常均可引起心悸。

【临床表现】

自觉心跳心慌，时作时止，并感善惊易恐，坐卧不安，甚则不能自主。可伴有头晕、胸闷、心烦、失眠、乏力等症。常因情绪紧张或惊恐、劳累、饮酒等因素而诱发。

【治　疗】

1. 穴　位

厥阴俞–心俞、膻中、内关、三阴交、足三里。

取穴定位图

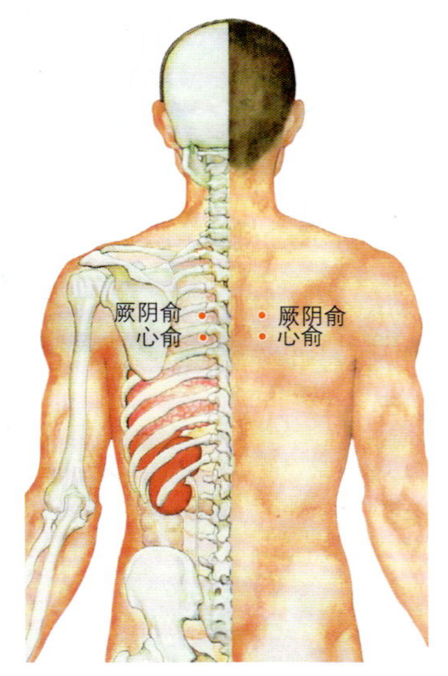

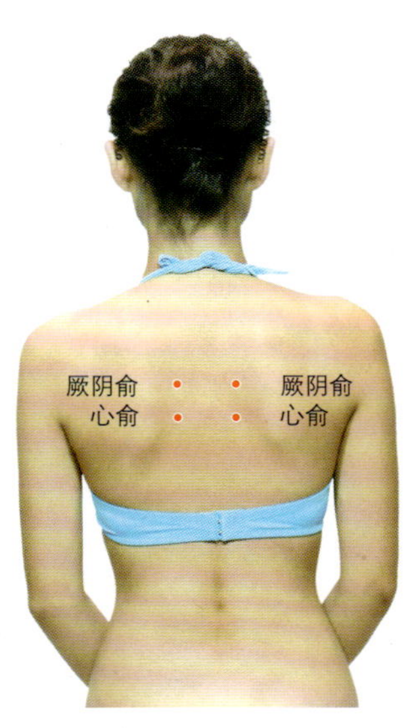

◆厥阴俞：在背部，当第4胸椎棘突下，旁开1.5寸。　◆心俞：在背部，当第5胸椎棘突下，旁开1.5寸。

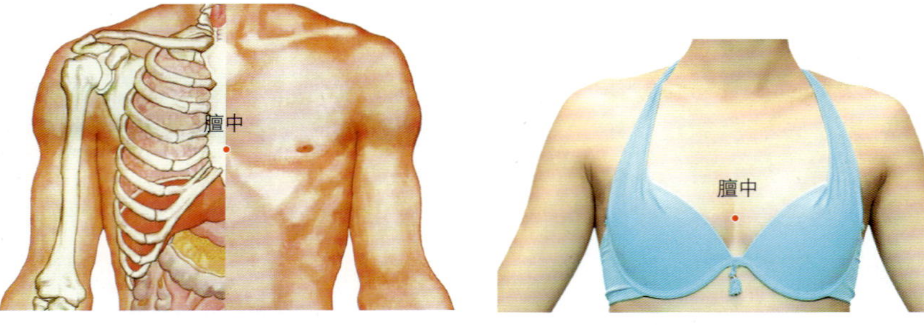

◆膻中：在胸部，前正中线上，平第4肋间，两乳头连线的中点。

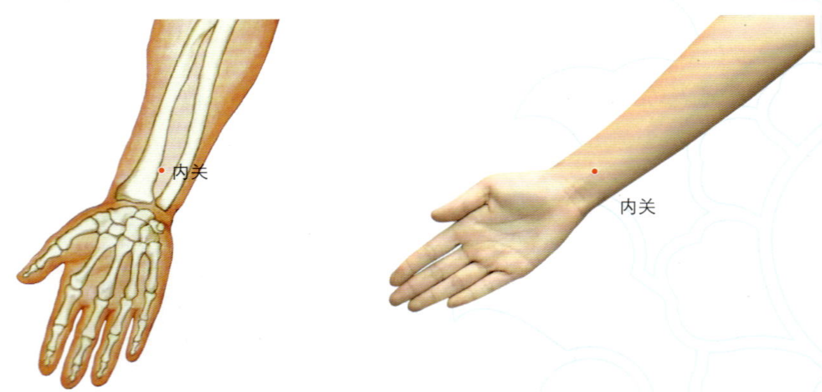

◆内关：在前臂掌侧，当曲泽穴与大陵穴的连线上，腕横纹上2寸，掌长肌腱与桡侧腕屈肌腱之间。

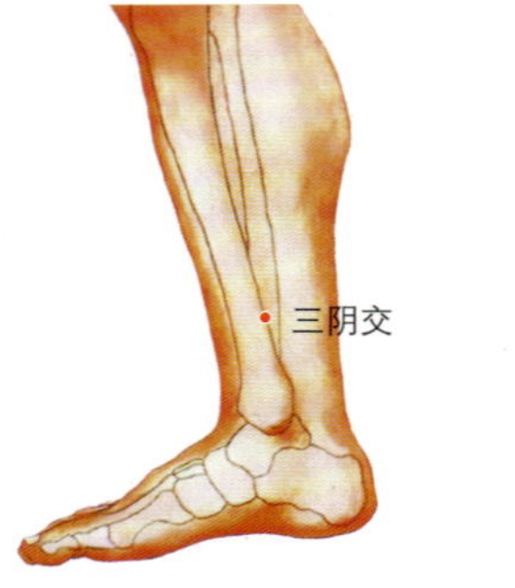

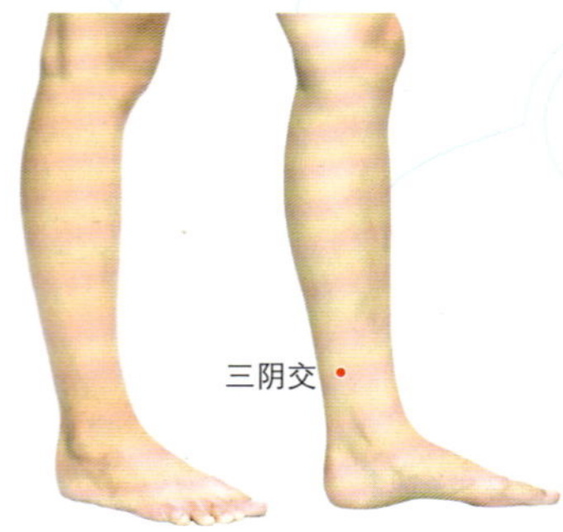

◆三阴交：在小腿内侧，当足内踝尖上3寸，胫骨内侧缘后方。

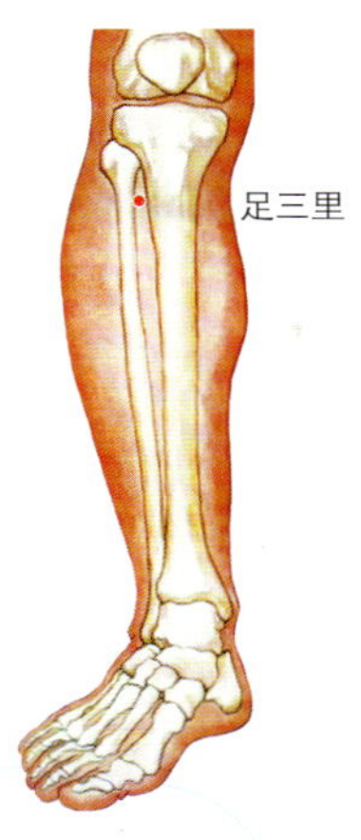

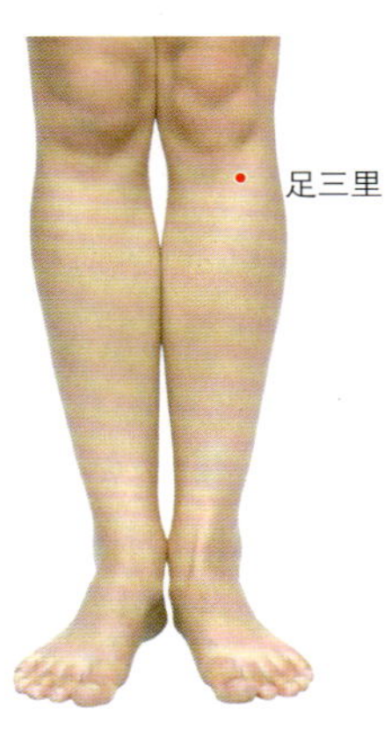

◆足三里：在小腿前外侧，当犊鼻穴（外膝眼）下3寸，距胫骨前缘一横指（中指）。

2. 贴敷法

按本书第二章第四节所述方法，贴敷上述所选穴位。因厥阴俞–心俞位置紧邻，故用一小片云南白药膏同时贴敷两穴即可，一般每次贴敷12个小时，10次为1个疗程，可贴2～3个疗程。

【临床体会】

心悸多由素体虚弱，心气不足或久病体虚，思虑过度劳伤心脾，心血亏虚，心失濡养或气虚行血不畅，心脉瘀阻而致。用云南白药膏贴敷上述穴位，通过云南白药膏中辛香、活血等药物成分对穴位的刺激，从而激发了心俞、膻中等穴调理心气的作用，激发了内关对心率的双向调节作用，激发了足三里、三阴交补益脾胃，益气生血的作用，加之通过胸背部穴位皮肤对云南白药膏药物的吸收，直接发挥其活血化瘀的作用。诸穴在云南白药膏的刺激下，充分发挥了祛瘀血、生新血、通经络、养心气、平心悸的作用。同时注意调节情志，避免思虑、恼怒、惊恐等不良情志因素。云南白药膏穴位贴敷法对功能性心悸效果较好，对于其他器质性疾病所致的心悸应同时积极治疗原发病。

胸痹心痛

胸痹心痛是以胸部满闷不舒，疼痛时作为主症的疾病，甚则心痛彻背，短气喘息不得卧。本病多见于中、老年人。现代医学的冠状动脉粥样硬化性心脏病、高血压性心脏病、心肌病、肺心病等均可发生胸痹心痛。

【临床表现】

主症为胸部憋闷疼痛。轻者可无明显心痛，仅有胸闷如窒，心悸，怔忡，重者则见胸闷心痛，痛势剧烈，胸痛彻背，背痛彻心，伴汗出、肢冷、面白、唇青、手足青紫，甚至旦发夕死，夕发旦死。

【治　疗】

1. 穴　位

（1）基本穴位：厥阴俞-心俞、膻中、巨阙、内关、通里。

取穴定位图

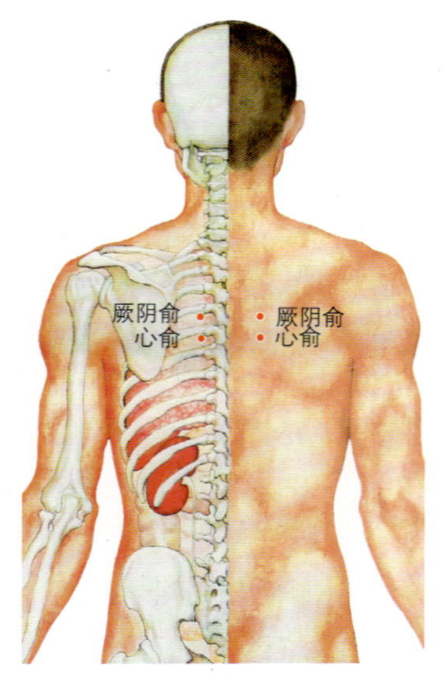

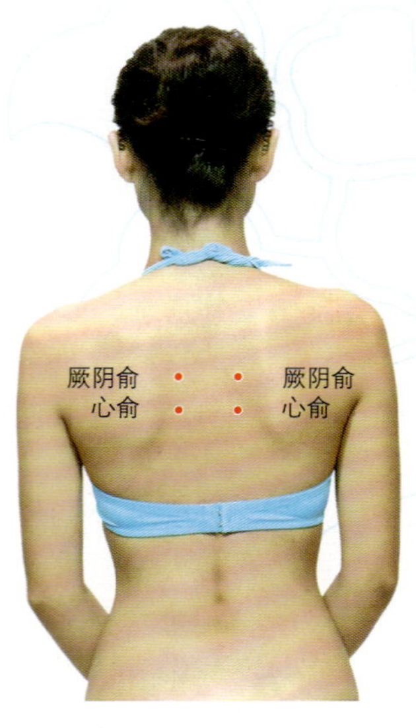

◆厥阴俞：在背部，当第4胸椎棘突下，旁开1.5寸。　◆心俞：在背部，当第5胸椎棘突下，旁开1.5寸。

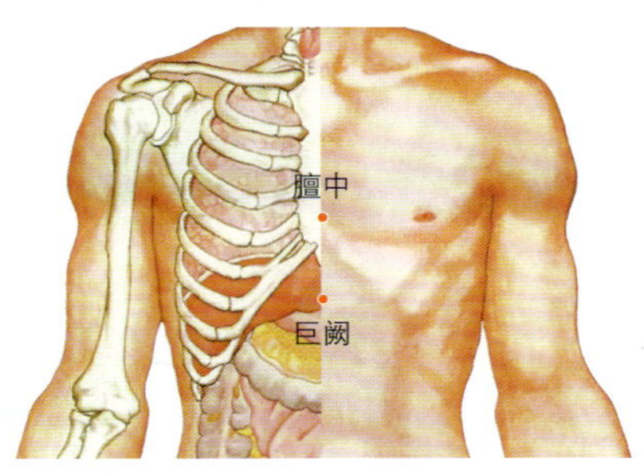

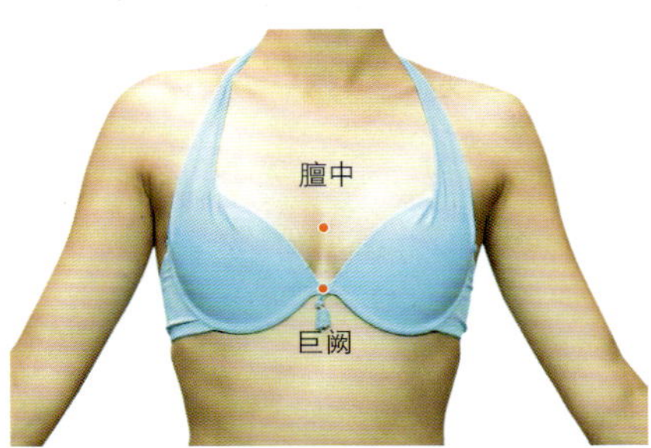

◆膻中：在胸部，前正中线上，平第4肋间，两乳头连线的中点。
◆巨阙：在上腹部，前正中线上，当脐中上6寸。

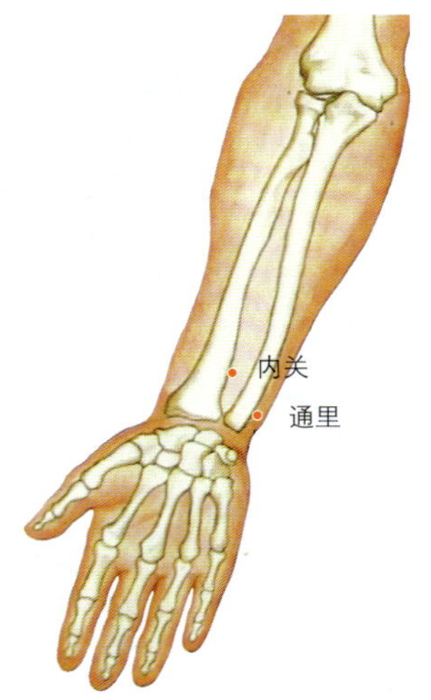

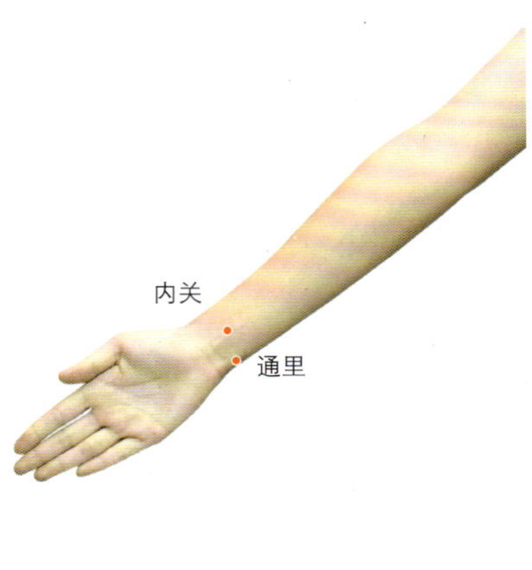

◆内关：在前臂掌侧，当曲泽穴与大陵穴的连线上，腕横纹上2寸，掌长肌腱与桡侧腕屈肌腱之间。 ◆通里：在前臂掌侧，当尺侧腕屈肌腱的桡侧缘，腕横纹上1寸。

（2）配　穴

①若兼心胸闷痛，肢体沉重，脘痞痰多，口粘者，为痰浊内阻，加太渊、丰隆。

取穴定位图

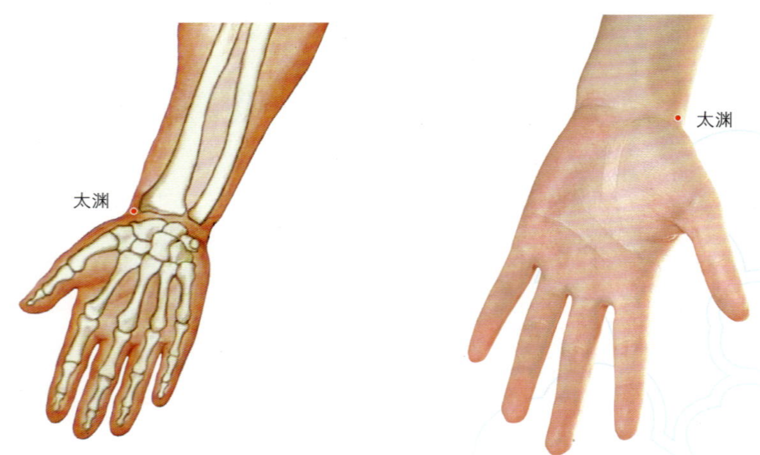

◆太渊：在腕掌横纹桡侧，桡动脉搏动的桡侧凹陷处。

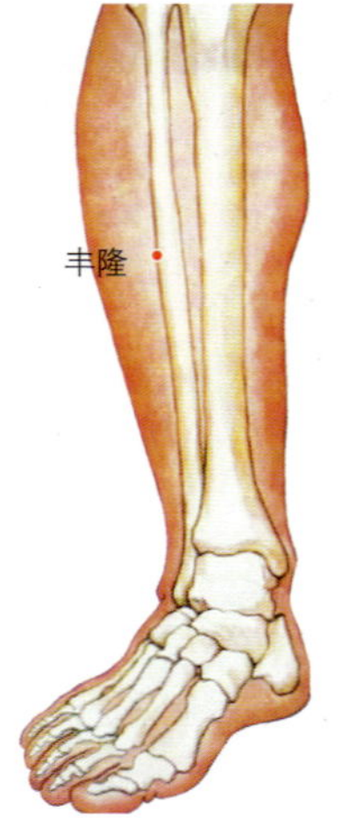

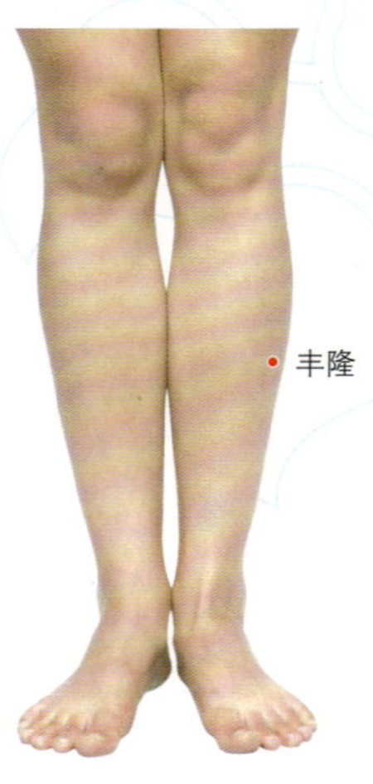

◆丰隆：在小腿前外侧，当外踝尖上8寸，条口穴外，距胫骨前缘二横指（中指）。

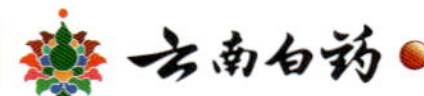

②若兼心胸痛如针刺，痛位固定，入夜加剧，面色晦黯者，为气滞血瘀，加膈俞、郄门。

取穴定位图

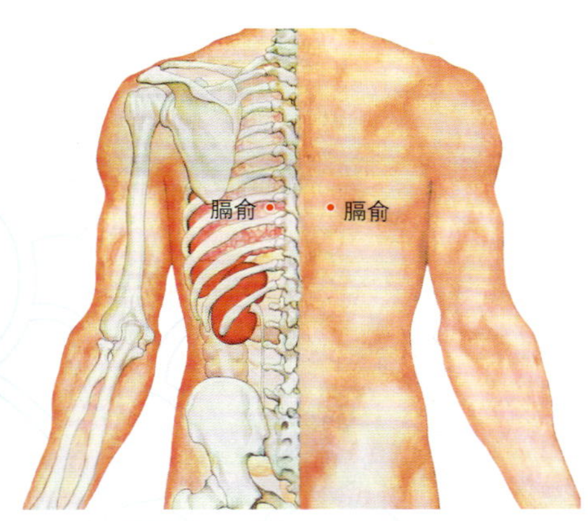

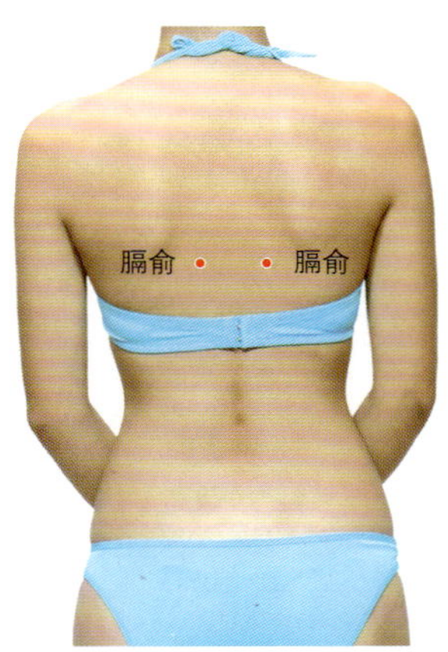

◆膈俞：在背部，当第7胸椎棘突下，旁开1.5寸。

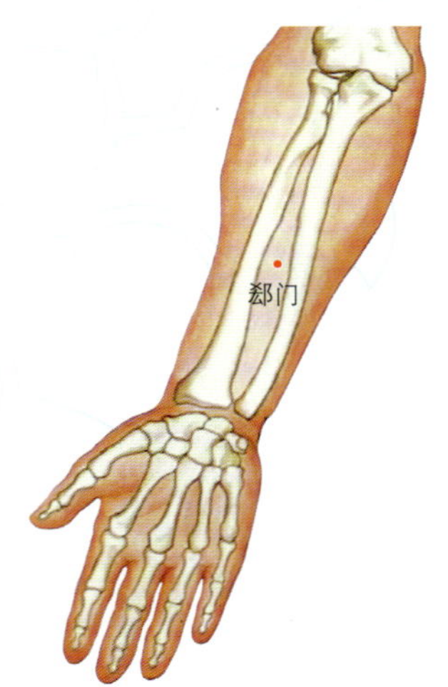

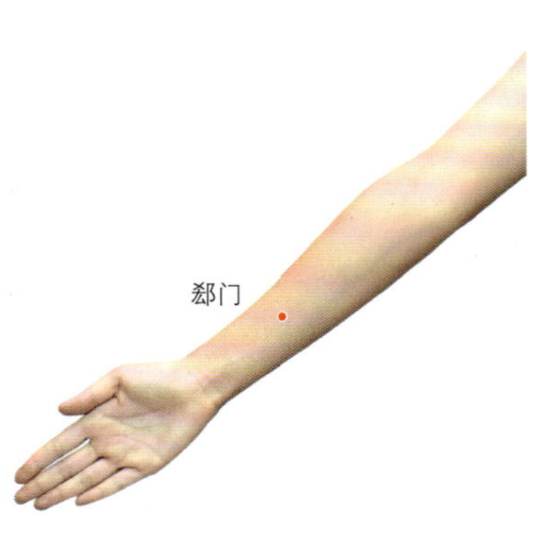

◆郄门：在前臂掌侧，当曲泽穴与大陵穴的连线上，腕横纹上5寸。

③若兼胸闷心痛时作，气短气促，腰酸，畏寒肢冷，面色苍白，唇甲淡白者，为阳气虚弱，加肾俞、命门、关元。

取穴定位图

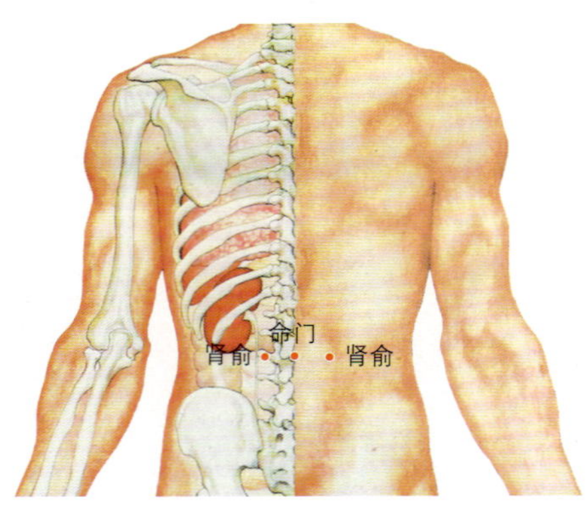

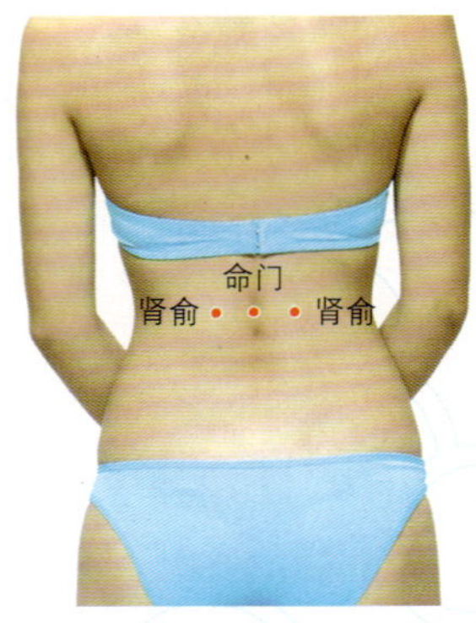

◆肾俞：在腰部，当第2腰椎棘突下，旁开1.5寸。 ◆命门：在腰部，当后正中线上，第2腰椎棘突下凹陷中。

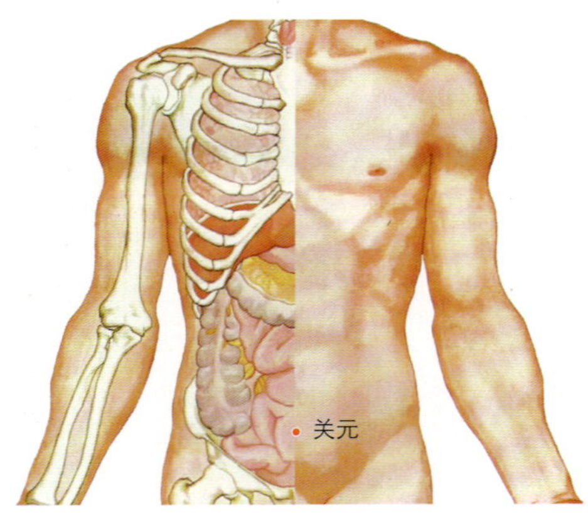

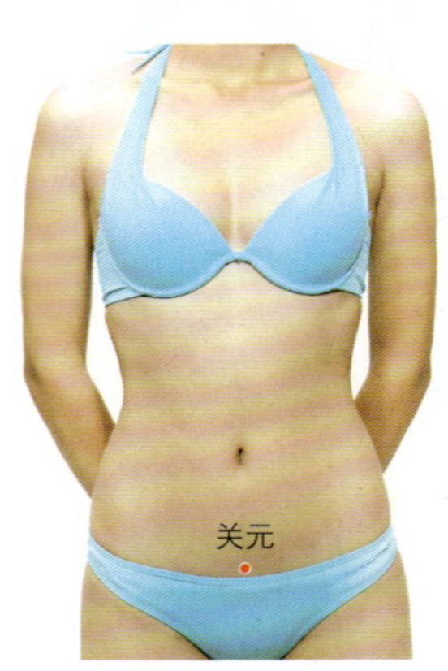

◆关元：在下腹部，前正中线上，当脐中下3寸。

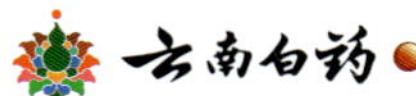

④若兼心胸疼痛剧烈，遇寒而作，畏寒肢冷者，为寒凝气滞，加气海–关元。

取穴定位图

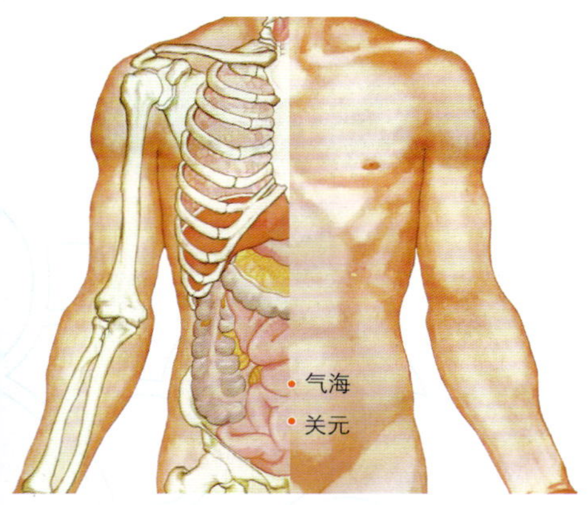

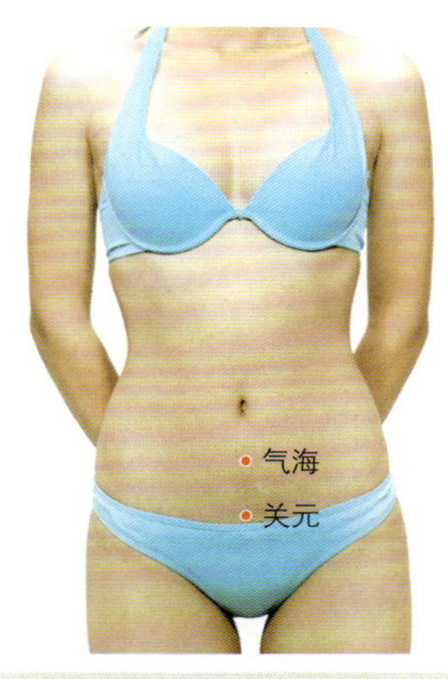

◆气海：在下腹部，前正中线上，当脐下1.5寸。 ◆关元：在下腹部，前正中线上，当脐中下3寸。

2. 贴敷法

按本书第二章第四节所述方法，贴敷上述所选穴位。其中气海–关元因位置紧邻，故用一小片云南白药膏贴敷。

【临床体会】

本病的发生多由年老体虚，胸阳不振，寒邪侵袭，寒凝气滞，不通则痛；或饮食不节，损伤脾胃，运化失健，聚湿成痰，湿痰阻滞气机而痛；或情志失调，气滞或痰阻，均可使血行失常而致气滞血瘀，心脉痹阻，不通则痛；用云南白药膏贴敷上述所选穴位，通过药物和穴位的双重作用，达到温阳散寒、活血化瘀、通络止痛的目的。同时应注意养性怡情，饮食起居有节，加强体育锻炼。对于各种原因所致的心痛，本贴敷法均有一定的辅助治疗作用。

失　眠

失眠是以经常不能获得正常睡眠，或入睡困难为特征的病症。多见于西医学的神经衰弱、神经官能症、贫血等疾病中。精神紧张、兴奋、抑郁、恐惧、焦虑、烦闷等精神因素常可引起失眠。

【临床表现】

难以入睡，或早醒或中间间断多醒，或多梦，似睡非睡，甚则通宵难眠。常伴有头痛、头昏、心悸、健忘、多梦等症。

【治　疗】

1. 穴　位

(1) 基本穴位：安眠、心俞、神门、申脉、照海。

取穴定位图

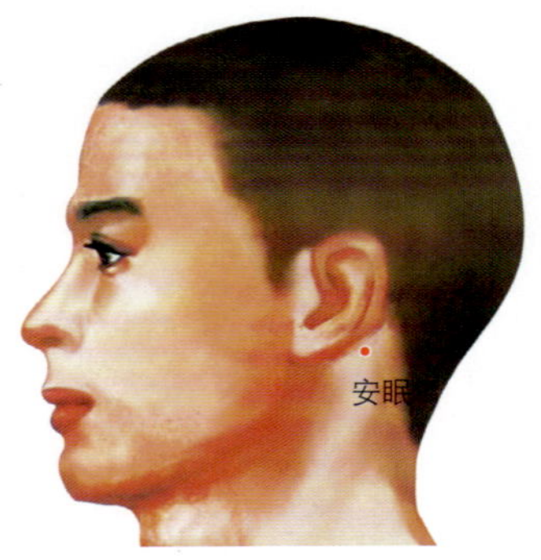

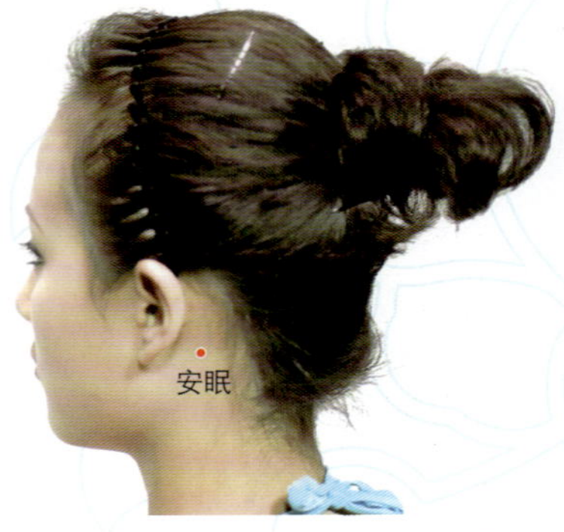

◆安眠：在项部，当翳风穴与风池穴连线的中点。

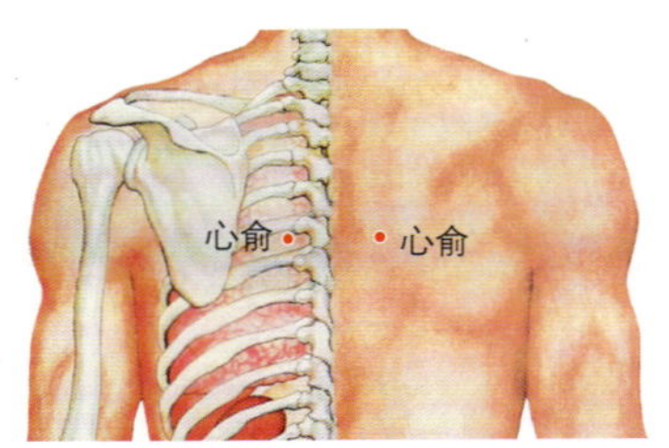

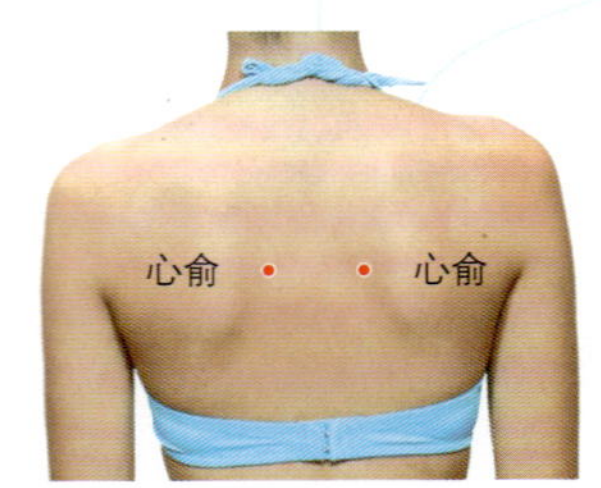

◆心俞：在背部，当第5胸椎棘突下，旁开1.5寸。

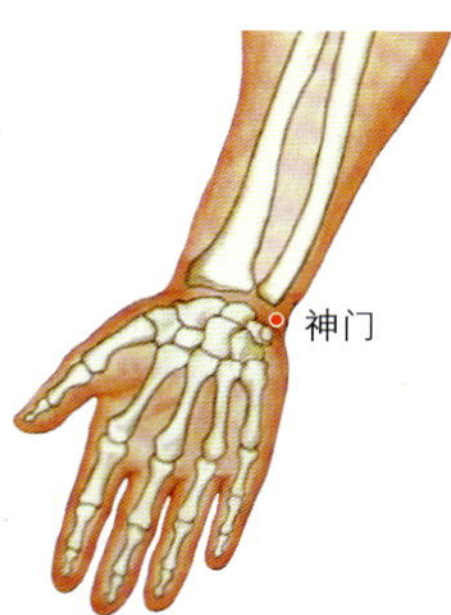

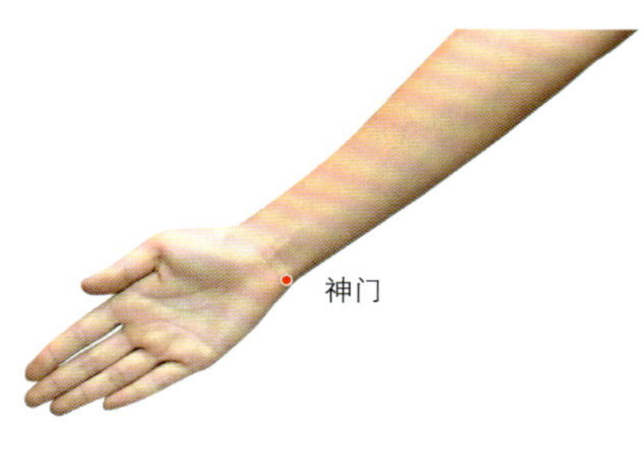

◆神门：腕掌横纹尺侧端，尺侧腕屈肌腱的桡侧凹陷处。

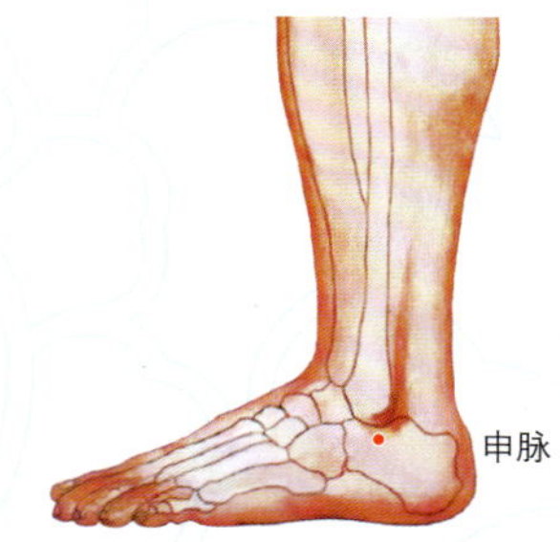

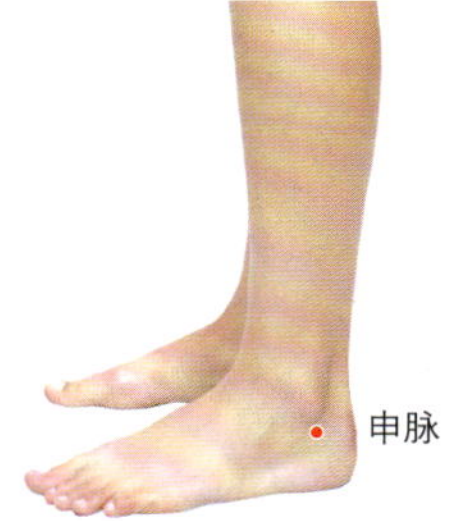

◆申脉：在足外侧，外踝直下方凹陷中。

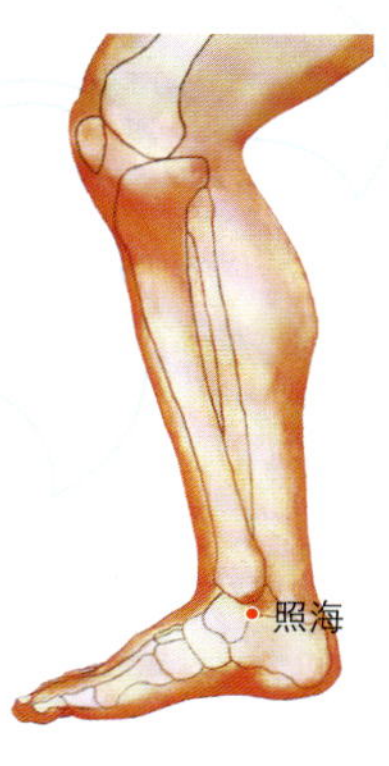

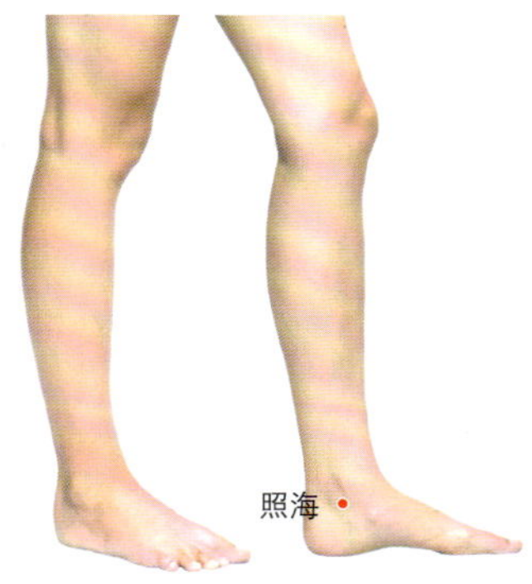

◆照海：在足内侧，内踝尖下方凹陷处。

（2）配　穴

①失眠伴食少神倦者，加脾俞。

取穴定位图

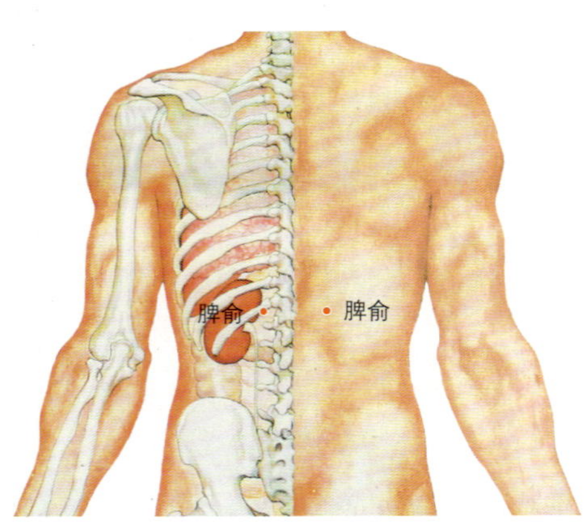

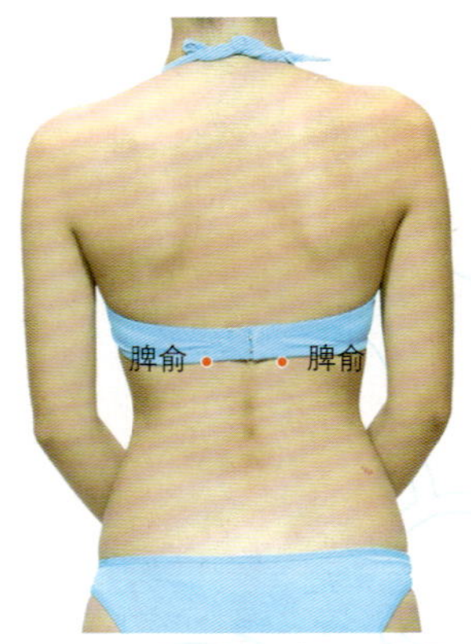

◆脾俞：在背部，当第11胸椎棘突下，旁开1.5寸。

②失眠伴咽干耳鸣者，加肾俞。

取穴定位图

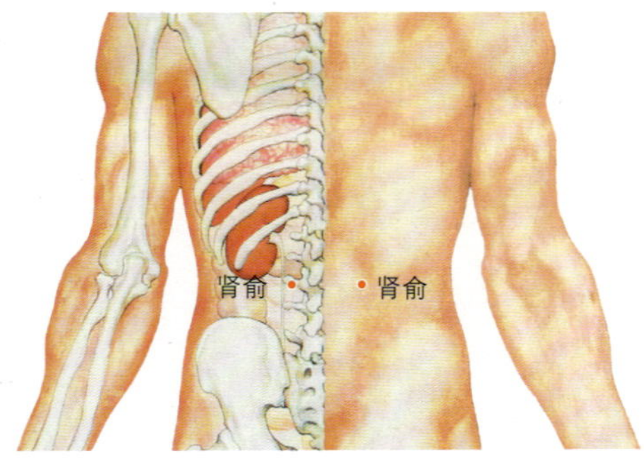

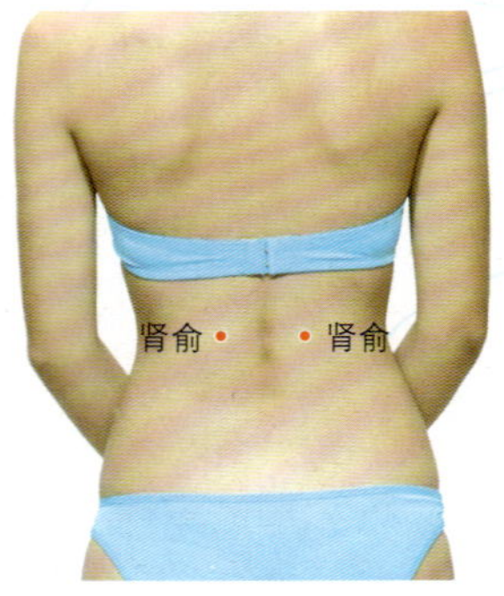

◆肾俞：在腰部，当第2腰椎棘突下，旁开1.5寸。

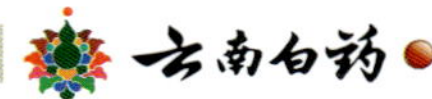

③失眠伴性急易怒者，加太冲。

取穴定位图

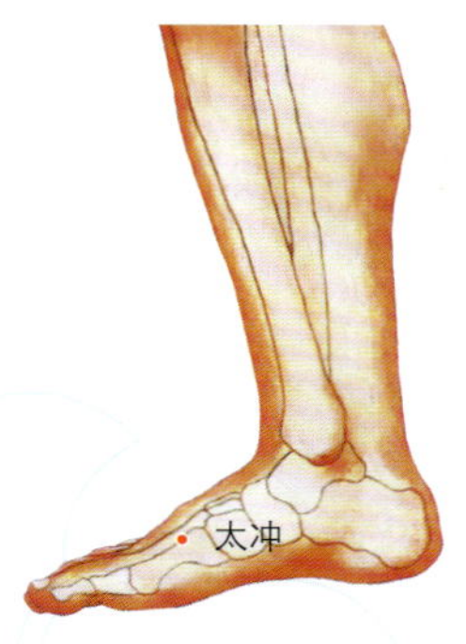

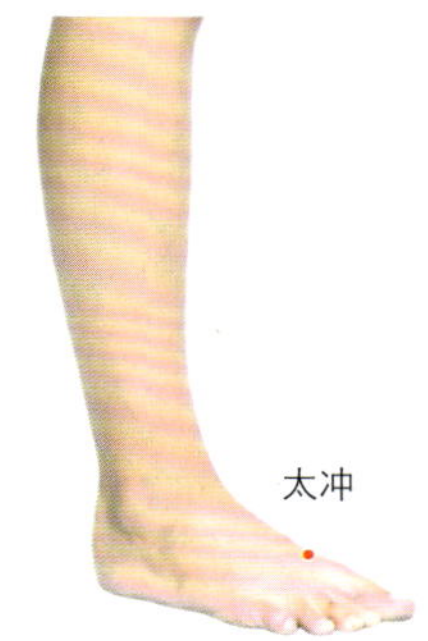

◆太冲：足背，第1、2跖骨结合部之前凹陷处。

2. 贴敷法

按本书第二章第四节所述方法，贴敷上述所选穴位。

【临床体会】

本病多由于思虑操劳过度，耗伤阴血，血不养心而致；或抑郁恼怒，肝火上扰心神，心神不宁而致。用云南白药膏贴敷上述所选穴位，通过云南白药膏中药物对穴位的刺激，从而激发了神门、心俞、安眠、脾俞等穴宁心安神、补血养心的功能；激发了申脉、照海调理阴阳的功能；激发了太冲疏肝泻火的作用。同时应调情志、避劳累、节饮食，按时作息，白天应进行适当的体育活动，睡前禁喝浓茶、咖啡，禁看精彩刺激的电影、电视。

慢性腹泻

慢性腹泻是指持续2个月以上的大便次数增多，便质稀薄为主症的病症，可见于多种消化道疾病，如急、慢性肠炎，胃肠功能紊乱，过敏性、溃疡性结肠炎等病。

【临床表现】

可由急性腹泻转变而来，持续2个月以上的大便次数增多，便质稀薄，伴有腹胀、腹痛、食欲不振等症。如属脾虚，则伴面色萎黄，不思饮食，神倦乏力，大便溏薄；如属肝郁乘脾，则伴胸胁胀闷，嗳气食少，每于情志不畅时腹痛欲泻，泻下不爽；如属肾阳虚，则伴畏寒肢冷，腰膝酸软，每于黎明之前，腹中作痛，肠鸣即泻，泻后痛减。

【治　疗】

1. 穴　位

（1）基本穴位：天枢、脾俞、上巨虚、阴陵泉。

取穴定位图

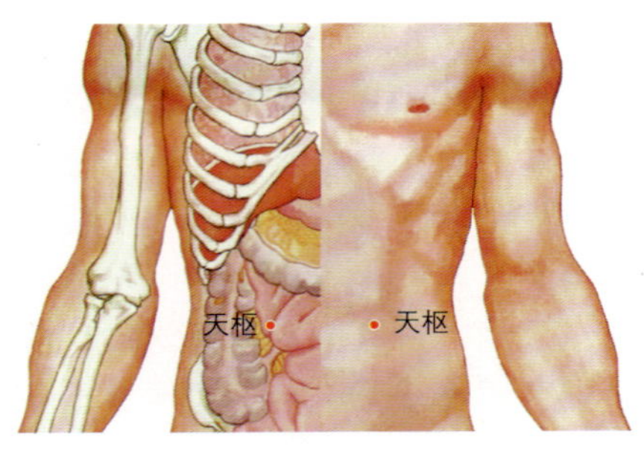

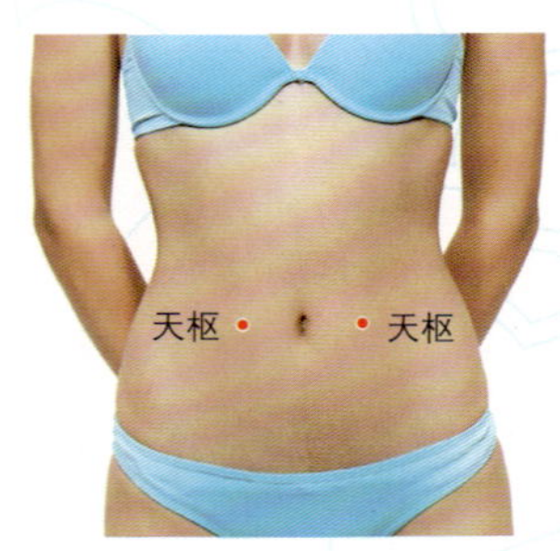

◆天枢：在腹中部，距脐中旁开2寸。

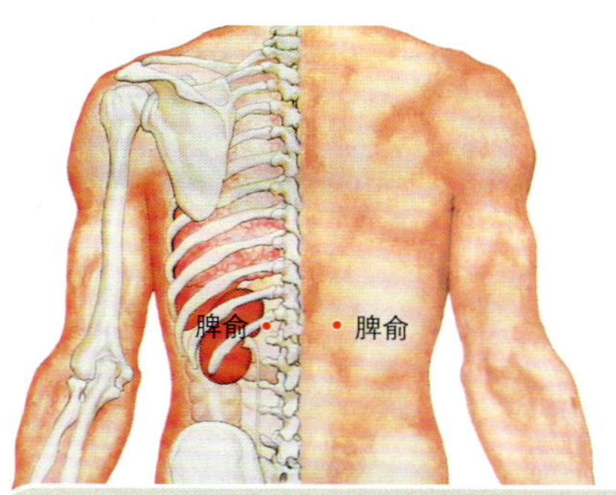

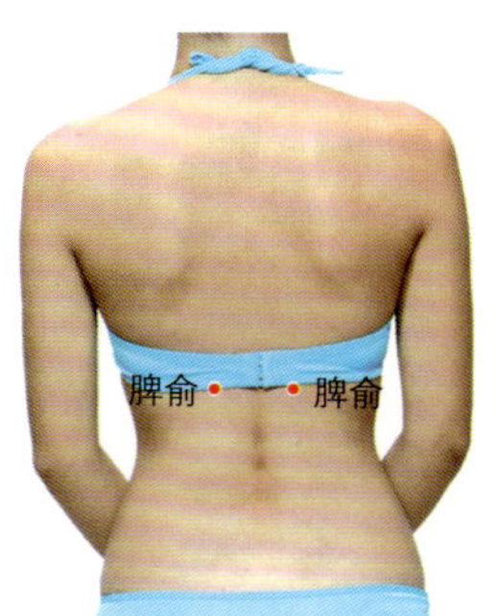

◆脾俞：在背部，当第11胸椎棘突下，旁开1.5寸。

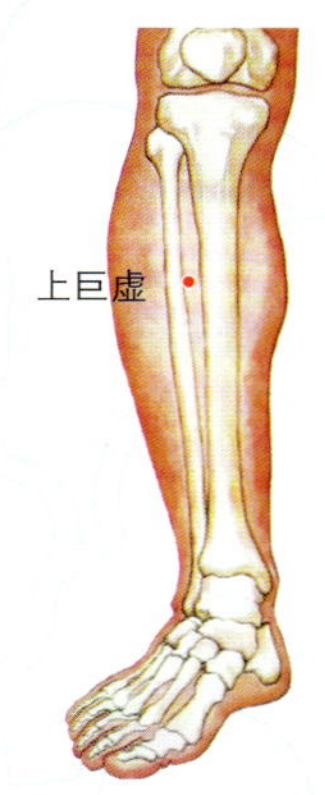

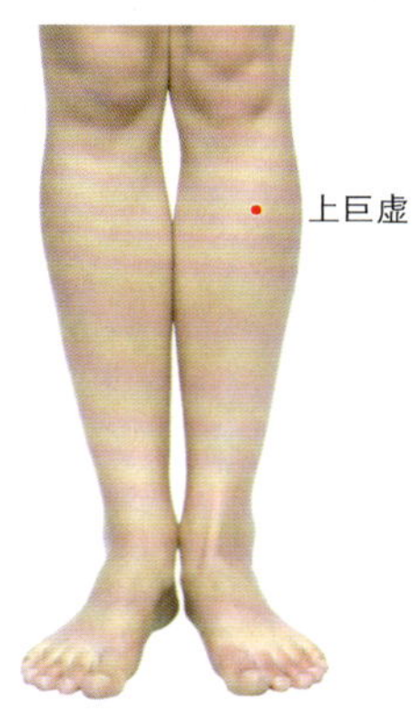

◆上巨虚：犊鼻穴（外膝眼）下6寸，胫骨前嵴外一横指。

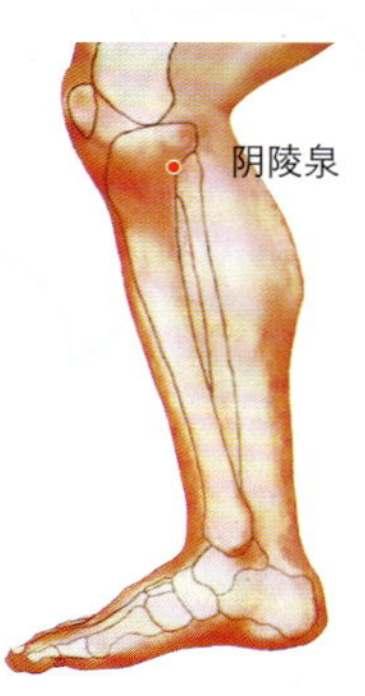

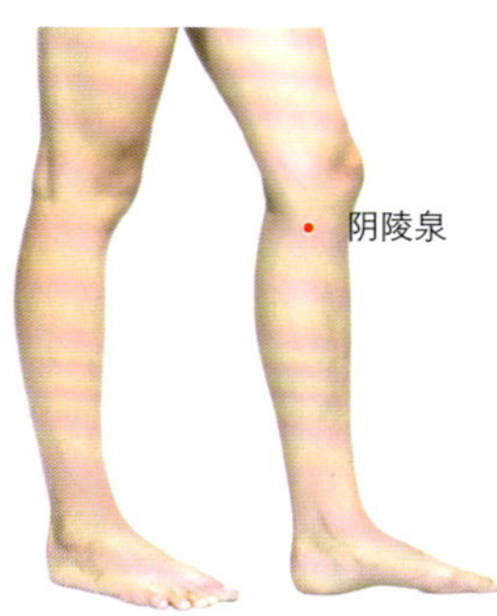

◆阴陵泉：小腿内侧，胫骨内侧髁下方凹陷处。

（2）配　穴

①如属脾虚则加章门、足三里。

取穴定位图

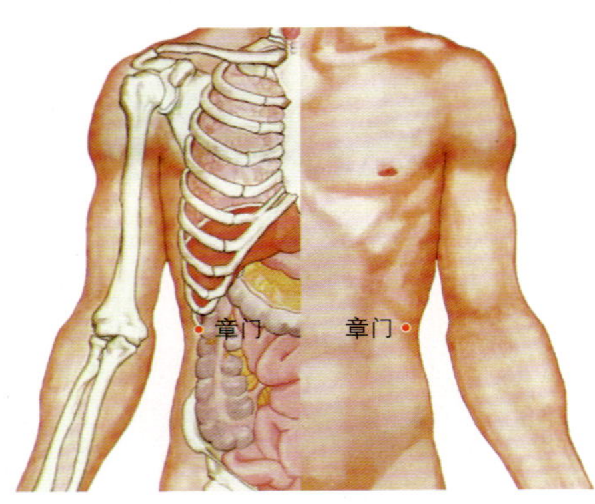

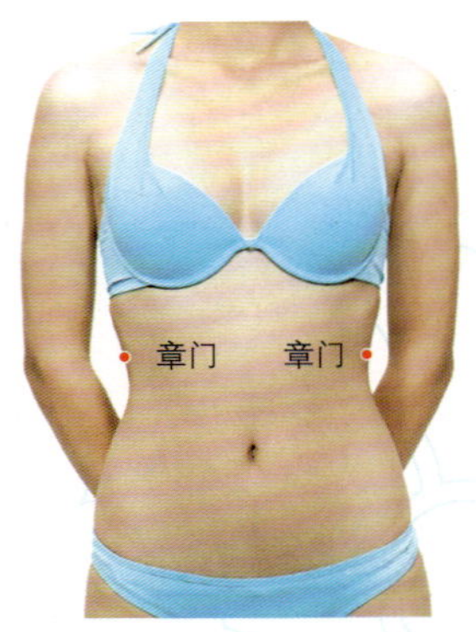

◆章门：在侧腹部，当第11肋游离端的下方。

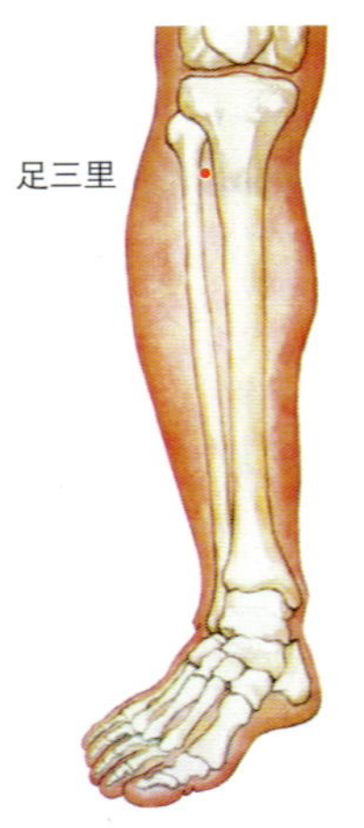

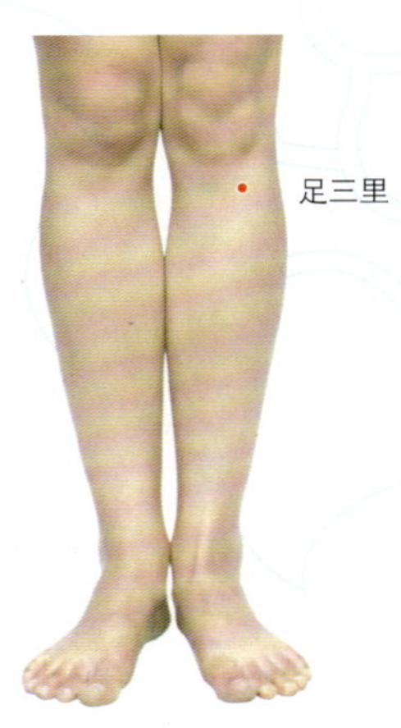

◆足三里：在小腿前外侧，当犊鼻穴（外膝眼）下3寸，距胫骨前缘一横指（中指）。

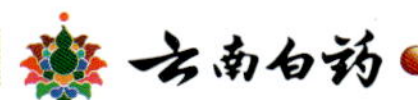

②如属肝郁乘脾则加内关、太冲。

取穴定位图

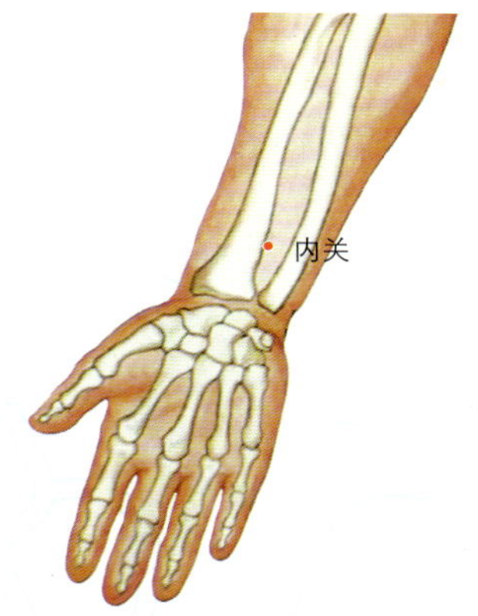

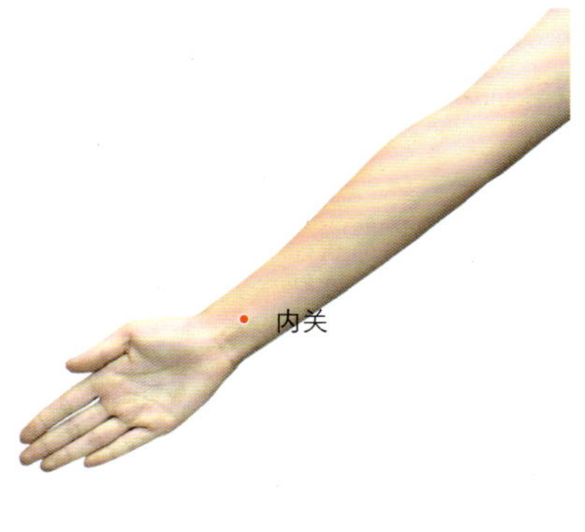

◆内关：在前臂掌侧，当曲泽穴与大陵穴的连线上，腕横纹上2寸，掌长肌腱与桡侧腕屈肌腱之间。

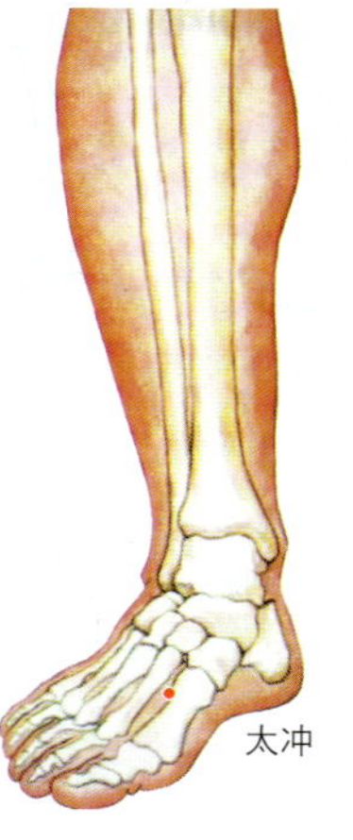

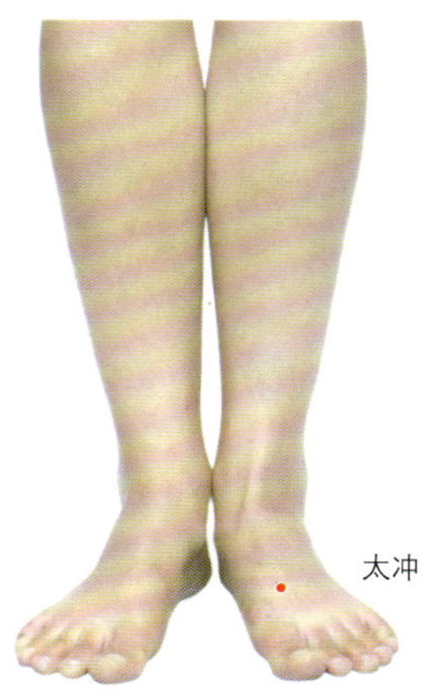

◆太冲：足背，第1、2跖骨结合部之前凹陷处。

③如属肾阳虚则加肾俞、命门。

取穴定位图

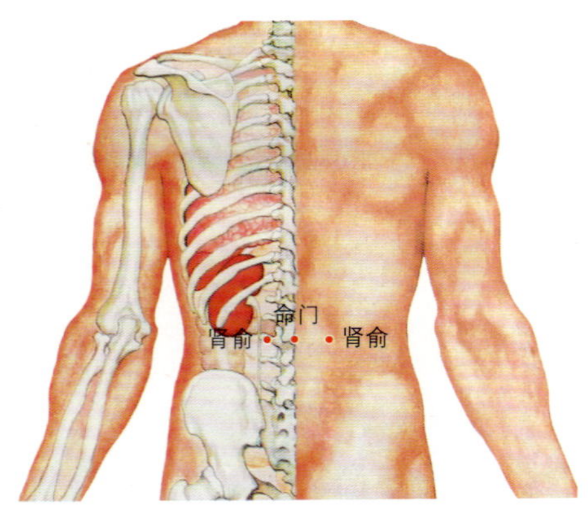

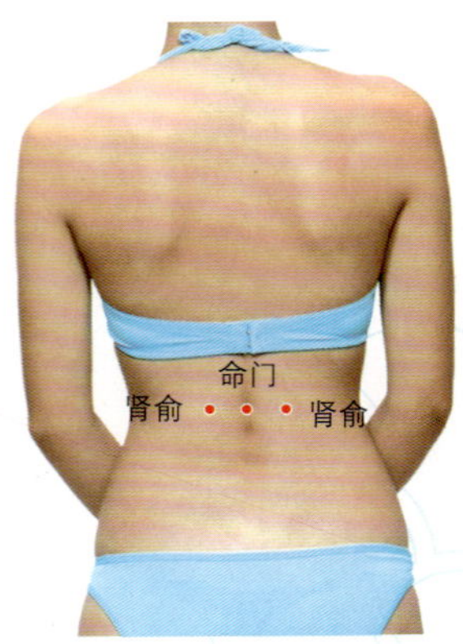

◆肾俞：在腰部，当第2腰椎棘突下，旁开1.5寸。　◆命门：在腰部，当后正中线上，第2腰椎棘突下凹陷中。

2. 贴敷法

按本书第二章第四节所述方法，贴敷上述所选穴位。一般每次贴敷12个小时，10次为1个疗程。

【临床体会】

慢性腹泻多由饮食不节，损伤脾胃，脾胃虚弱中焦运化失职，不能运化水湿，水湿走于肠间而致大便稀溏；或情志失调，肝失疏泄，肝气乘脾而致腹痛则泻；或年老体虚，久病损伤肾阳，肾阳亏虚命门火衰，不能助脾腐熟水谷，致泻下不消化物。用云南白药膏贴敷上述所选穴位，通过云南白药膏中药物有效成分对穴位的刺激，从而激发了天枢、上巨虚调肠止泻的功能，激发了阴陵泉、脾俞健脾利湿止泻的功能。同时应注意饮食与情志的调节，如泄泻频繁有脱水现象者，应采取药物治疗。

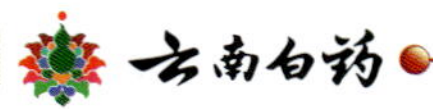

风湿及类风湿性关节炎

风湿性关节炎是一种常见的急性或慢性结缔组织的非化脓性炎症。类风湿性关节炎（简称类风关）是一种慢性全身性自身免疫性疾病。二者的病因尚未完全明了，风湿性关节炎与人体溶血性链球菌感染密切相关，与病毒感染也有一定关系，属于变态反应性疾病。类风关与感染和自身免疫等有关。二者在西医学中的治疗方法和预后均不相同，但均属于中医痹证范畴，治疗原则相同，故在此一并论述。

【临床表现】

风湿及类风湿性关节炎均以关节疼痛、酸楚、重着、麻木，甚则肿胀、屈伸不利为特点。

风湿性关节炎多表现为膝、踝、肩、肘、腕等大关节的游走性、对称性疼痛，局部可出现红、肿、灼热、剧痛等表现，炎症消退后不留后遗症，但常反复发作，甚则影响心脏而发生心肌炎、瓣膜损害。血清抗链“O”升高及类风湿因子阴性；关节X线片检查无异常。

类风湿性关节炎主要表现为四肢小关节对称性、进行性和畸形性病变，肿胀关节可不伴红、热，但病变关节在清晨起床时僵硬明显，活动后可减轻；血清抗链“O”正常，类风湿因子阳性；关节X线片检查有明显异常。

【治　疗】

1. 穴　位

膈俞、脾俞、肾俞、关元、足三里、压痛点。

取穴定位图

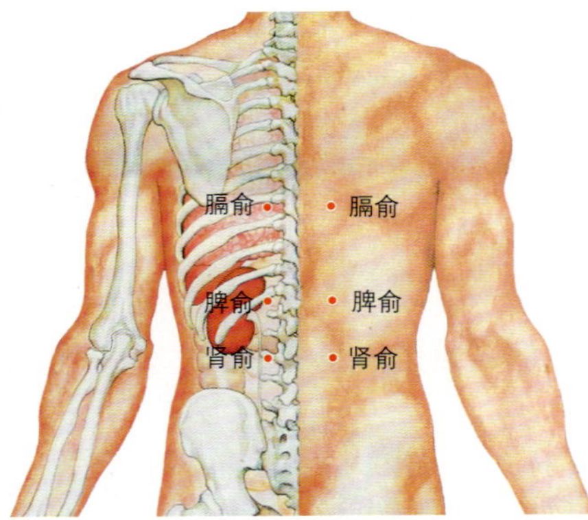

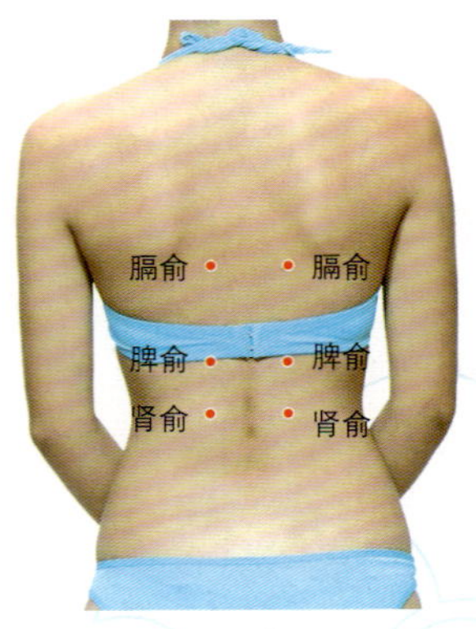

◆膈俞：在背部，当第7胸椎棘突下，旁开1.5寸。 ◆脾俞：在背部，当第11胸椎棘突下，旁开1.5寸。 ◆肾俞：在腰部，当第2腰椎棘突下，旁开1.5寸。

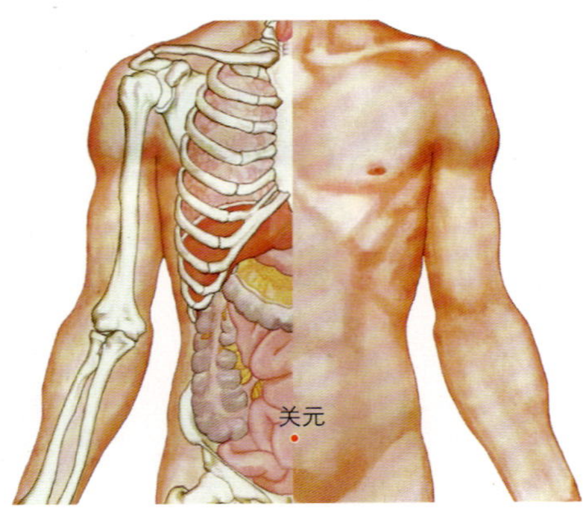

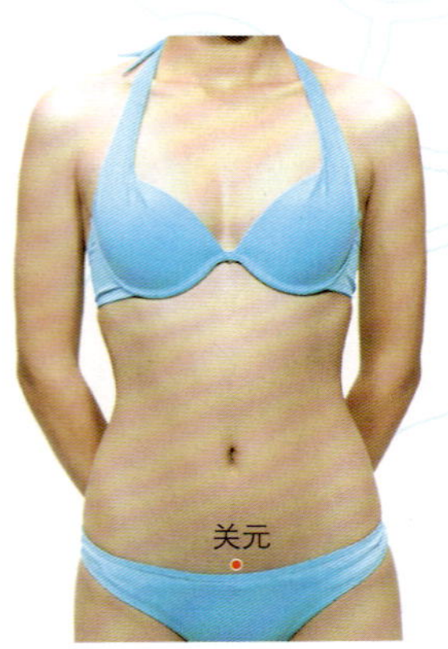

◆关元：在下腹部，前正中线上，当脐中下3寸。

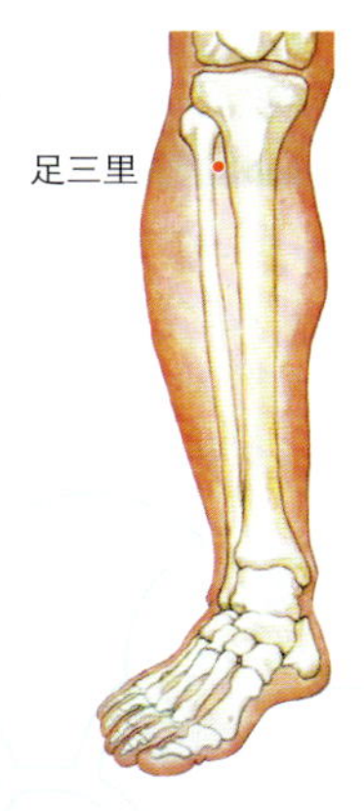

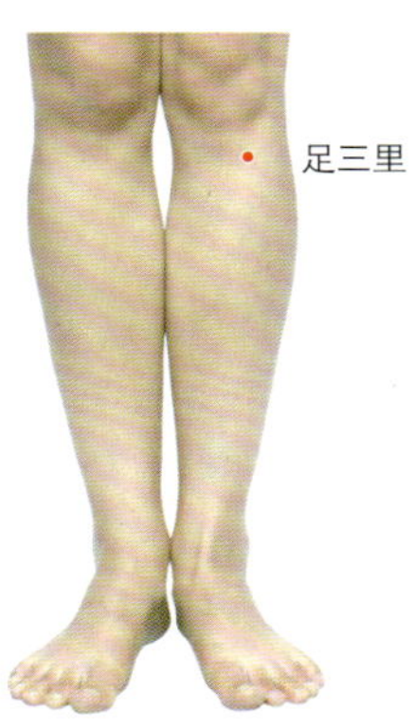

◆足三里：在小腿前外侧，当犊鼻穴（外膝眼）下3寸，距胫骨前缘一横指（中指）。

2. 贴敷法

按本书第二章第四节所述方法，贴敷上述所选穴位。压痛点在疼痛的关节部位寻找，可视病变轻重，取2~3个，根据病情需要，疼痛明显者可反复贴敷多次，直至缓解。

【临床体会】

风湿及类风湿性关节炎多由腠理空疏，风、寒、湿、热等邪入侵，痹阻经络，不通则痛而致。用云南白药膏贴敷病痛部位的压痛点，可直接发挥云南白药膏活血化瘀、祛风除湿之功；通过云南白药膏对远端的肾俞、脾俞、关元、足三里等穴的刺激而激发了其扶助正气祛除外邪的功效，故取得较好疗效。同时宜注意避免劳累，避免风、寒、湿等邪气侵袭，如病情严重者、类风关活动期均应配合药物治疗。

单纯性肥胖症

单纯性肥胖症，是指排除了继发于神经、内分泌和代谢障碍性疾病所产生的肥胖（如垂体性肥胖、柯兴氏征等），体重超过标准体重20%以上的一种疾患〔我国成人标准体重（kg）=（身高cm−100）×90%〕。肥胖症可发生于任何年龄，中年者居多，近年来青少年的发病率也有增加的趋势，女性发病者显著多于男性。肥胖症容易并发高血压、高血脂、冠心病、糖尿病等。

由于神经、精神、遗传、饮食等因素致摄入的能量过多或能量消耗过少，多余的能量除以肝糖原、肌糖原的形式储藏外，几乎完全转化为脂肪，天长日久则发展为肥胖症。

【临床表现】

实际体重超过标准体重20%，轻者一般无症状，重者可出现头晕头昏、神倦乏力、胸闷气短、动则汗出、腰膝酸软、腹胀便秘、不耐炎热等。

【治　疗】

1. 穴　位

（1）基本穴位

①下脘、天枢、关元、丰隆。

取穴定位图

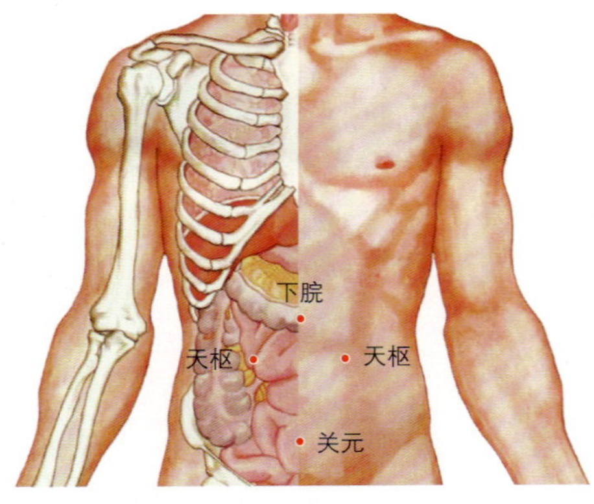

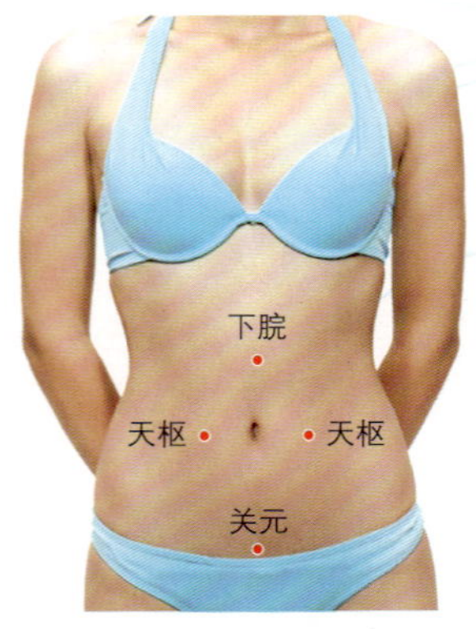

◆下脘：在下腹部，前正中线上，当脐中上2寸。　◆天枢：在腹中部，距脐中旁开2寸。　◆关元：在下腹部，前正中线上，当脐中下3寸。

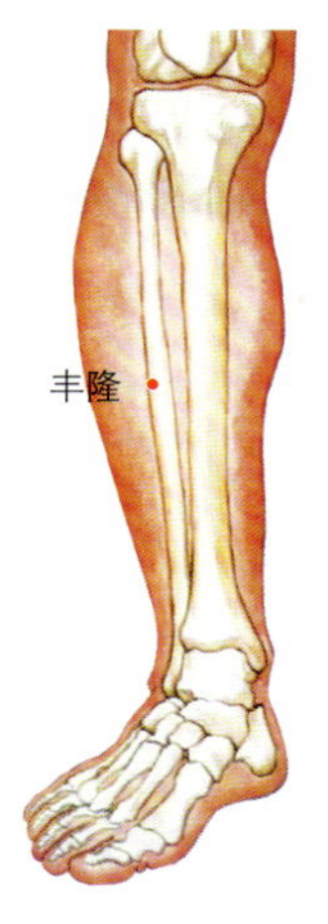

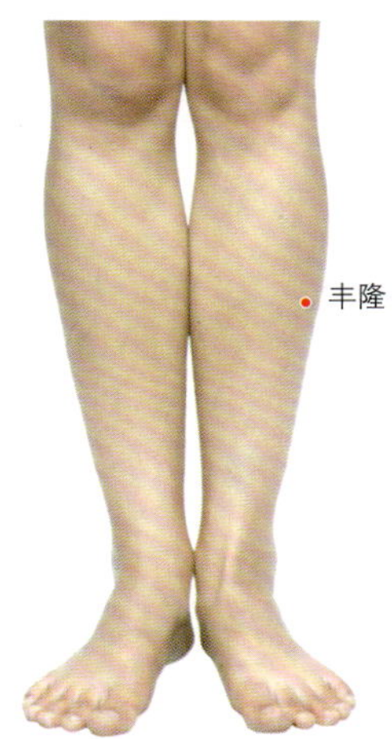

◆丰隆：在小腿前外侧，当外踝尖上8寸，条口穴外，距胫骨前缘二横指（中指）。

②上脘、大横、阴交、阴陵泉。

取穴定位图

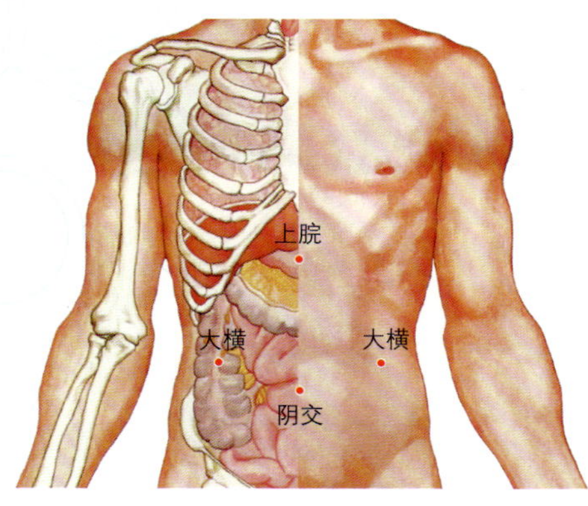

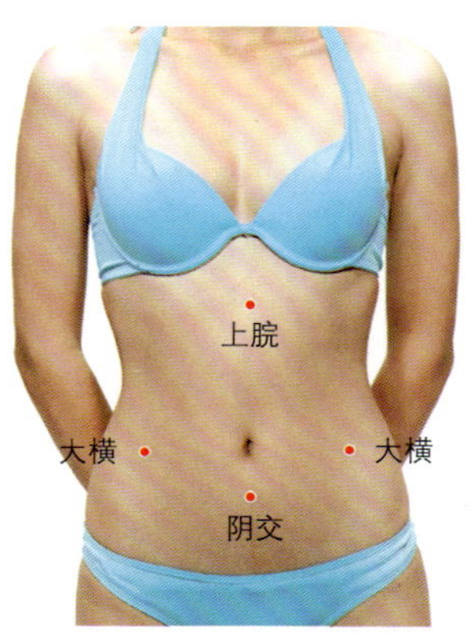

◆上脘：在上腹部，前正中线上，当脐中上5寸。 ◆大横：在腹中部，脐中旁开4寸。 ◆阴交：在下腹部，前正中线上，当脐中下1寸。

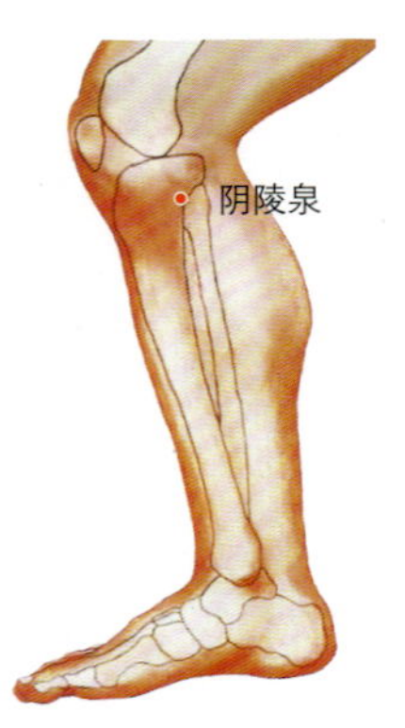

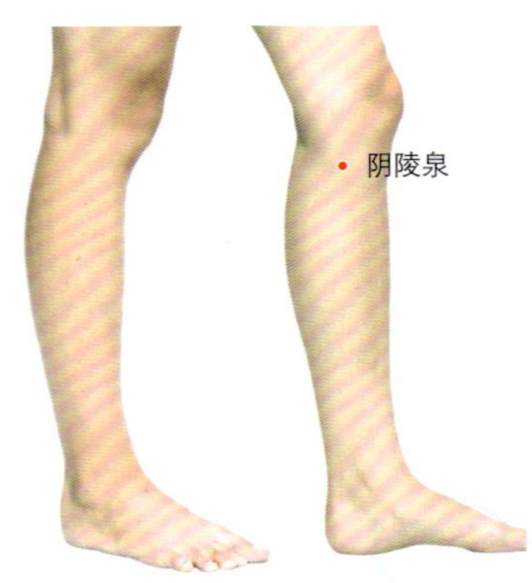

◆阴陵泉：小腿内侧，胫骨内侧髁下方凹陷处。

（2）配　穴

①如属胃肠积热，多食善饥者，加曲池、内庭。

取穴定位图

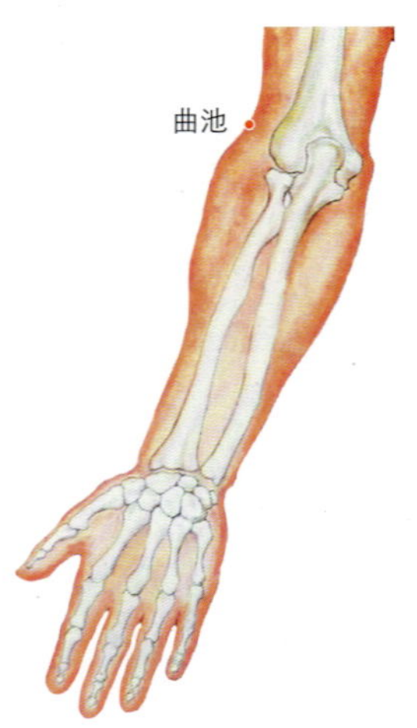

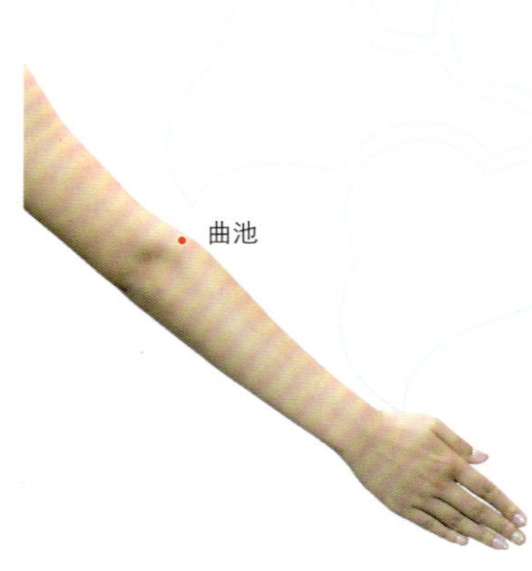

◆曲池：屈肘成直角，在尺泽穴与肱骨外上髁连线的中点。

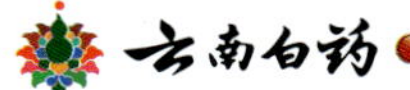

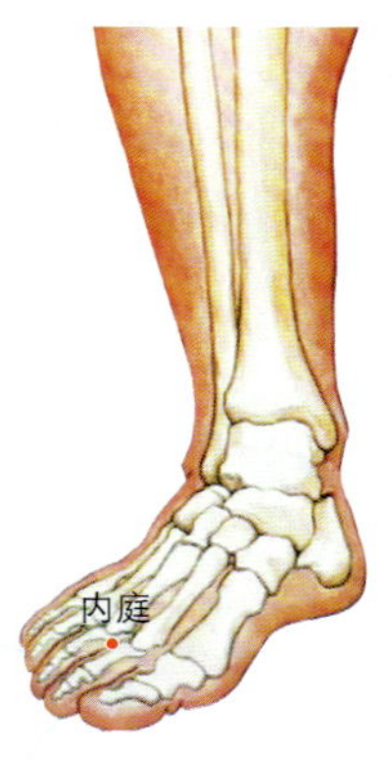

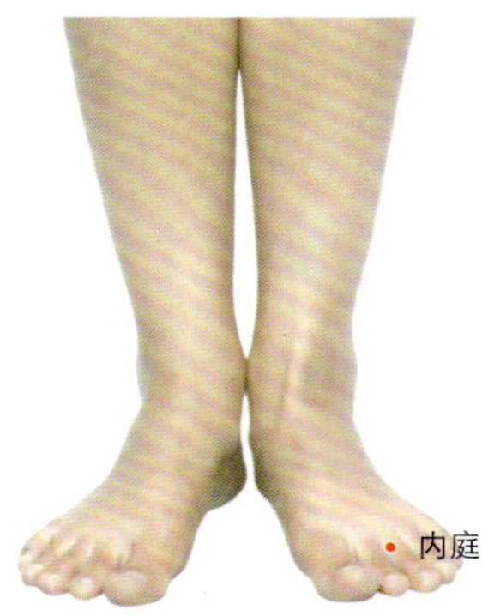

◆内庭：足背第2、3趾间，趾蹼缘后方赤白肉际处。

②如属脾胃虚弱，神倦乏力者，加脾俞、足三里。

取穴定位图

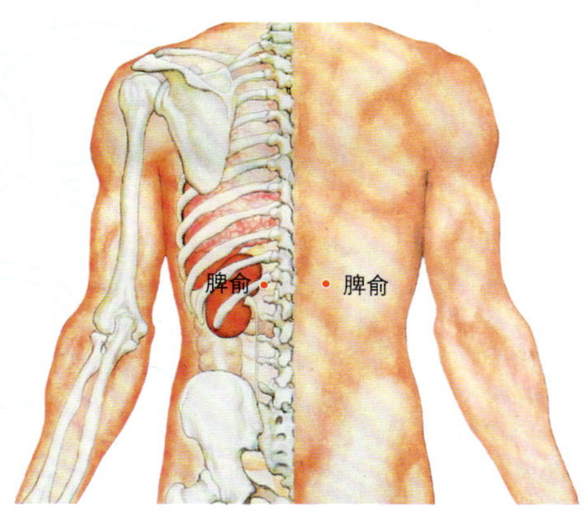

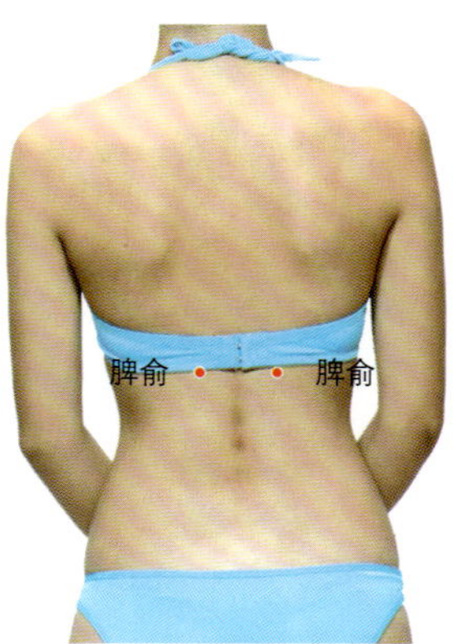

◆脾俞：在背部，当第11胸椎棘突下，旁开1.5寸。

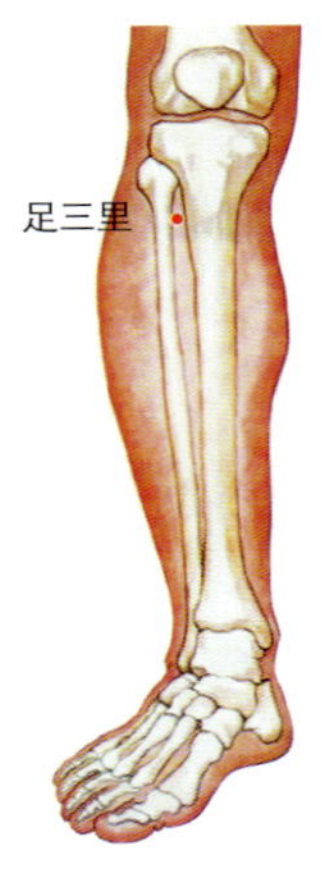

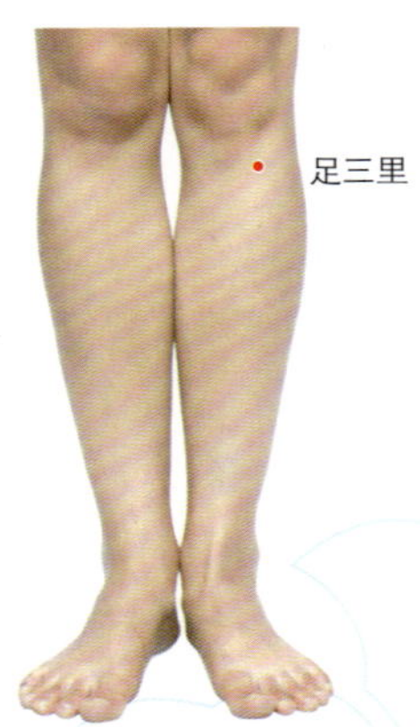

◆足三里：在小腿前外侧，当犊鼻穴（外膝眼）下3寸，距胫骨前缘一横指（中指）。

③如属肾气不足，腰膝酸软者，加肾俞、太溪。

取穴定位图

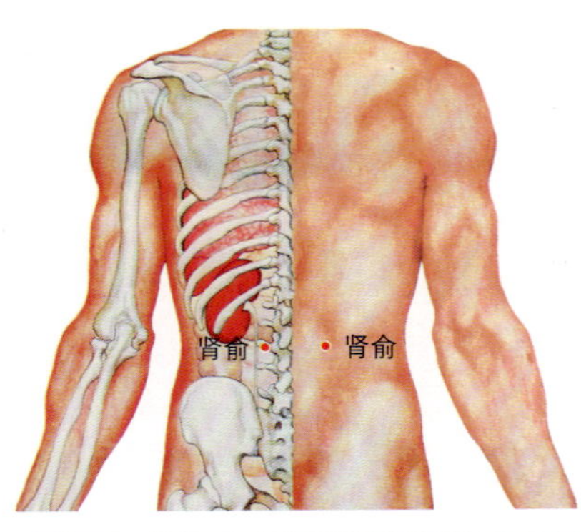

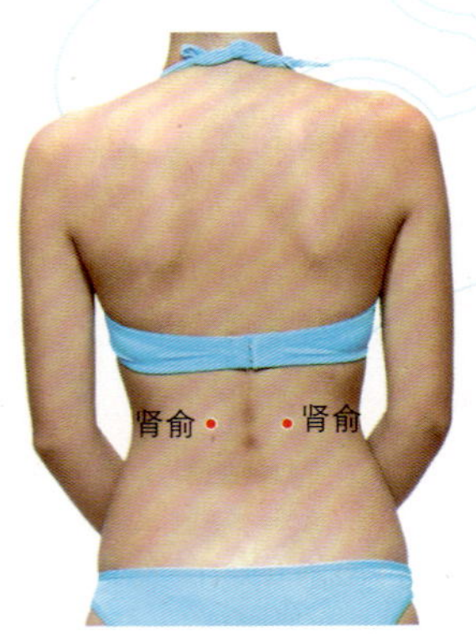

◆肾俞：在腰部，当第2腰椎棘突下，旁开1.5寸。

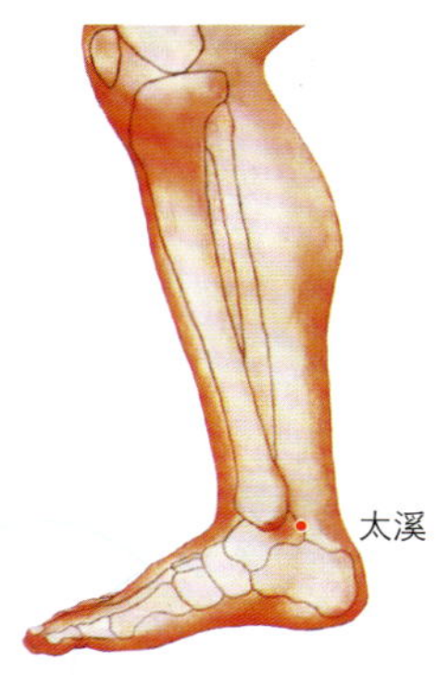

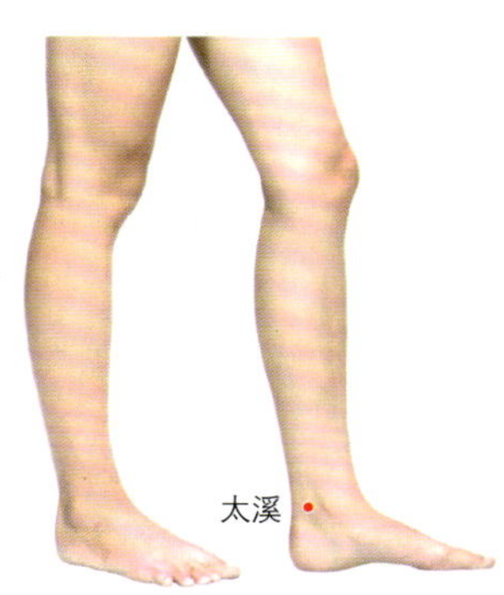

◆太溪：在足内侧，内踝后方，当内踝尖与跟腱之间的凹陷处。

2. 贴敷法

按本书第二章第四节所述方法，贴敷上述所选穴位。每次贴敷一组穴位，两组穴位交替使用，一般每次贴敷12个小时，10次为1个疗程，应贴敷3~5个疗程，每个疗程间休息1周。

【临床体会】

本病的发生与脾、胃、肾三脏功能失调有关，脾胃虚弱，运化水谷精微的功能失职，水湿停滞；脾胃积热则多食善饥，饮食摄入过多化成浊脂；肾气不足则气不化水，凝津成痰，痰湿浊脂停滞于体内而形成肥胖。用云南白药膏贴敷上述所选穴位，通过云南白药膏药物对穴位的刺激，从而激发了丰隆、天枢、阴陵泉等穴利湿消脂之功；激发了脾俞、肾俞健脾益肾之功；激发了曲池、内庭清胃泻热之功，通过云南白药膏药物与穴位的双重作用而达到降脂减肥的作用。同时应养成均衡饮食的良好习惯，并配合适当的运动锻炼。

糖尿病

糖尿病是一种常见的慢性全身性代谢障碍性疾病，以多饮、多食、多尿、身体消瘦、尿糖及血糖增高为特征。主要是由于体内胰岛素分泌绝对不足或相对不足，或由于胰岛素抵抗，从而导致以糖代谢紊乱为主的糖、蛋白质、脂肪代谢紊乱的一种综合病症。随着病程延长，可导致眼、神经、血管、肾脏等组织器官的并发症。主要分为1型糖尿病和2型糖尿病，1型糖尿病大多起病于儿童和青少年，必须依赖胰岛素治疗维持生命。2型糖尿病多发生于成年（尤其是40岁以后），因体内胰岛素分泌相对不足或胰岛素抵抗而致，故称非胰岛素依赖型糖尿病，是临床的常见多发病。云南白药膏穴位贴敷适用于2型糖尿病。

【临床表现】

本病是一种慢性进行性疾病，早期常无症状，多因其他疾病或体检时被发现，中、晚期以“三多一少”，即多饮、多食、多尿、体重减轻为主要症状。病程较长或治疗不当则出现心脑血管、肾、眼及神经系统等的慢性损害，出现多种并发症，如并发酮症酸中毒、高渗性昏迷者常可危及生命。

【治　疗】

1. 穴　位

（1）膈俞－胃脘下俞、脾俞－胃俞、中脘、足三里、三阴交。

取穴定位图

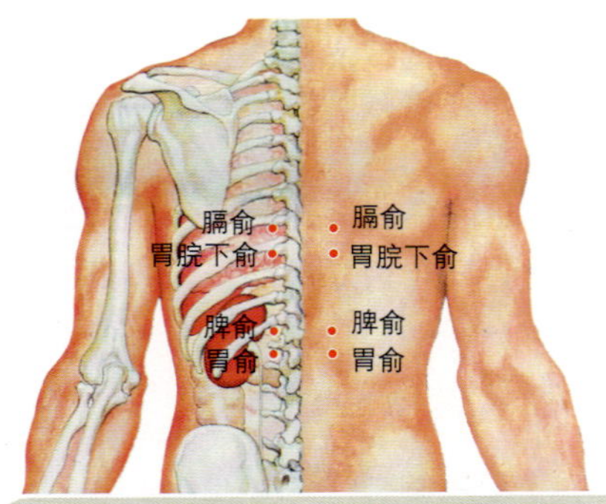

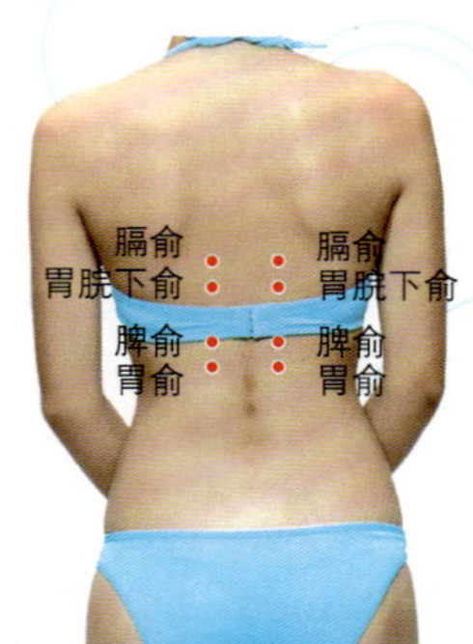

◆膈俞：在背部，当第7胸椎棘突下，旁开1.5寸。　◆胃脘下俞：在背部，当第8胸椎棘突下，旁开1.5寸。　◆脾俞：在背部，当第11胸椎棘突下，旁开1.5寸。　◆胃俞：在背部，当第12胸椎棘突下，旁开1.5寸。

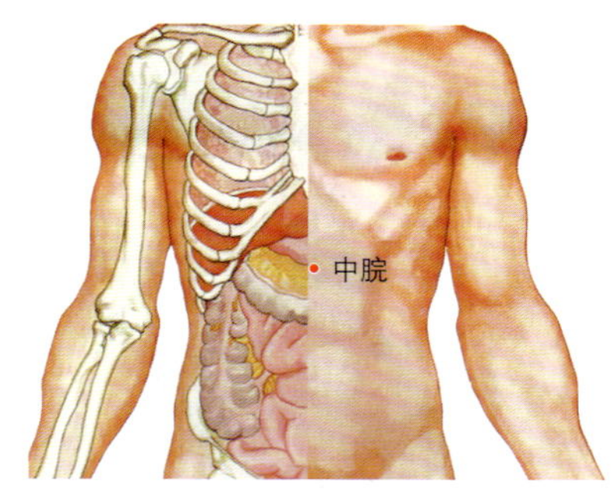

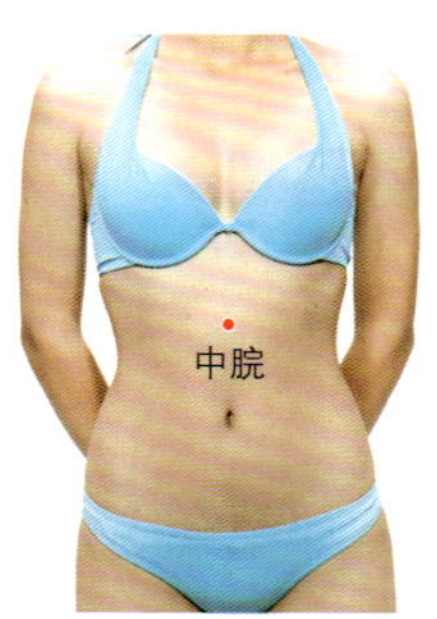

◆中脘：在上腹部，前正中线上，当脐中上4寸。

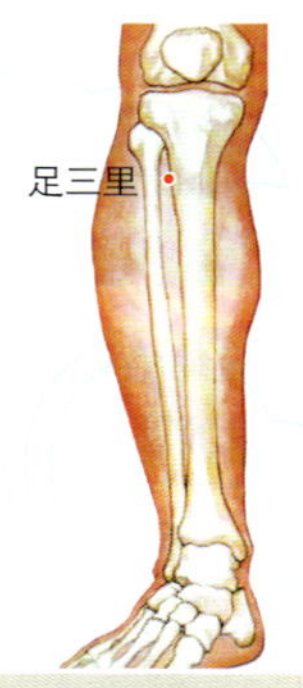

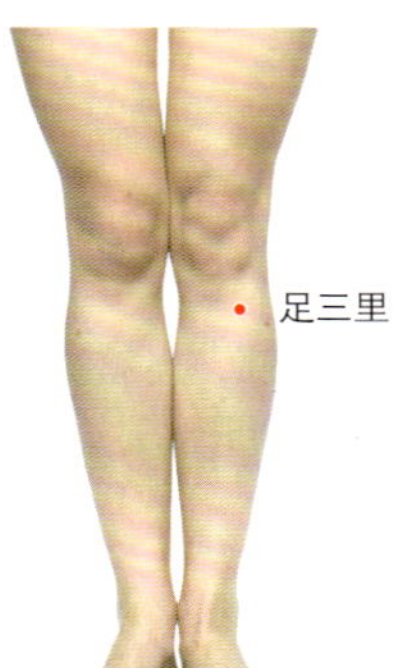

◆足三里：在小腿前外侧，当犊鼻穴（外膝眼）下3寸，距胫骨前缘一横指（中指）。

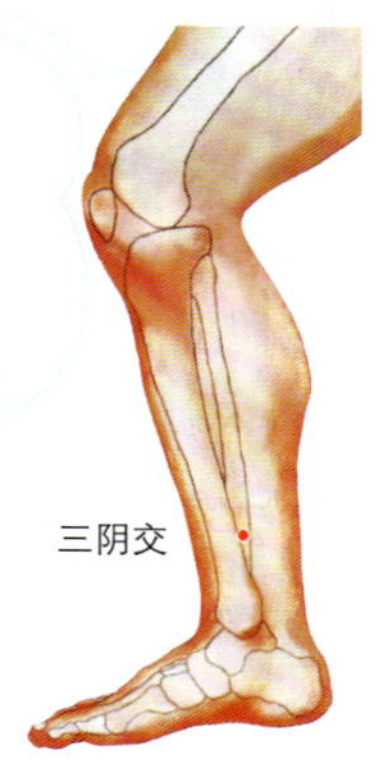

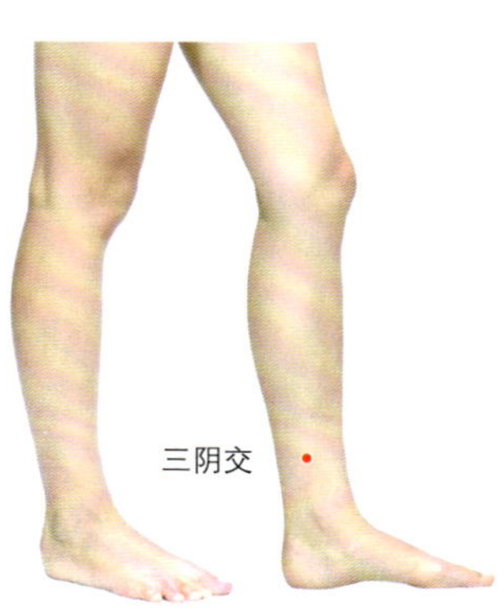

◆三阴交：在小腿内侧，当足内踝尖上3寸，胫骨内侧缘后方。

斑 秃

斑秃俗称“鬼剃头”，是一种骤然发生的局限性斑片状的头发脱落，其病变处头皮正常，无炎症及自觉症状。本病病程经过缓慢，病因尚不完全清楚，可能与劳累、精神紧张、内分泌紊乱、免疫失调或遗传等因素有关。

【临床表现】

本病多见于中青年人，往往一夜之间头发突然脱落成片，秃发区大小不一，呈圆形、椭圆形或不规则形，数目不等，局部头皮光滑油亮，无红肿现象，但可见毛孔，边界清楚，一般多无痛苦症状。

【治 疗】

1. 穴 位

心俞、肝俞、脾俞、肾俞、三阴交、太冲、秃发局部。

取穴定位图

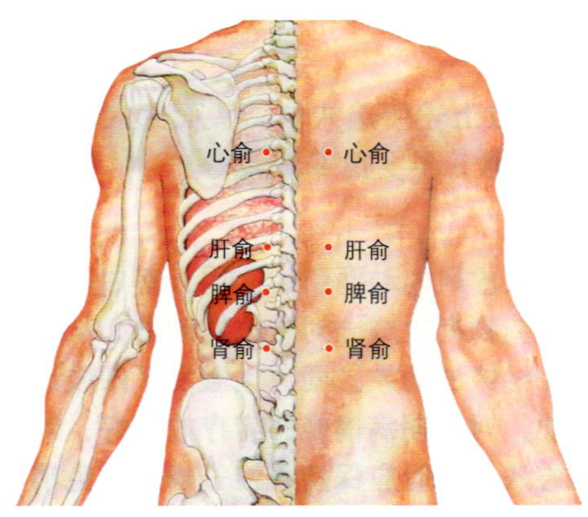

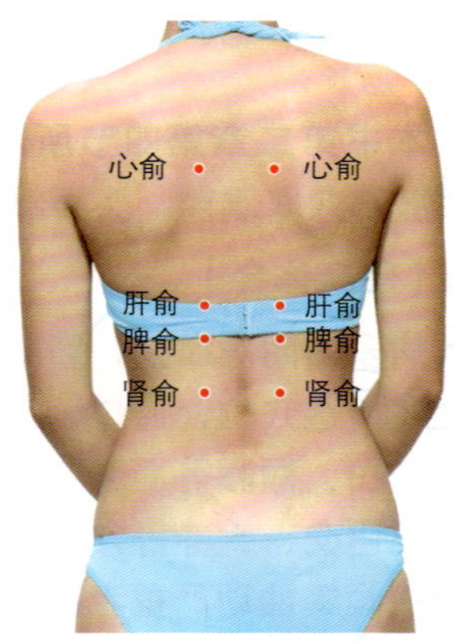

◆心俞：在背部，当第5胸椎棘突下，旁开1.5寸。 ◆肝俞：在背部，当第9胸椎棘突下，旁开1.5寸。 ◆脾俞：在背部，当第11胸椎棘突下，旁开1.5寸。 ◆肾俞：在腰部，当第2腰椎棘突下，旁开1.5寸。

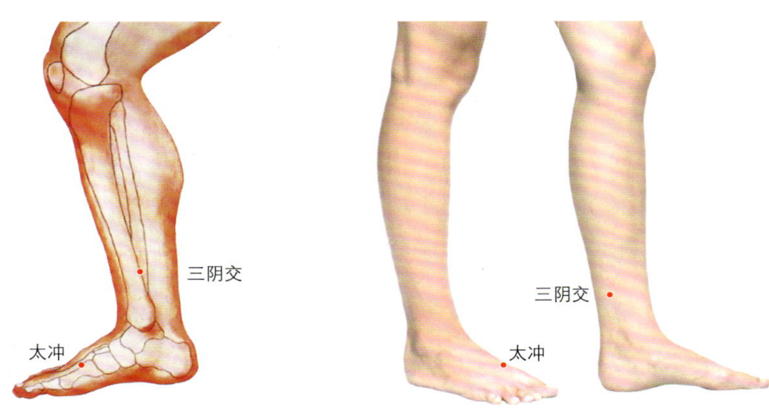

◆三阴交：在小腿内侧，当足内踝尖上3寸，胫骨内侧缘后方。　◆太冲：足背，第1、2跖骨结合部之前凹陷处。

2. 贴敷法

按本书第二章第四节所述方法，贴敷上述所选穴位。均取双侧穴位，秃发局部用与之大小相符的一小片云南白药膏贴敷。一般每次贴敷12个小时，10次为1个疗程，贴敷2~3个疗程为宜。

【临床体会】

中医认为头发的稠密荣润是依赖气血的滋养，而气血的化生是依赖心肝脾肾的功能正常，因此头发的润泽有赖于心肝脾肾等多个脏腑功能的正常。如情志不遂则肝失疏泄，气郁日久则致血瘀；用脑思虑过度则损伤心脾致阴血暗耗；过劳则耗伤肾精；在多种因素作用下，阴血不足不能滋养头发，或瘀血阻滞，新血不生均可致斑秃的发生。用云南白药膏贴敷，刺激心肝脾肾的背部穴位，促使其发挥调节相关脏腑的功能，使气血充盛能滋养头发；用云南白药膏贴敷，刺激脱发的局部，有活血化瘀之功，可改善局部血液循环，有利于促进毛发的生长。同时宜保持心情舒畅，避免劳累，注意毛发保养。

周围性面神经麻痹

周围性面神经麻痹俗称“面瘫”，是以面部表情肌运动功能障碍、以口眼歪斜为主症的一种常见病。本病一年四季均可发生，但以冬春季较多。男女老少均可患病，但以青壮年居多。

【临床表现】

本病多以面部吹风受寒或感冒、疲劳等诱因有关。发病急速，常在清晨起床后发现一侧面部肌肉板滞、麻木、瘫痪，额纹消失，眼裂变大，露睛流泪，鼻唇沟变浅，口角下垂歪向健侧，病侧不能皱眉、蹙额、闭目、露齿、鼓颊；部分患者初起时有耳后疼痛，还可出现患侧舌前2/3味觉减退或消失，听觉过敏等症。绝大多数为一侧发病。

【治　疗】

1. 穴　位

（1）阳白、四白、迎香、地仓、承浆、下关、翳风、合谷、足三里。

取穴定位图

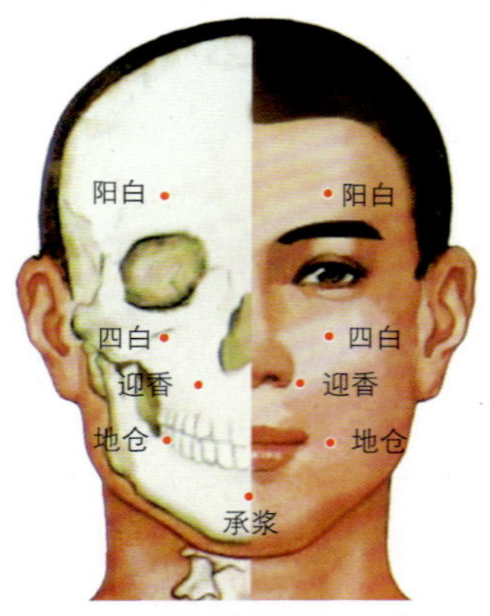

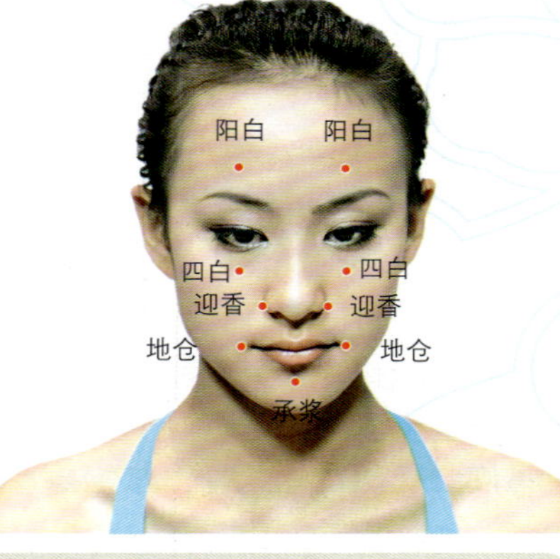

◆阳白：在前额部，当瞳孔直上，眉上1寸。　◆四白：在面部，瞳孔直下，当眶下孔凹陷处。　◆迎香：在鼻翼外缘中点旁，当鼻唇沟中。　◆地仓：在面部，口角外侧，上直瞳孔。　◆承浆：在面部，当颏唇沟的正中凹陷处。

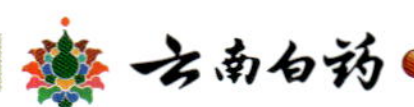

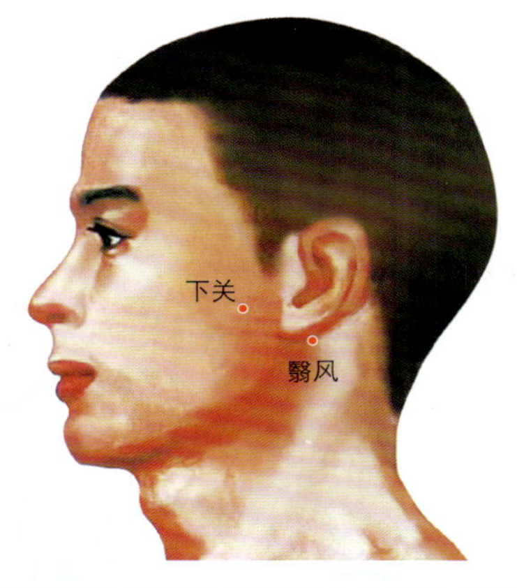

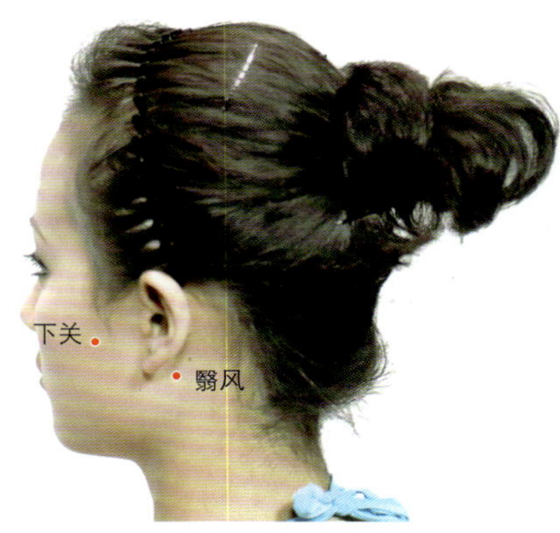

◆下关：在面部耳前方，当颧弓与下颌切迹所形成的凹陷中。 ◆翳风：在耳垂后，当乳突与下颌角之间的凹陷处。

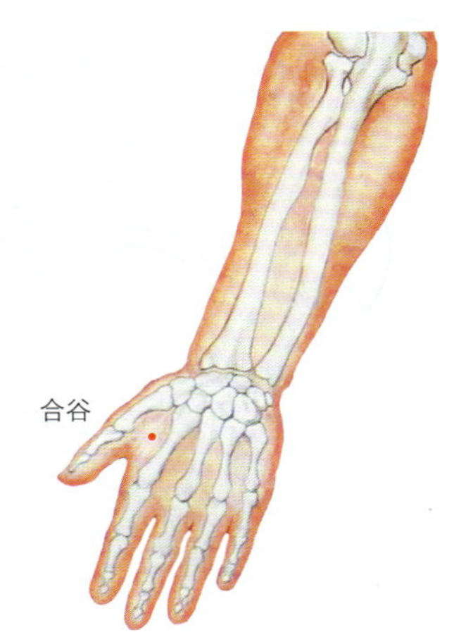

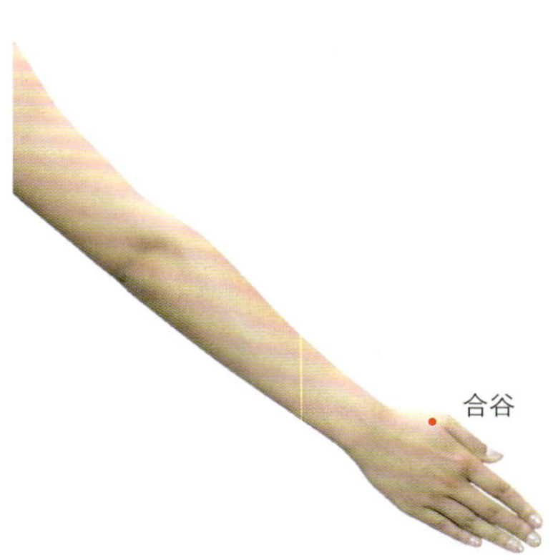

◆合谷：在手背，第1、2掌骨间，当第2掌骨桡侧的中点处。

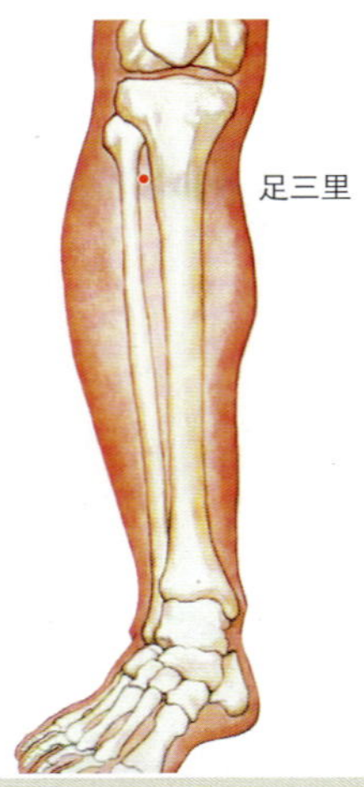

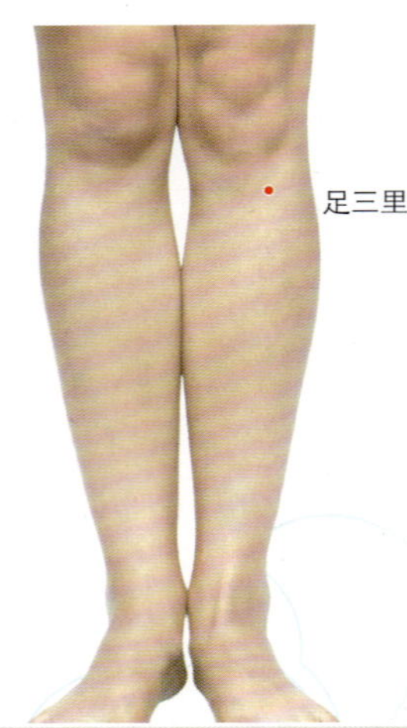

◆足三里：在小腿前外侧，当犊鼻穴（外膝眼）下3寸，距胫骨前缘一横指（中指）。

（2）印堂、颧髎、地仓、挟承浆、太阳、颊车、大椎、外关、阳陵泉。

取穴定位图

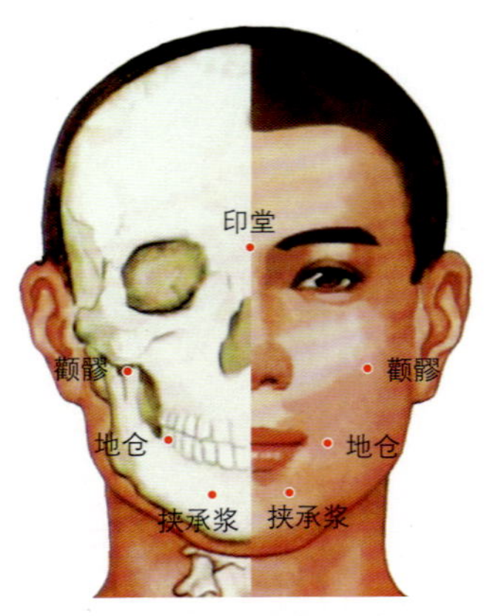

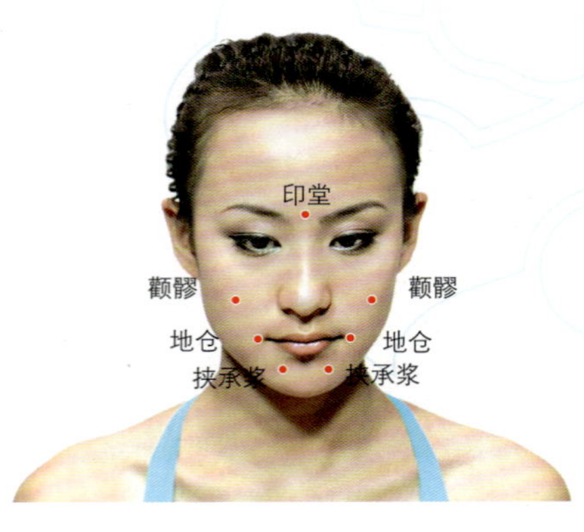

◆印堂：在额部，当两眉头的中间。　◆颧髎：在面部，当目外眦直下，颧骨下缘凹陷处。　◆地仓：在面部，口角外侧，上直瞳孔。　◆挟承浆：在面部，承浆穴旁开1寸处。

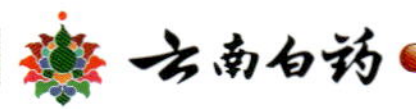

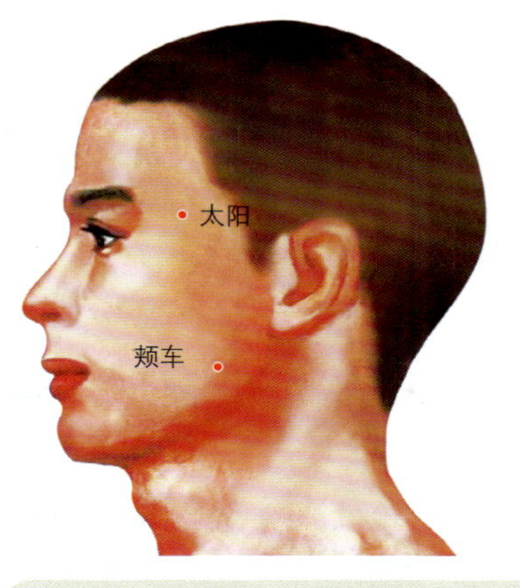

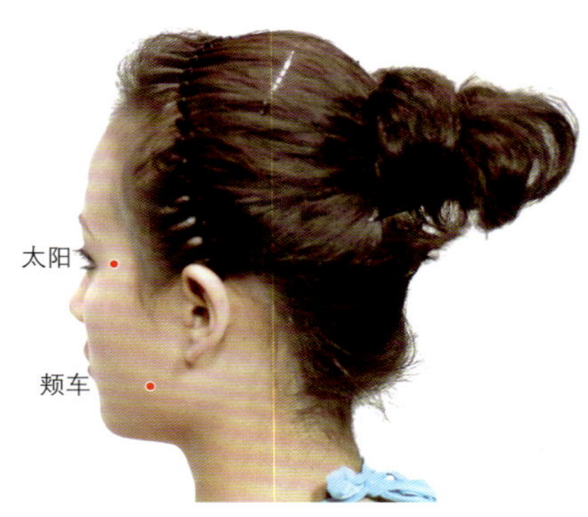

◆太阳：在颞部，当眉梢与目外眦之间，向后约1横指凹陷处。 ◆颊车：在面颊部，下颌角前上方约一横指（中指），当咀嚼时咬肌隆起，按之凹陷处。

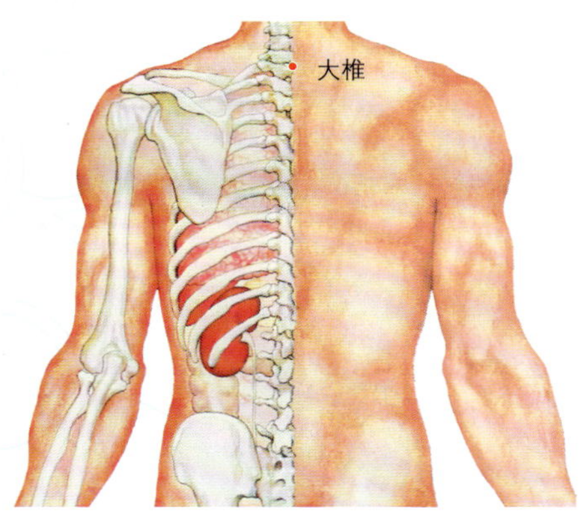

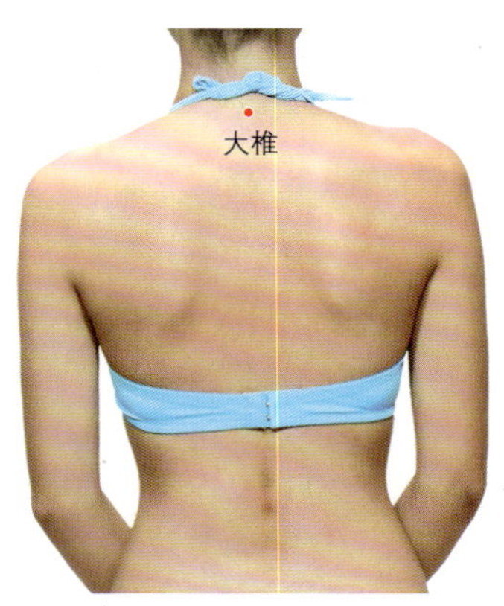

◆大椎：当后正中线上，第7颈椎棘突下凹陷中。

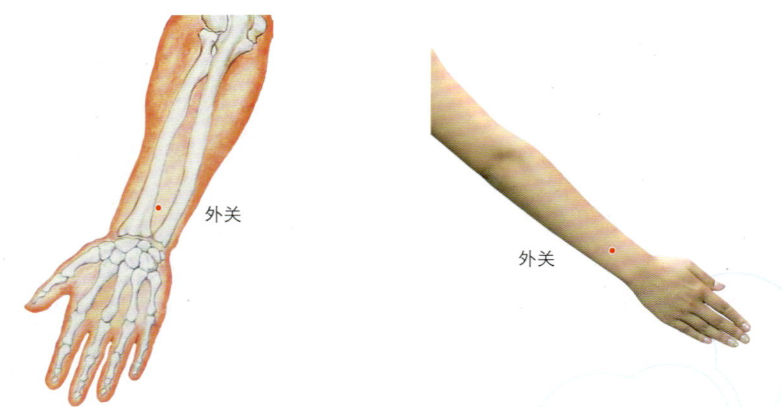

◆外关：腕背横纹上2寸，尺骨与桡骨正中间。

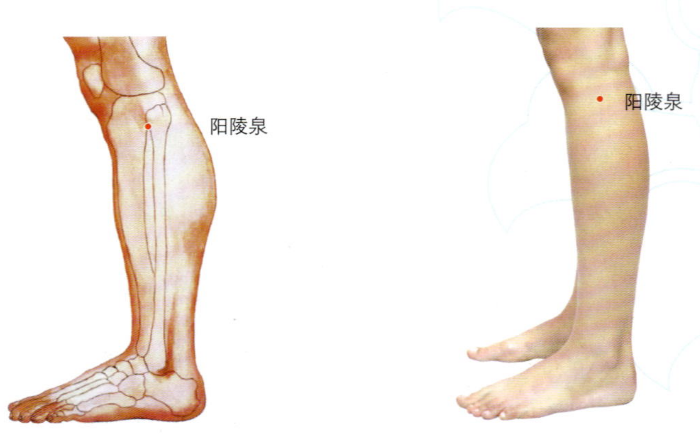

◆阳陵泉：在小腿外侧，当腓骨小头前下方凹陷处。

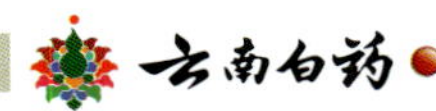

2. 贴敷法

按本书第二章第四节所述方法，贴敷上述所选穴位。每次贴敷一组穴位，上述两组穴位交替使用，面部穴贴于面瘫的患侧，贴敷面部穴位如觉影响美观者可改在晚上贴敷，白天揭掉。四肢远端的穴位贴双侧。对于2周内发病者，一般每次贴敷12个小时，10次为1个疗程，应贴敷2~3个疗程，对于病程超过3个月者，根据病情需要可适当延长贴敷的疗程。

【临床体会】

本病多由正气亏虚，风寒或风热乘虚侵袭面部经络，致气血痹阻，经筋功能失调，筋肉失于约束，出现口眼歪斜。用云南白药膏贴敷上述所选穴位，通过药物对穴位的刺激而激发了相关经络穴位的作用，又发挥了云南白药膏活血通经的作用，可改善面部血液循环，促进瘫痪肌肉的恢复。同时要注意面部表情肌的锻炼，面部宜保暖，饮食宜清淡，调畅情志，避免风寒与劳累。

第三节　妇科、男科、儿科病症

乳腺增生症

乳腺增生症是指妇女双侧乳房同时或相继出现肿块，经前肿痛加重，经后减轻的病症。本病是女性的常见多发病，多见于40岁以上的妇女，与激素水平有关。

【临床表现】

以乳房疼痛和乳房肿块为特征。

双侧乳房胀痛、刺痛或隐痛不适，疼痛严重时不可触摸，疼痛以乳房肿块为主，可向腋窝、胸胁、肩背、上肢放射，疼痛随着情绪与月经周期变化而波动，常于月经前或情绪不佳时加重，月经来潮后疼痛明显减轻或消失。

多在一侧或双侧乳房出现多个大小不等的圆形或块状结节、质地较硬，与周围组织分界尚清，不与皮肤粘连，可被推动。好发于乳房的外上方，在月经前增大，月经来潮后缩小变软。

或伴情绪不畅、心烦易怒，可兼见痛经，月经不调，少数患者乳头溢出棕色或淡黄色液体。

【治　疗】

1. 穴　位

肩井、膺窗、天池、乳根、支沟、三阴交、太冲。

取穴定位图

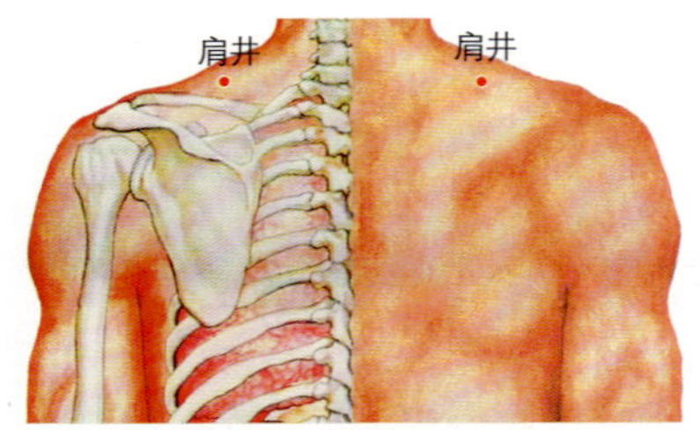

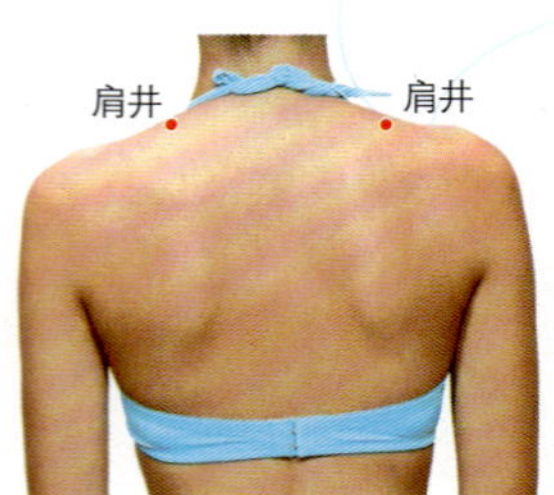

◆肩井：肩上，当大椎穴与肩峰连线的中点。

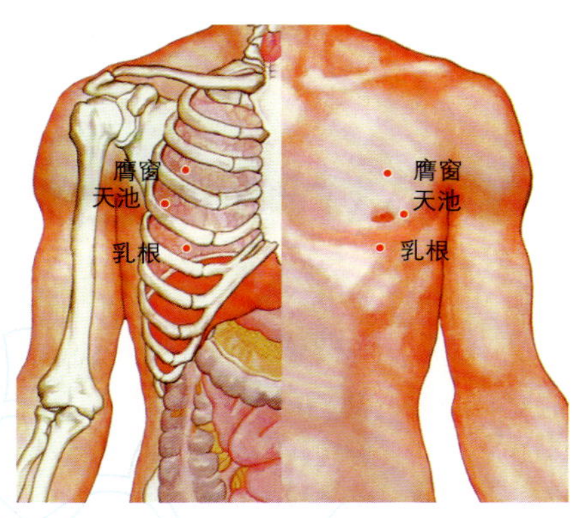

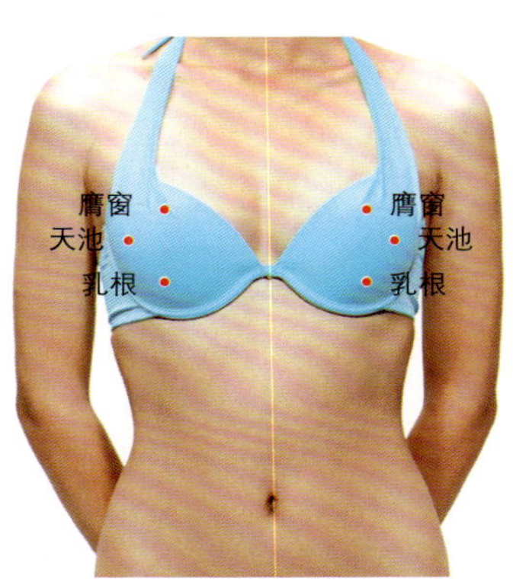

◆膺窗：在胸部，当第3肋间隙，距前正中线4寸。 ◆天池：在胸部，当第4肋间隙，乳头外1寸，前正中线旁开5寸。 ◆乳根：在胸部，当乳头直下，乳房根部，第5肋间隙，距前正中线4寸。

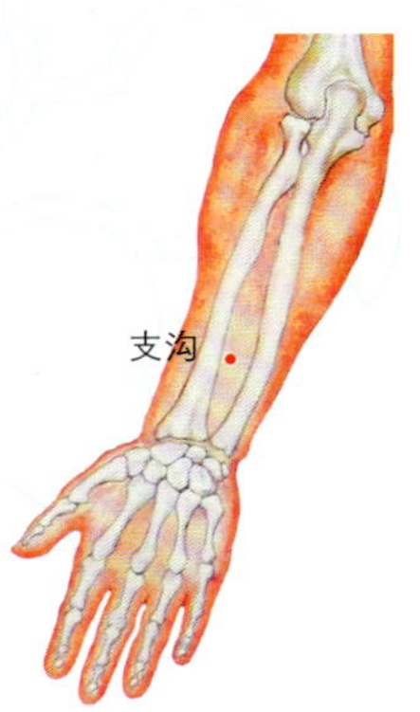

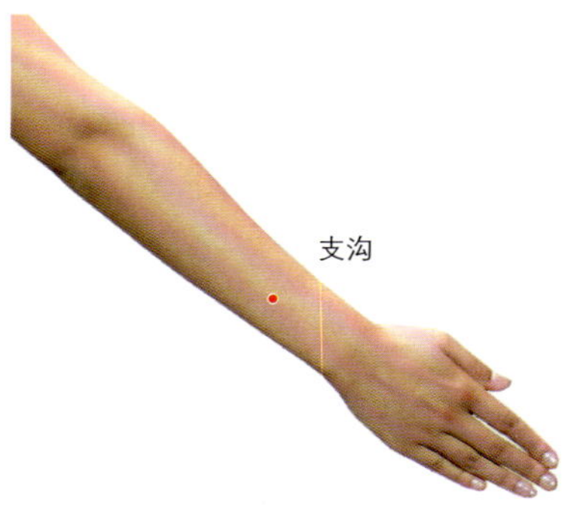

◆支沟：在前臂背侧，当阳池穴与肘尖的连线上，腕背横纹上3寸，桡骨与尺骨之间。

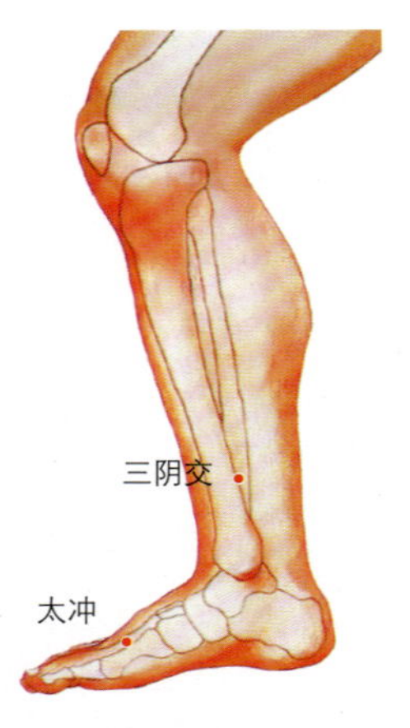

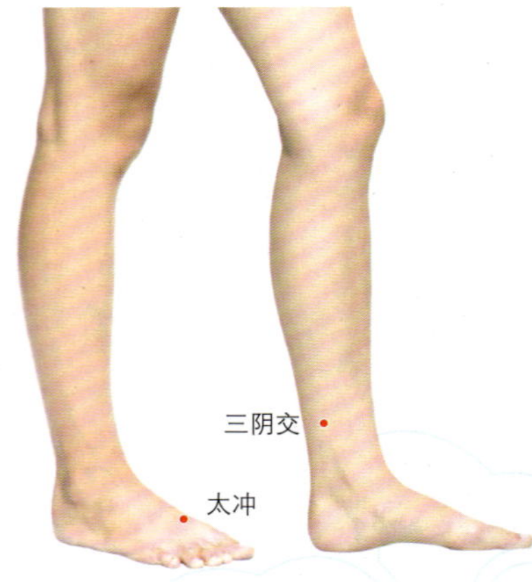

◆三阴交：在小腿内侧，当足内踝尖上3寸，胫骨内侧缘后方。 ◆太冲：足背，第1、2跖骨结合部之前凹陷处。

2. 贴敷法

按本书第二章第四节所述方法，贴敷上述所选穴位。在每次月经干净1周后开始贴敷，至下次月经来潮时停用，应连续贴敷3~5个月，准备受孕的妇女2个月内禁用。

【临床体会】

本病多由情志不遂，肝气郁结，气机不畅，肝木克脾土，脾虚不能运化水湿，聚湿成痰，痰瘀阻滞而成。用云南白药膏贴敷乳房部的乳根、膺窗和远端的太冲、三阴交、支沟等穴，既发挥了云南白药膏活血化瘀、疏通经络的药理作用，又通过云南白药膏对穴位的刺激而激发了其疏肝解郁、调和肝脾的功效，应按月经周期坚持贴敷较长时间才能获得较好疗效。同时应注意调节情志，保持心情舒畅。

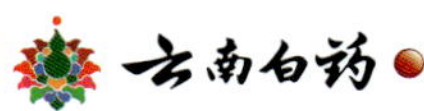

子宫肌瘤

子宫肌瘤是女性生殖系统最常见的一种良性肿瘤，是由于子宫平滑肌细胞增殖所致，故又称子宫平滑肌瘤。本病确切病因不明，可能与长期的雌激素含量过高，导致内分泌失调有关，现代西医学采取性激素或手术治疗。

【临床表现】

早期多数无症状，仅在体检时发现。随着肌瘤的增多增大，可表现为月经周期缩短、经量增多、经期延长、不规则阴道流血、腹部有下坠和气胀感、腰背酸痛等症。下腹部可摸到质地坚硬、不规则、呈结节状的肿物。

部份患者白带增多，甚至呈脓血及腐肉样、有臭味。可因肌瘤压迫膀胱、尿道或直肠，引起尿频、排尿困难或便秘；可产生继发性的不孕或贫血等症。

【治　疗】

1. 穴　位

关元、子宫、肾俞、次髎、合谷、三阴交、太冲、压痛点。

取穴定位图

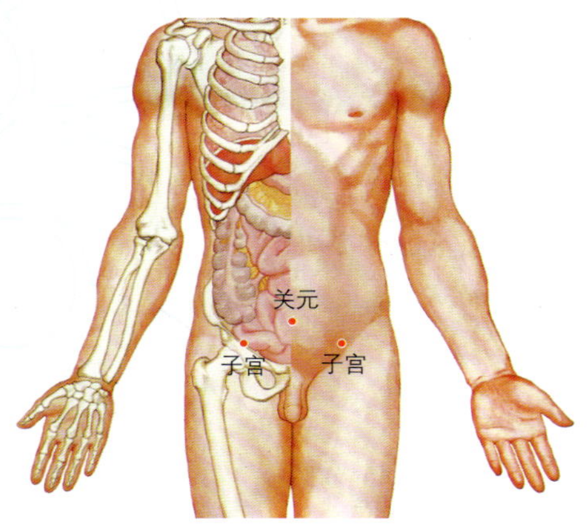

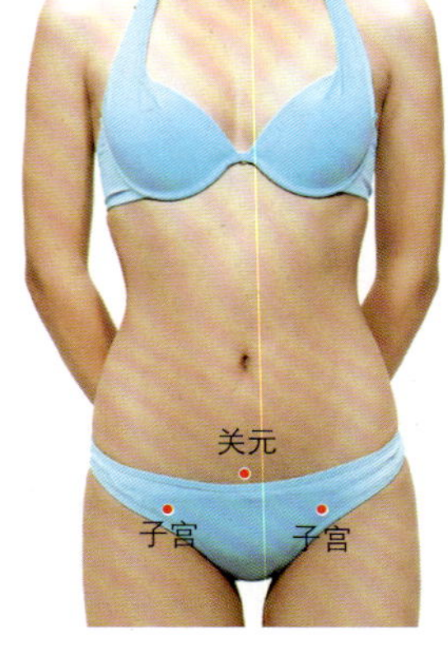

◆关元：在下腹部，前正中线上，当脐中下3寸。　◆子宫：在下腹部，当脐中下4寸，中极旁开3寸。

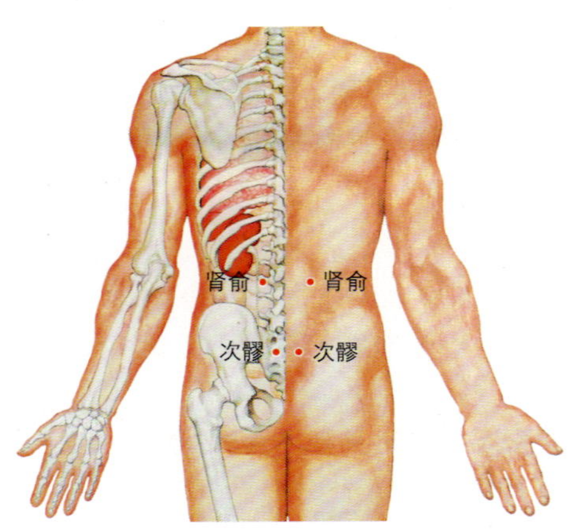

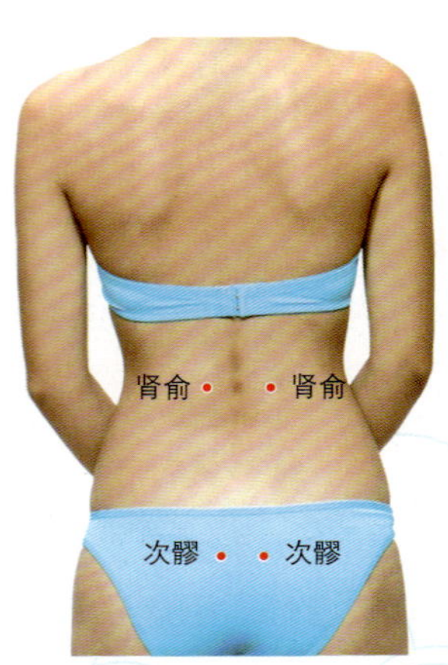

◆肾俞：在腰部，当第2腰椎棘突下，旁开1.5寸。 ◆次髎：在骶部，当髂后上棘内下方，适对第2骶后孔处。

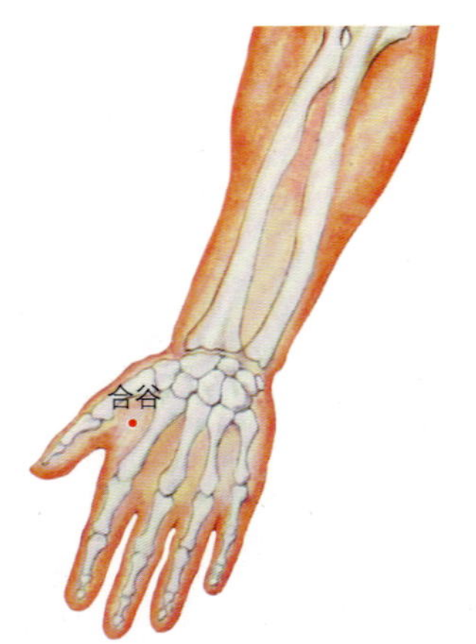

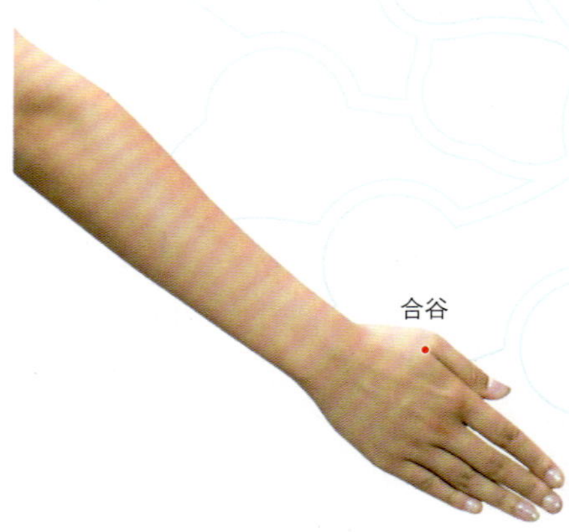

◆合谷：在手背，第1、2掌骨间，当第2掌骨桡侧的中点处。

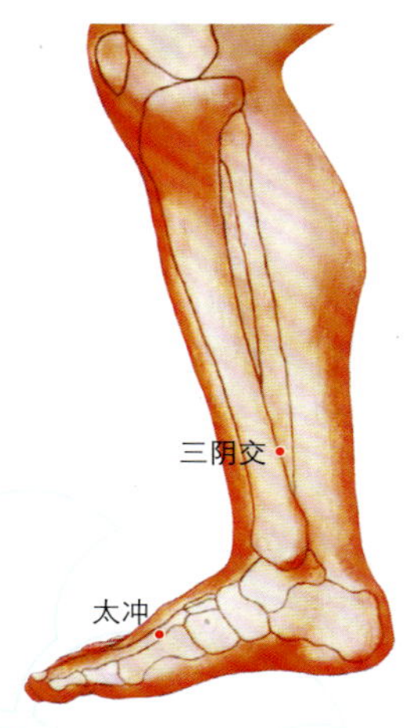

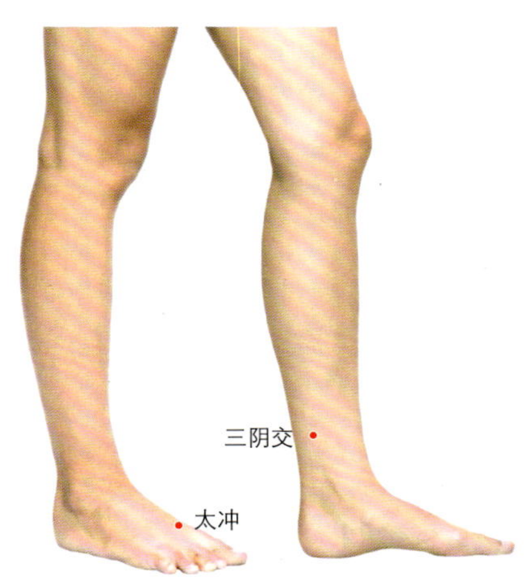

◆三阴交：在小腿内侧，当足内踝尖上3寸，胫骨内侧缘后方。 ◆太冲：足背，第1、2跖骨结合部之前凹陷处。

2. 贴敷法

按本书第二章第四节所述方法，贴敷上述所选穴位。压痛点选在腹部可摸到的肿块部位或腹部有压痛的部位，如有多个压痛点则每次取1~2个，下次交替贴敷其他的压痛点，在月经干净后进行贴敷，至下次月经来潮时停用，可连续贴敷3~5个月，准备受孕的妇女2个月内禁用。

【临床体会】

子宫肌瘤多由情志不遂，气机不畅，气血失调，气滞血瘀，日久气血瘀积成块而致。用云南白药膏贴敷上述穴位，一则通过子宫、压痛点等腹部穴位区域的皮肤吸收云南白药膏中的药物有效成分，在病变局部直接发挥活血化瘀的作用，二则通过云南白药膏对远端的三阴交、太冲、合谷等穴的刺激而激发了这些穴位行气活血、疏通经络之功。如能坚持贴敷3~5个月经周期，则能消散较少的肌瘤，较大的肌瘤及因此产生的继发症状则应结合其它方法治疗。在贴敷的同时应多食蔬菜、水果，少食辛辣食品，保持心情舒畅，注意外阴卫生，避免多次怀孕，定期进行妇科B超复查，以便及时掌握肌瘤的变化情况。

痛　经

妇女在月经期前后或月经期中发生小腹及腰部疼痛，甚至难以忍受，影响工作及日常生活者，称为痛经。本病以青年妇女多见。痛经有原发性与继发性之分，原发性痛经又称功能性痛经，常发生于月经初潮后不久的未婚或未孕年轻妇女，常于婚后或分娩后自行消失。继发性痛经为生殖器器质性病变引起，常见于子宫内膜异位症、急慢性盆腔炎、肿瘤、子宫颈狭窄及阻塞等病。云南白药膏穴位贴敷疗法主要用于原发性痛经。

【临床表现】

经期或经前、经后，下腹部、腰骶部疼痛，历时数小时，有时甚至2~3天，甚则剧痛难忍，伴恶心呕吐、头晕昏厥等症。

【治　疗】

1. 穴　位

（1）基本穴位：肾俞、次髎、关元、地机、三阴交。

取穴定位图

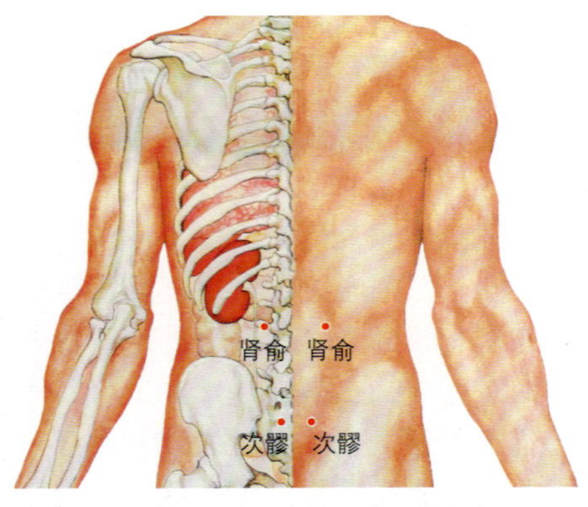

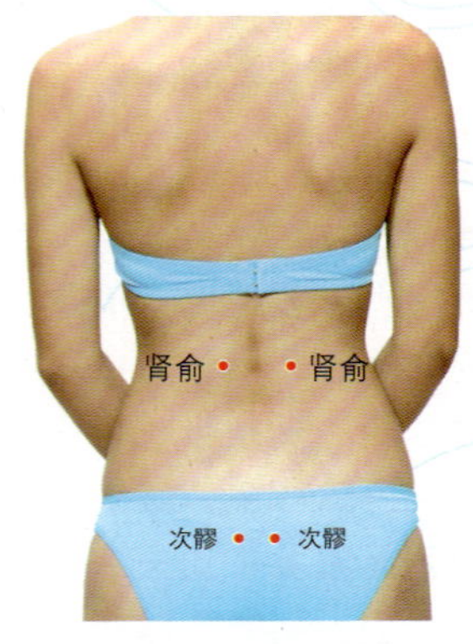

◆肾俞：在腰部，当第2腰椎棘突下，旁开1.5寸。　◆次髎：在骶部，当髂后上棘内下方，适对第2骶后孔处。

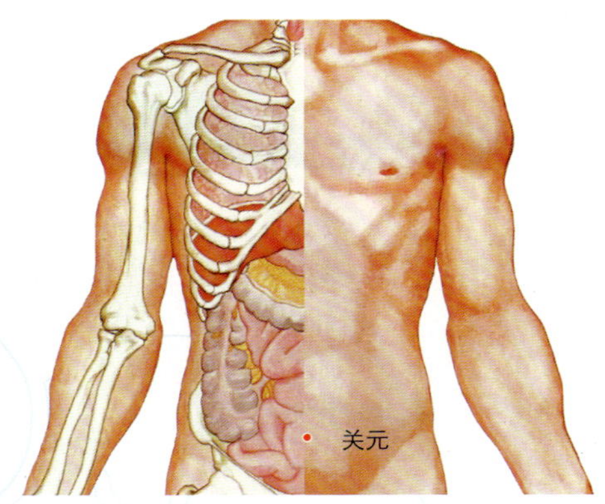

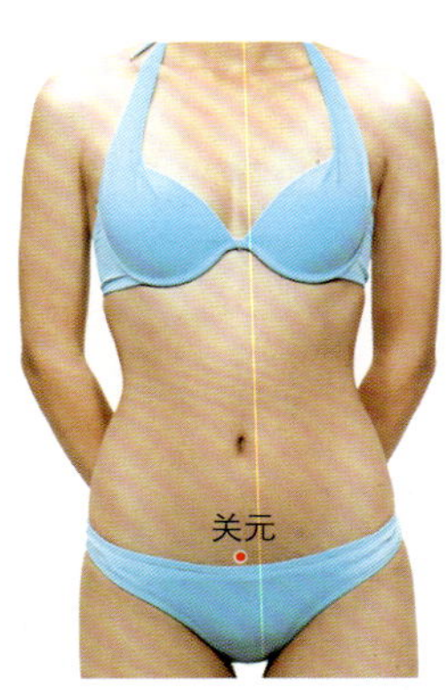

◆关元：在下腹部，前正中线上，当脐中下3寸。

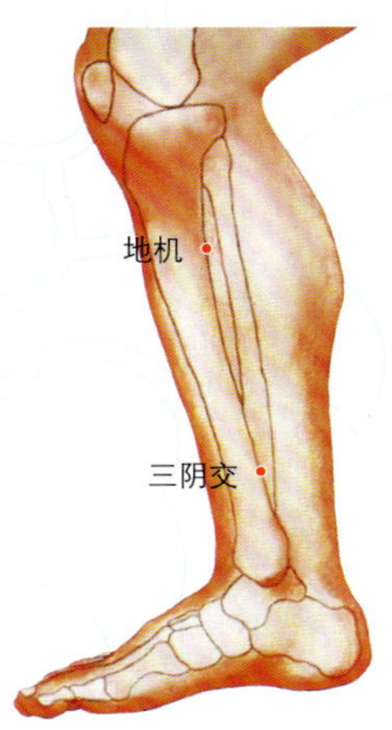

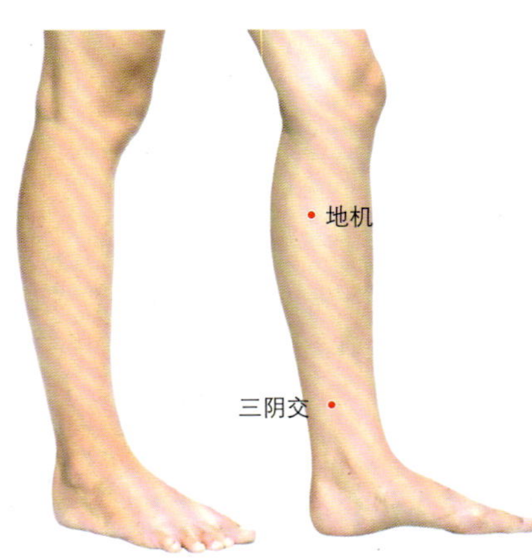

◆地机：在小腿内侧，当内踝尖与阴陵泉的连线上，阴陵泉下3寸。
◆三阴交：在小腿内侧，当足内踝尖上3寸，胫骨内侧缘后方。

（2）配　穴

如痛经发生在月经将净或月经干净后1~2天者，其痛为隐隐作痛，兼有腰膝酸软、头晕耳鸣者，加肝俞、脾俞、足三里。

取穴定位图

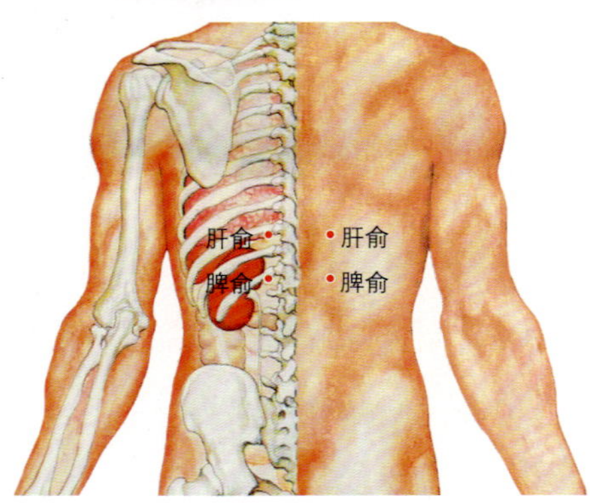

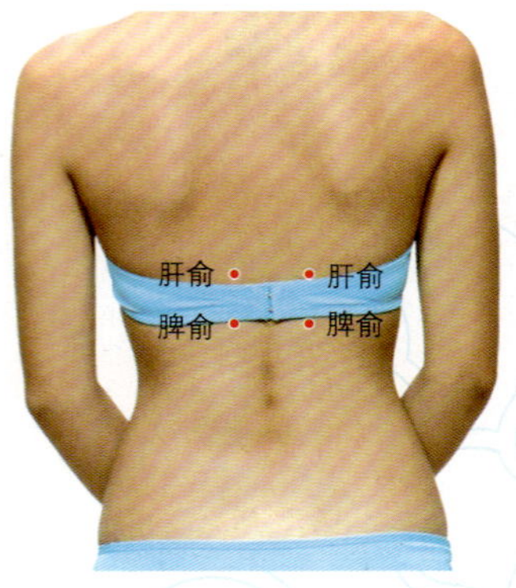

◆肝俞：在背部，当第9胸椎棘突下，旁开1.5寸。　◆脾俞：在背部，当第11胸椎棘突下，旁开1.5寸。

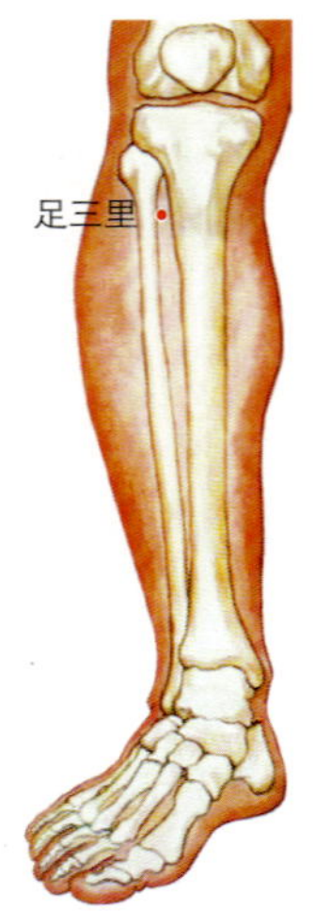

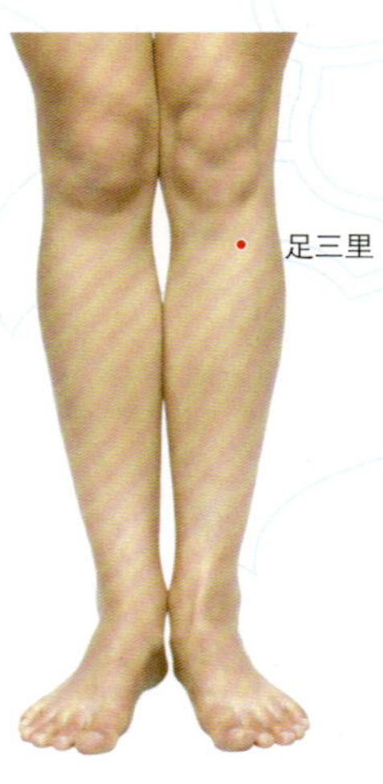

◆足三里：在小腿前外侧，当犊鼻穴（外膝眼）下3寸，距胫骨前缘一横指（中指）。

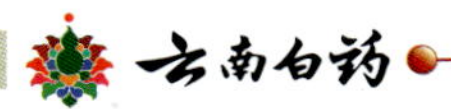

2. 贴敷法

按本书第二章第四节所述方法，贴敷上述所选穴位。在月经来潮前的3~5天开始贴敷，至痛经缓解后停止，准备受孕的妇女2个月内禁用。

【临床体会】

本病多由经期冒雨涉水，贪食生冷，致寒湿客于胞宫，或在经期或月经来潮前后情志不遂，致肝气郁滞，均导致经血凝滞不畅，不通则痛；尚有因先天禀赋素弱，肝肾本虚，精血不足，胞宫失养而致者。用云南白药膏贴敷上述所选穴位，通过药物与穴位的双重作用而达到通经活血止痛之功，而精血不足的痛经用云南白药膏加贴于肝俞、脾俞、足三里穴则能激发这些穴位调节脏腑功能、补益精血的作用。云南白药膏穴位贴敷对原发性痛经有较好疗效，对继发性痛经也有一定作用，但应积极治疗原发病，同时应注意经期卫生，经期避免重体力劳动、剧烈运动和精神刺激，防止受凉、过食生冷。

月经不调

月经不调是指以月经周期异常为主症的月经病，是以月经先期或月经后期或月经先后无定期，常伴有经量、经质、经色的异常为特征的妇科常见病症。

【临床表现】

月经先期表现为月经周期提前7天以上，甚至10余日一行。多月如是，如仅提前三五天或偶然提前1次，且无其他明显症状者，属正常范围。月经后期表现为月经周期延后7天以上，甚或四五十日一至。如仅延后三五天；或偶见一次延期，下次仍然如期来潮；或青春期初潮后数月内或于更年期时有延后，不伴有其他症状者，不属病态。月经先后无定期表现为月经周期或提前或延后7天以上者。

【治　疗】

1. 穴　位

（1）关元-中极、归来、肾俞、三阴交。

取穴定位图

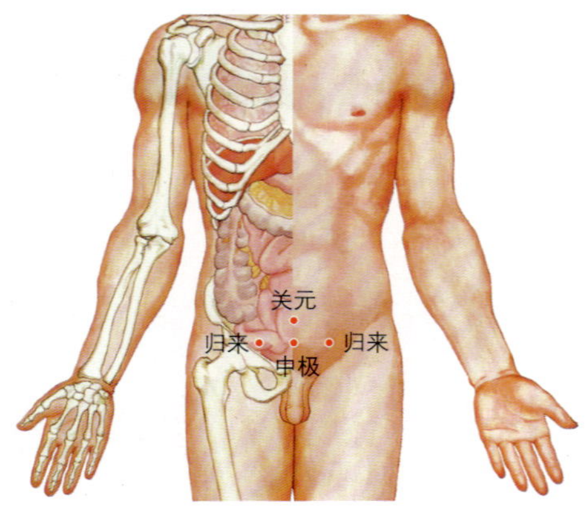

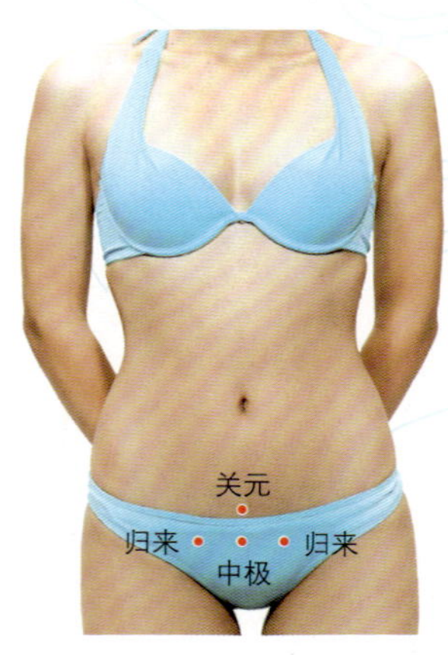

◆关元：在下腹部，前正中线上，当脐中下3寸。　◆中极：在下腹部，前正中线上，当脐中下4寸。　◆归来：在下腹部，当脐中下4寸，距前正中线2寸。

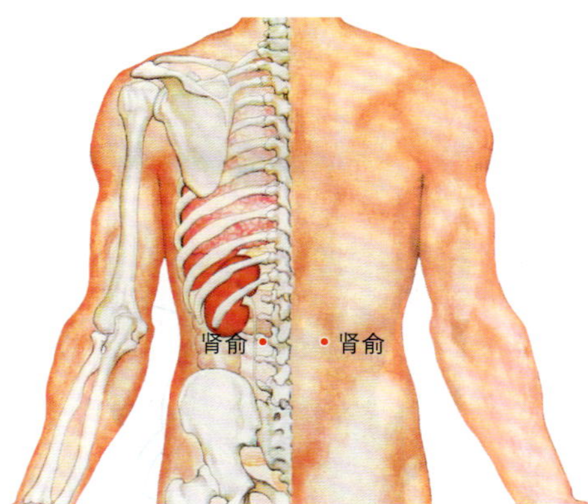

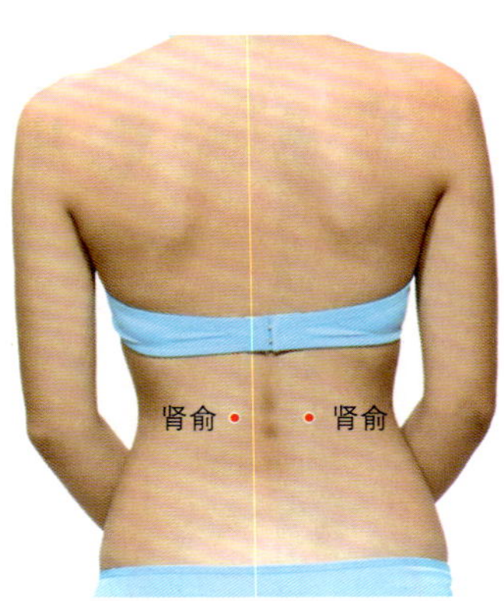

◆肾俞：在腰部，当第2腰椎棘突下，旁开1.5寸。

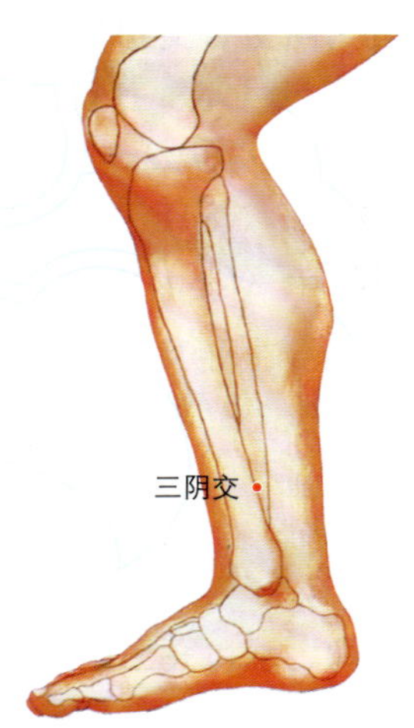

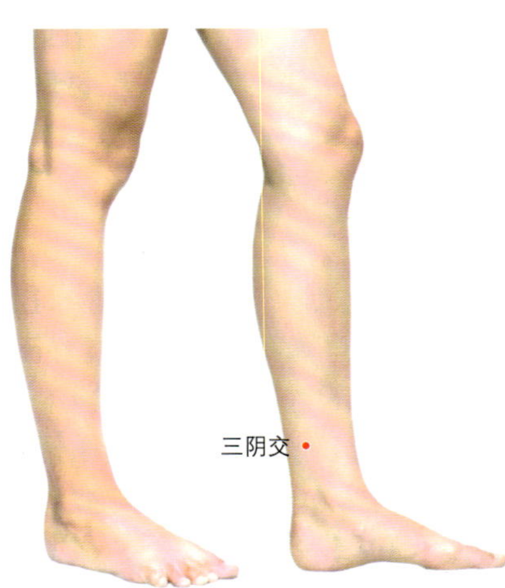

◆三阴交：在小腿内侧，当足内踝尖上3寸，胫骨内侧缘后方。

更年期综合征

本病是指部分妇女在自然绝经前后的一段时间内所出现的以内分泌、神经功能失调为主的症候群。西医学认为卵巢功能衰退、雌激素分泌减少是形成本病的主要原因。

【临床表现】

女子在 45 岁左右出现月经周期、经期、经量的异常变化，同时伴随出现潮红盗汗、头晕目眩、思想不集中、记忆力减退、耳鸣、恶心、心悸、失眠、烦躁、血压波动等症状。

【治　疗】

1. 穴　位

（1）基本穴位：关元、肾俞、太溪。

取穴定位图

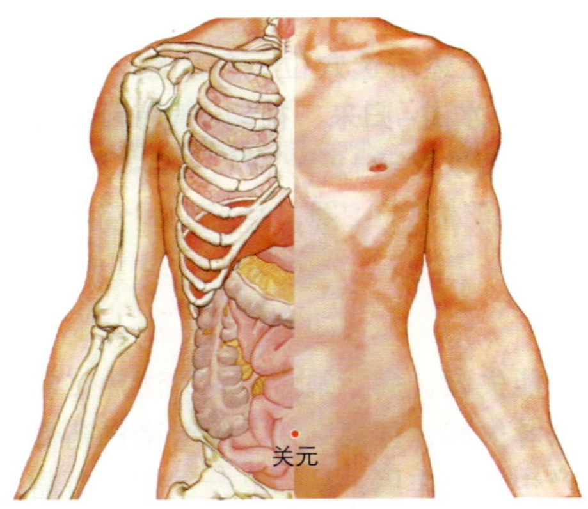

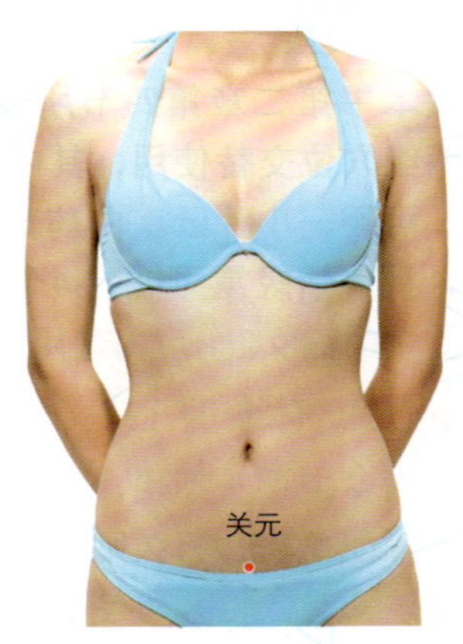

◆关元：在下腹部，前正中线上，当脐中下3寸。

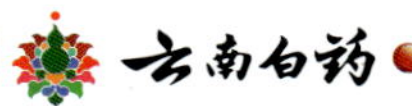

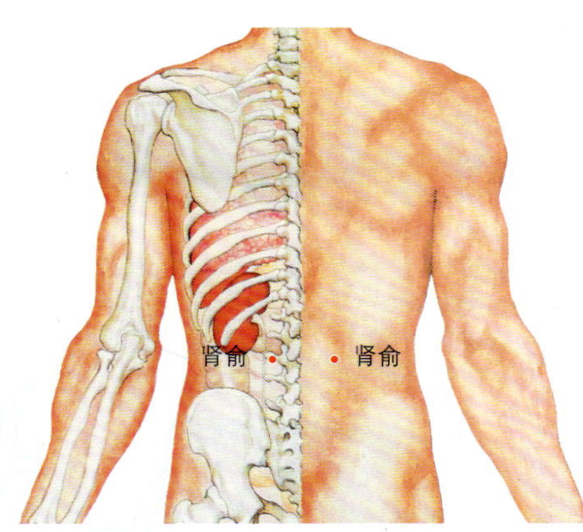

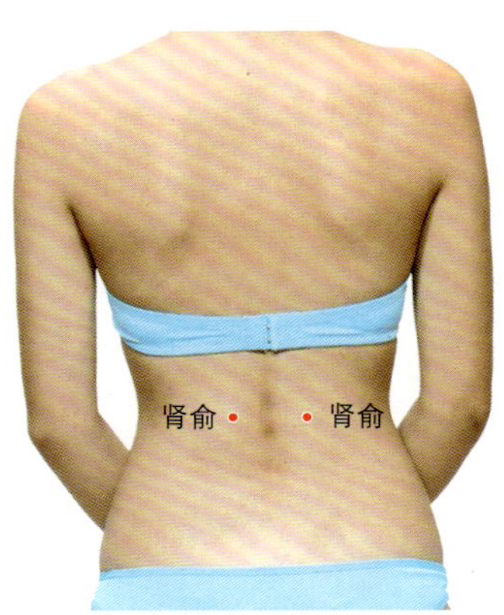

◆肾俞：在腰部，当第2腰椎棘突下，旁开1.5寸。

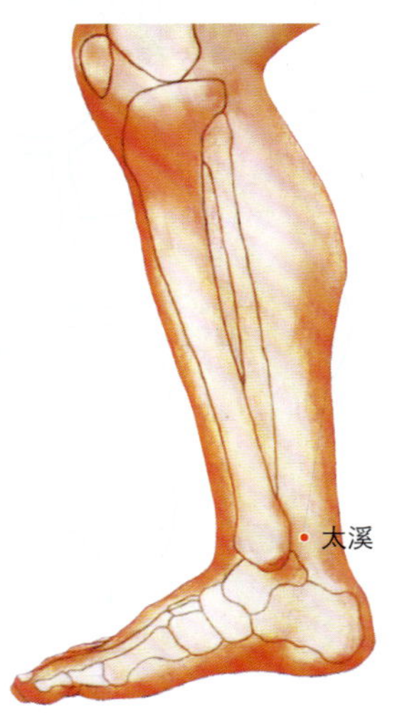

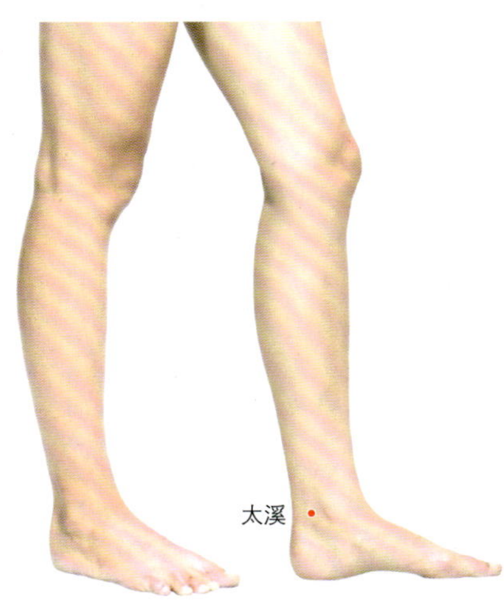

◆太溪：在足内侧，内踝后方，当内踝尖与跟腱之间的凹陷处。

（2）配　穴

①如心悸、失眠、盗汗明显者，加心俞、神门。

取穴定位图

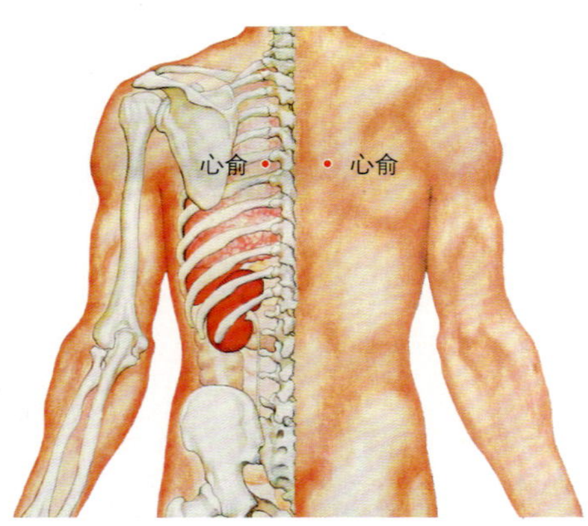

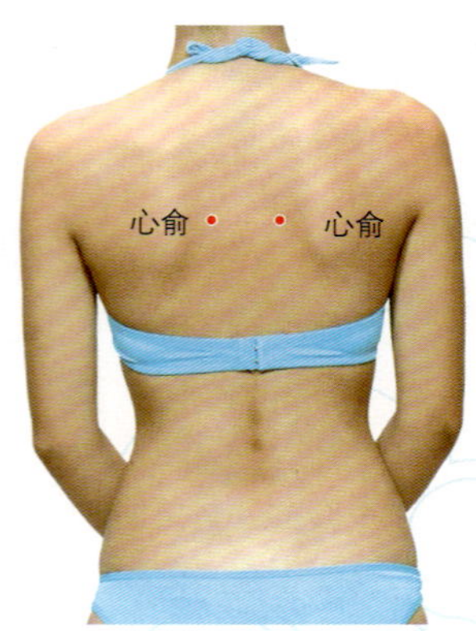

◆心俞：在背部，当第5胸椎棘突下，旁开1.5寸。

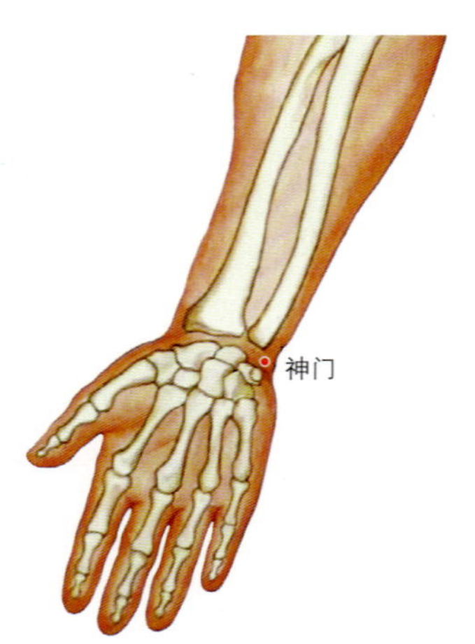

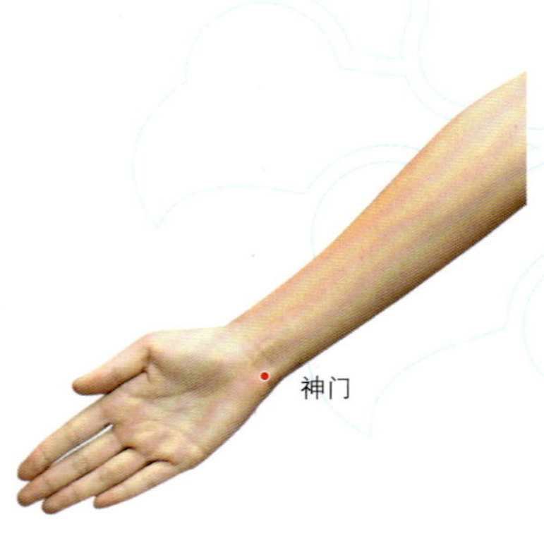

◆神门：腕掌横纹尺侧端，尺侧腕屈肌腱的桡侧凹陷处。

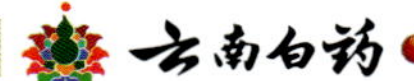

②如忧郁烦躁明显者，加太冲、阳陵泉。

取穴定位图

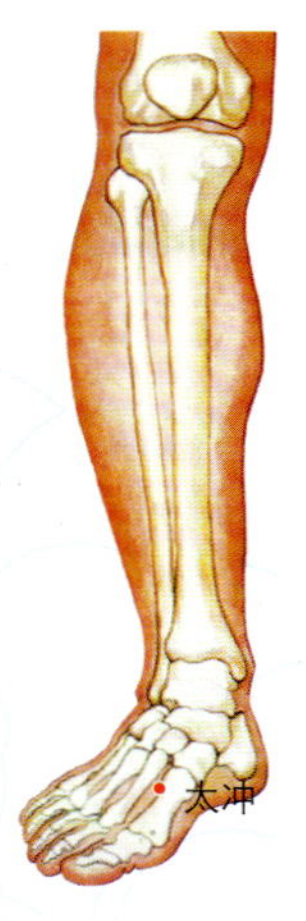

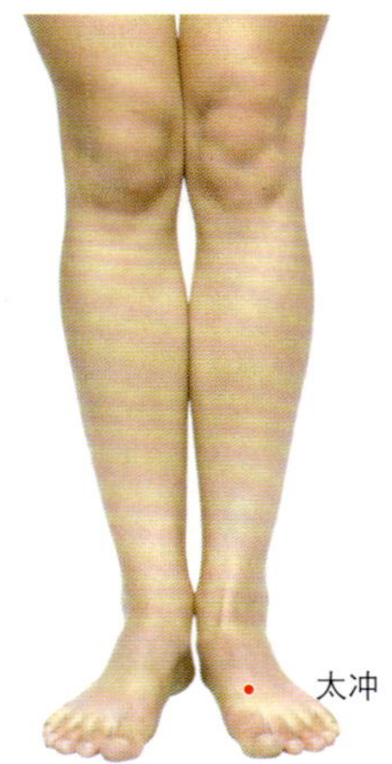

◆太冲：足背，第1、2跖骨结合部之前凹陷处。

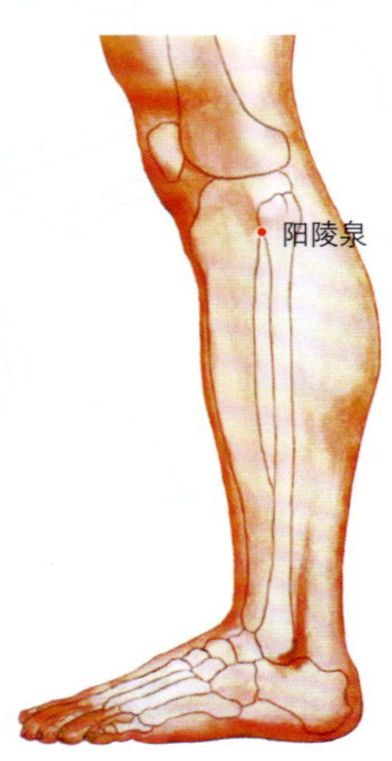

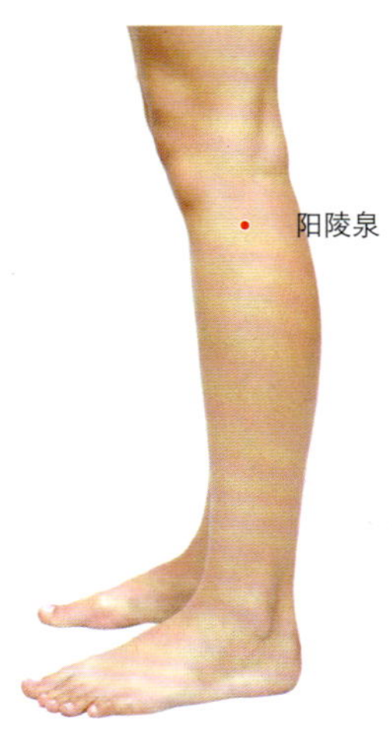

◆阳陵泉：在小腿外侧，当腓骨小头前下方凹陷处。

③如伴食少、便溏者，加脾俞、足三里。

取穴定位图

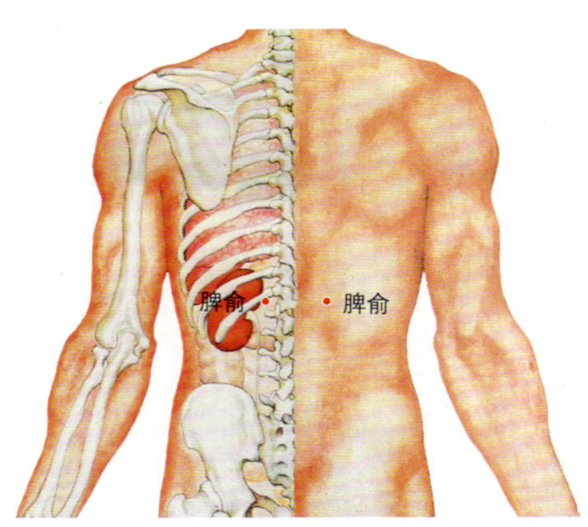

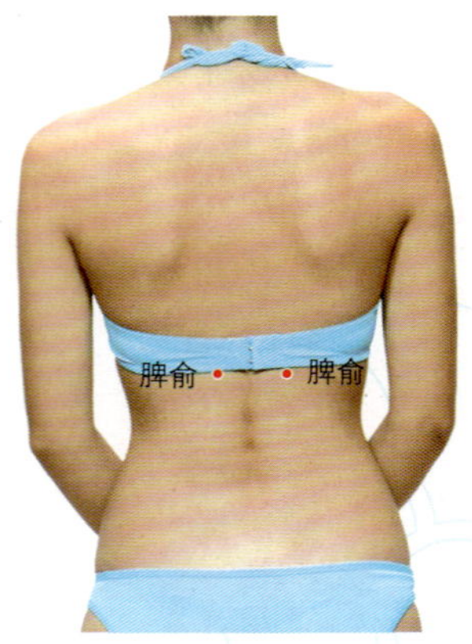

◆脾俞：在背部，当第11胸椎棘突下，旁开1.5寸。

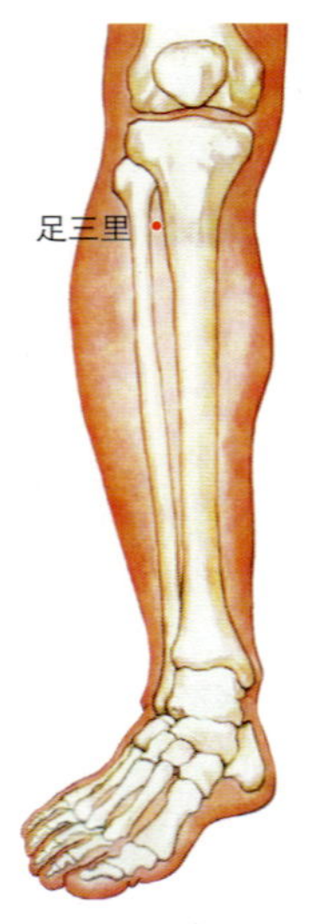

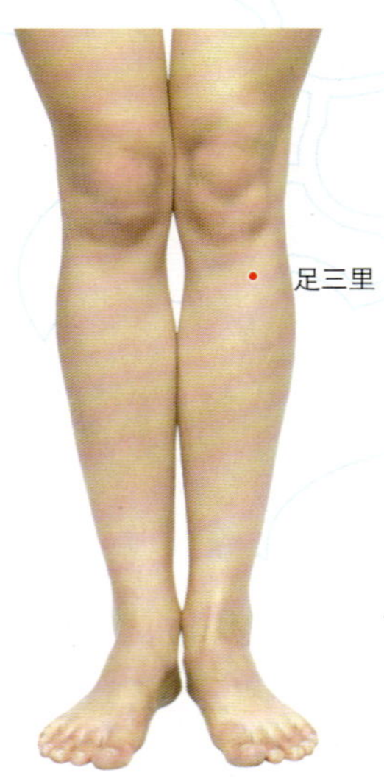

◆足三里：在小腿前外侧，当犊鼻穴（外膝眼）下3寸，距胫骨前缘一横指（中指）。

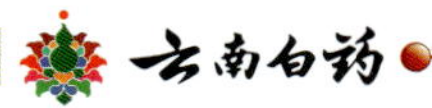

2. 贴敷法

按本书第二章第四节所述方法，贴敷上述所选穴位。

【临床体会】

本病多由于肾气衰退，阴阳失调所致。妇女更年期常出现肝肾失调、肝阳上亢，或虚火上炎、脾肾阳虚等证候。用云南白药膏贴敷上述所选穴位，通过云南白药膏中药物有效成分对穴位的刺激，从而激发了肾俞、太溪、关元、足三里等穴滋阴补肾、调理阴阳的作用。同时应注意情绪调节，保持乐观豁达的心态；要加强锻炼，增强身体素质。现代临床发现，50岁左右的部分男子也会出现类似妇女更年期综合征的表现，称为男性更年期综合征，对此，可参照妇女更年期综合征的云南白药膏穴位贴敷方法进行治疗。

前列腺增生症

前列腺增生症又称前列腺肥大症，是由于前列腺增生变大而压迫前列腺部尿道，造成膀胱出口部梗阻，出现以排尿困难为主症的一种疾病。多发生于60岁以上的老年人，为老年男性泌尿生殖系统的一种常见病。其发病原因可能与性激素的平衡失调有关。

【临床表现】

本病以不同程度的排尿困难为特征。

早期出现尿频尿急，以夜间为甚，夜尿2~3次或5~6次，排尿无力或排尿等待、尿程变短，继而尿流变细、中断，甚至出现尿潴留；晚期可出现尿失禁、血尿等症。

【治　疗】

1. 穴　位

肾俞、膀胱俞、神阙、中极-曲骨、阴陵泉、三阴交。

取穴定位图

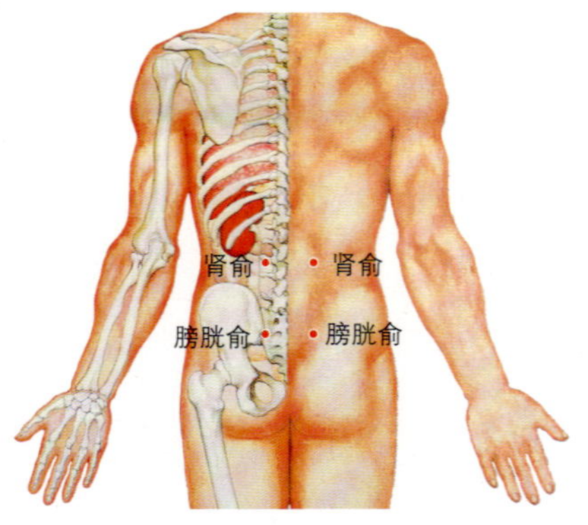

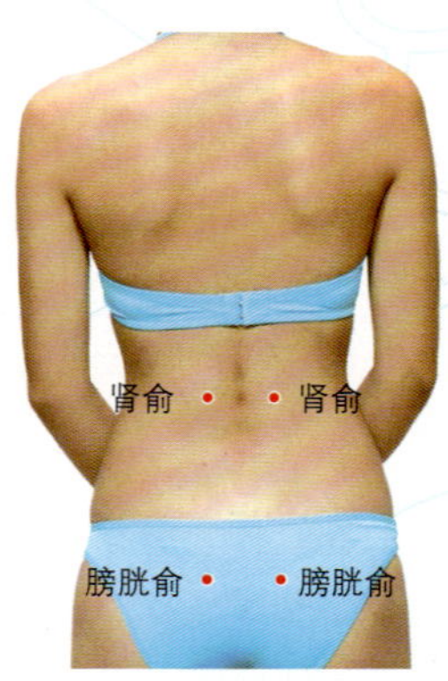

◆肾俞：在腰部，当第2腰椎棘突下，旁开1.5寸。 ◆膀胱俞：在骶部，当骶正中嵴旁1.5寸，平第2骶后孔。

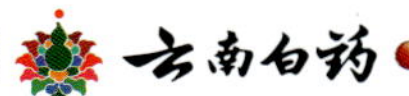

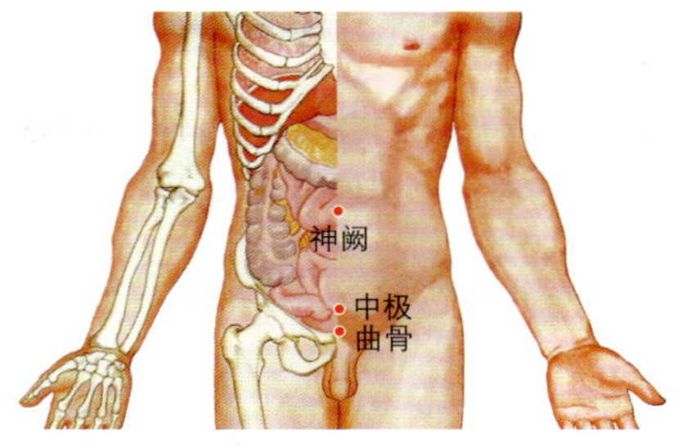

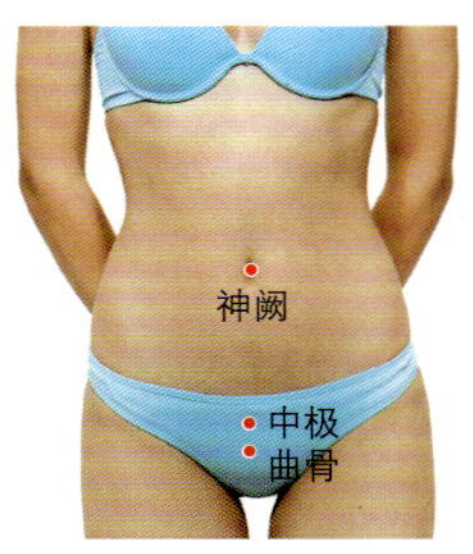

◆神阙：在腹中部，脐中央。 ◆中极：在下腹部，前正中线上，当脐中下4寸。 ◆曲骨：在前正中线上，耻骨联合上缘的中点处。

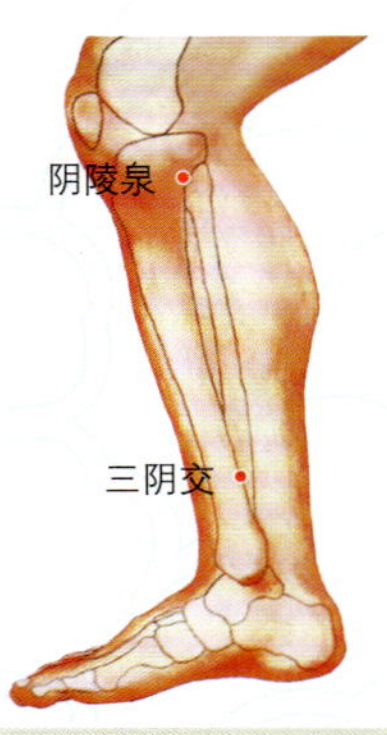

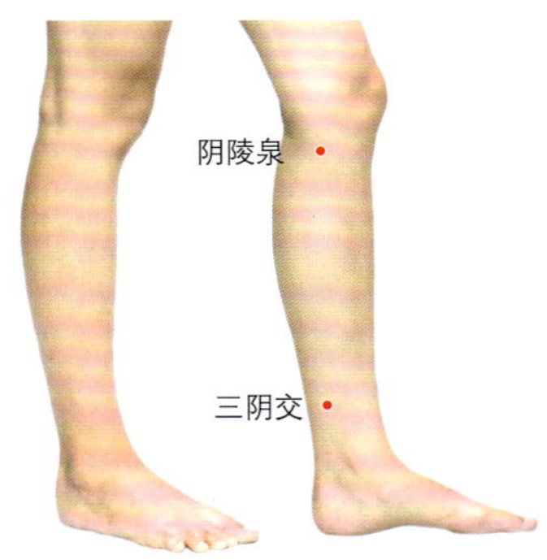

◆阴陵泉：小腿内侧，胫骨内侧髁下方凹陷处。 ◆三阴交：在小腿内侧，当足内踝尖上3寸，胫骨内侧缘后方。

2. 贴敷法

按本书第二章第四节所述方法，贴敷上述所选穴位。一般每次贴敷12个小时，10次为1个疗程，贴3~5个疗程。其中中极–曲骨因位置紧邻，可用一小片云南白药膏贴敷。

【临床体会】

本病多因年老体衰，或久病虚弱、劳累过度、房事不节，导致脾肾亏虚，膀胱气化不利而致。用云南白药膏贴敷上述穴位，一则药物通过小腹、腰骶部穴位皮肤直接吸收，可改善局部血液循环，疏通局部经脉气血，再则通过云南白药膏对所选穴位的刺激，从而激发了肾俞、三阴交调补脾肾的功能；激发了中极、膀胱俞调理膀胱气机的功能，从而取得较好疗效。同时应注意病情严重者要配合其他疗法综合治疗。

小儿遗尿

小儿遗尿指年满3周岁以上，具有正常排尿功能的小儿，在睡眠中小便不能自行控制，小便自遗，醒后方知的一种病症。本病多由大脑皮层、皮层下中枢功能失调而引起。

【临床表现】

夜间睡中不自觉排尿，轻者数夜一次，重者一夜1～2次或更多次，或中午睡觉也尿床。

【治　疗】

1. 穴　位

（1）肺俞、膀胱俞、关元-中极、三阴交。

取穴定位图

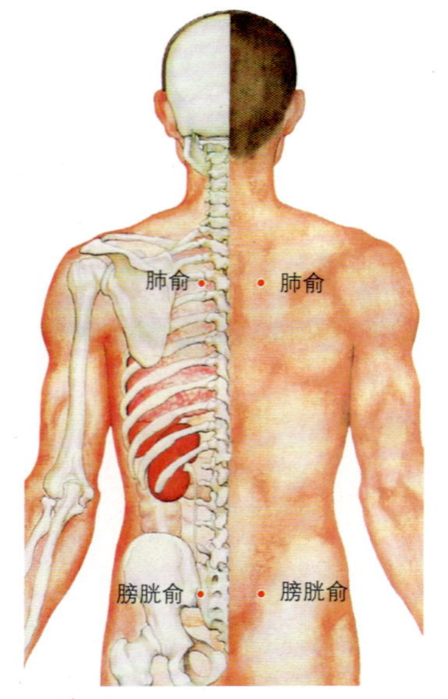

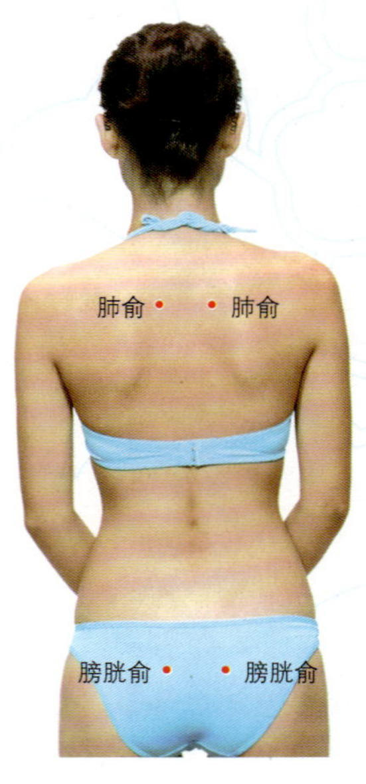

◆肺俞：在背部，当第3胸椎棘突下，旁开1.5寸。 ◆膀胱俞：在骶部，当骶正中嵴旁1.5寸，平第2骶后孔。

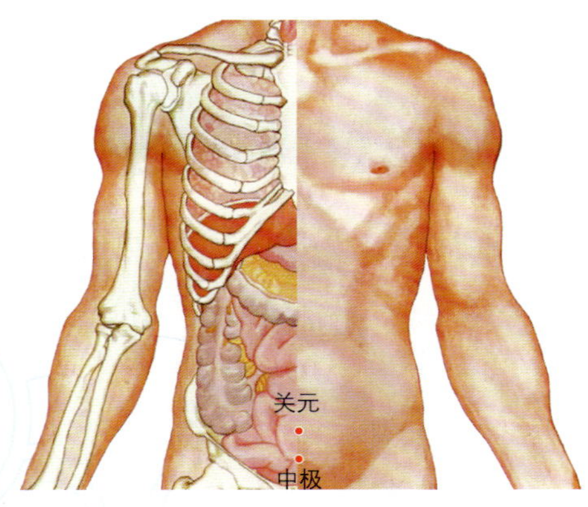

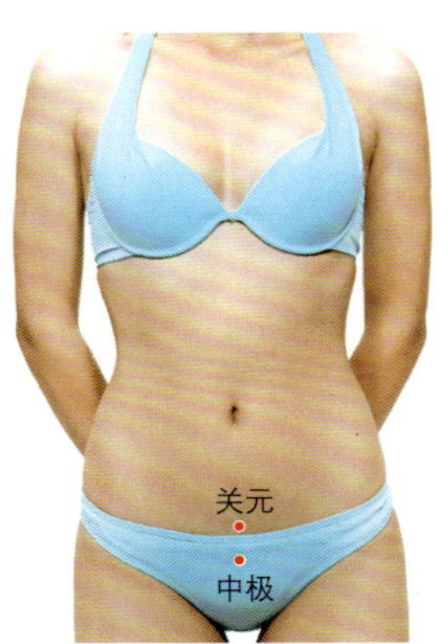

◆关元：在下腹部，前正中线上，当脐中下3寸。 ◆中极：在下腹部，前正中线上，当脐中下4寸。

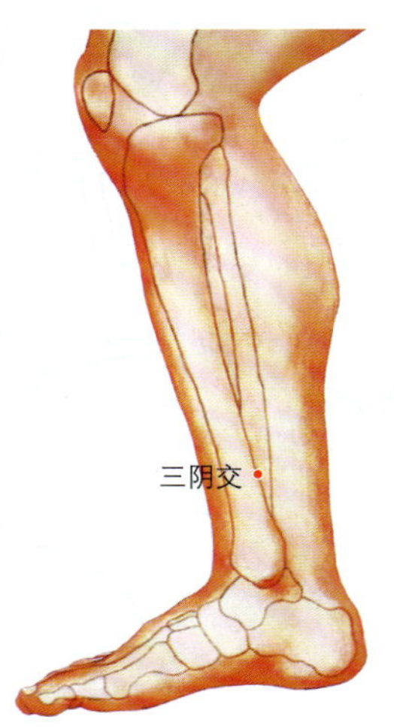

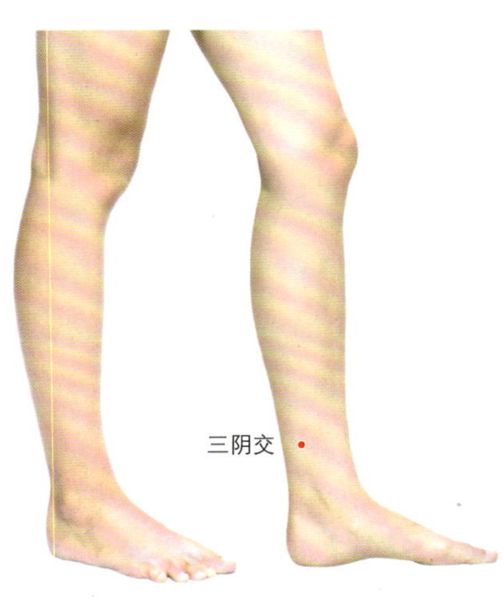

◆三阴交：在小腿内侧，当足内踝尖上3寸，胫骨内侧缘后方。

（2）脾俞、肾俞、神阙、足三里。

取穴定位图

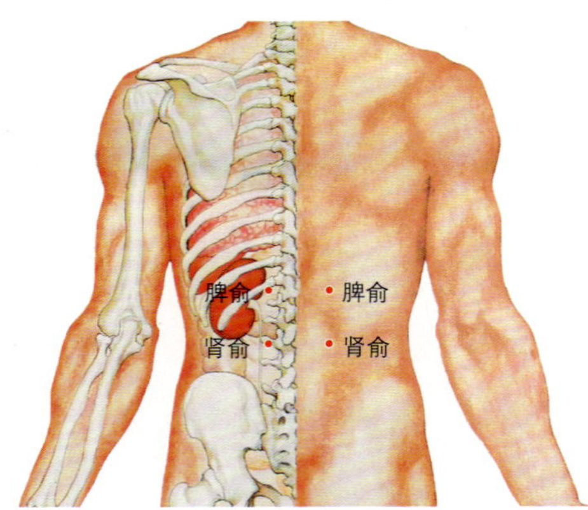

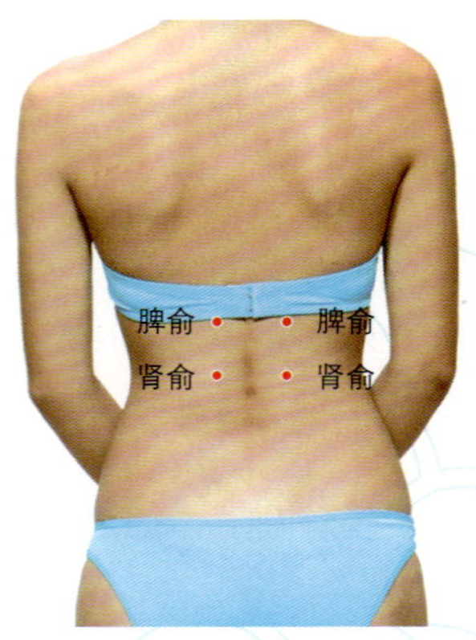

◆脾俞：在背部，当第11胸椎棘突下，旁开1.5寸。 ◆肾俞：在腰部，当第2腰椎棘突下，旁开1.5寸。

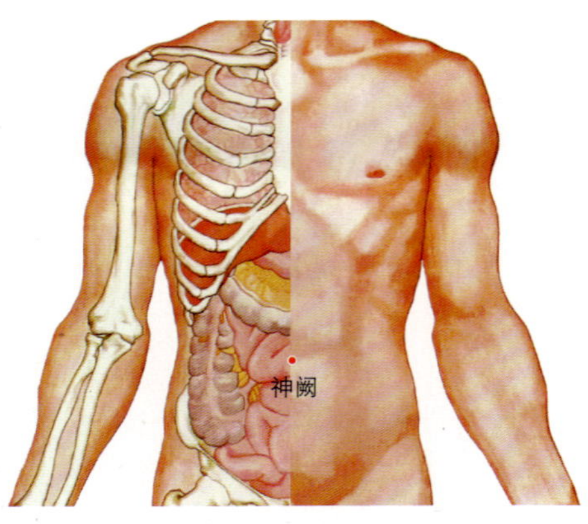

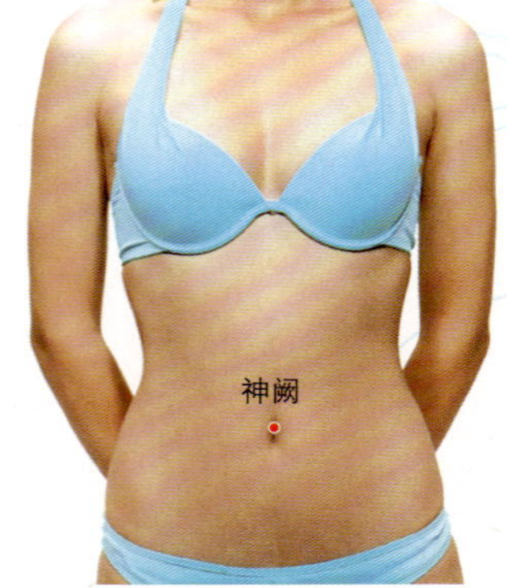

◆神阙：在腹中部，脐中央。

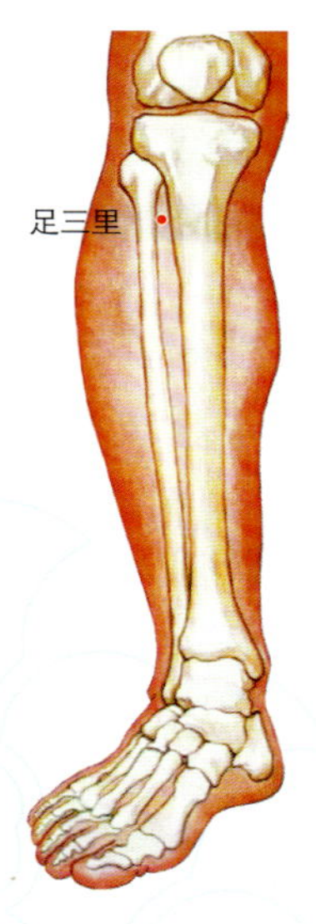

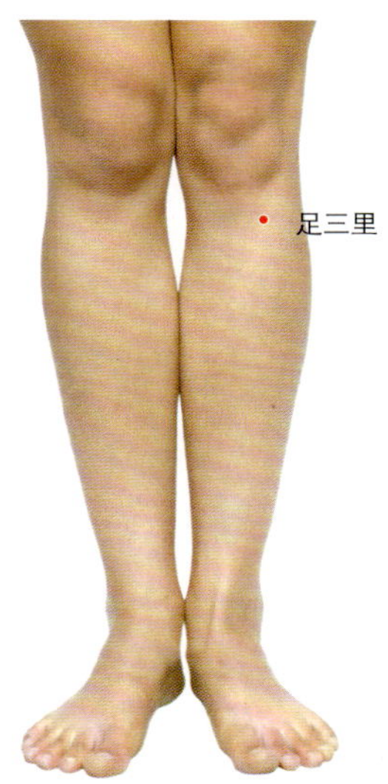

◆足三里：在小腿前外侧，当犊鼻穴（外膝眼）下3寸，距胫骨前缘一横指（中指）。

2. 贴敷法

按本书第二章第四节所述方法，贴敷上述所选穴位。每次贴敷一组穴位，两组穴位交替使用，关元–中极因位置紧邻，用一小片云南白药膏贴敷。由于小儿肌肤娇嫩，故每次贴敷时间大约为3~6小时，应休息24~48小时后再次贴敷。

【临床体会】

小儿遗尿多因先天肾气不足，下元不固；或脾肺气虚，脾虚运化失职，肺虚不能制下，致膀胱约束无权而导致。用云南白药膏贴敷上述穴位，通过云南白药膏中药物对穴位的刺激，从而激发了膀胱俞、中极调理膀胱气机的功效，激发了脾俞、肾俞、肺俞补益三脏的功效。同时应嘱家属密切配合，逐渐养成自觉起床排尿的习惯，避免过度疲劳，晚间适当限制饮水量。

小儿厌食症

小儿厌食症是指小儿较长时间的不思饮食，进食量少，甚则拒食的一种常见病症。以1~6岁的小儿多见。多由于婴儿不能按时添加辅食，母乳喂养时间过长，超过2岁还没有断奶，孩子经常想吃母乳而对其他食物不感兴趣；或家长不注意喂养方法，患儿吃饭困难，边吃边玩，一顿饭吃1~2小时，不吃即恐吓，强迫吃，从而降低了食物中枢兴奋性，导致厌食。

【临床表现】

患儿长期不思饮食，进食量少，甚则拒食，但无其他疾病，如厌食时间长则出现面黄肌瘦，皮肤干燥等症。常有喂养不当史，进食不定时定量，过食生冷油腻食品，嗜好吃零食、偏食。

【治　疗】

1. 穴　位

中脘、神阙、脾俞–胃俞、四缝、足三里。

取穴定位图

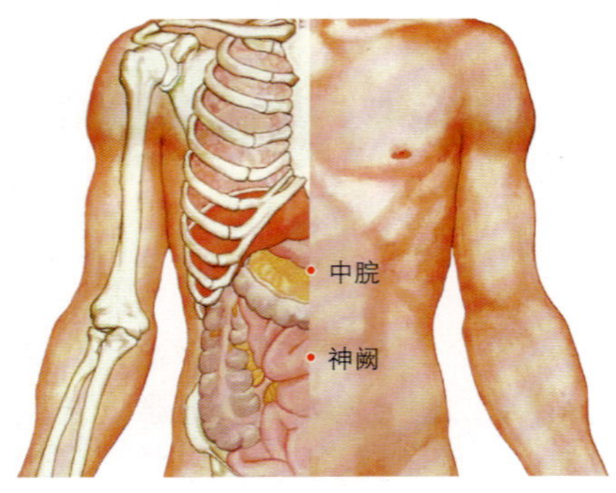

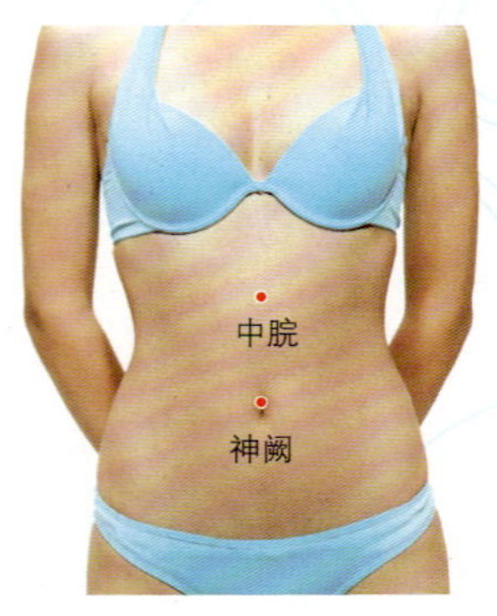

◆中脘：在上腹部，前正中线上，当脐中上4寸。 ◆神阙：在腹中部，脐中央。

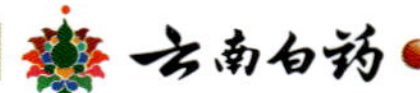

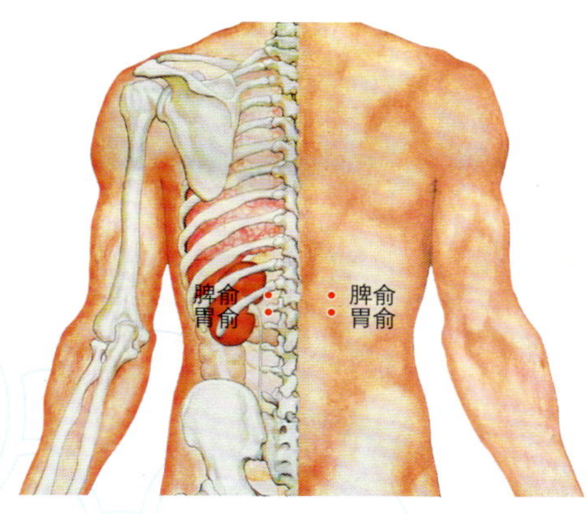

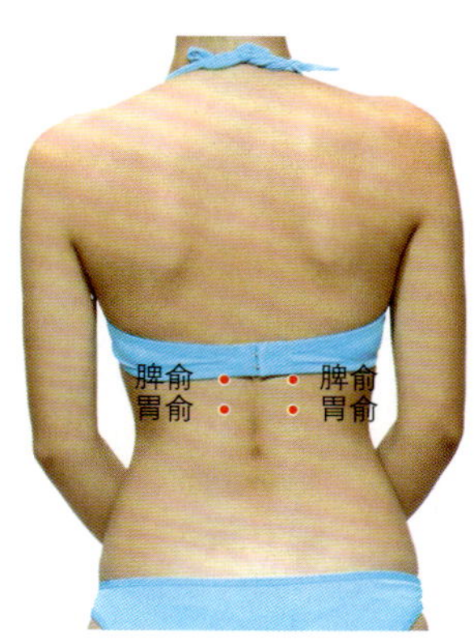

◆脾俞：在背部，当第11胸椎棘突下，旁开1.5寸。 ◆胃俞：在背部，当第12胸椎棘突下，旁开1.5寸。

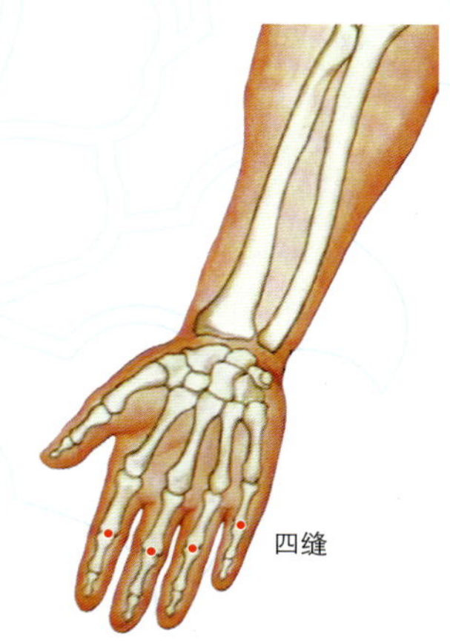

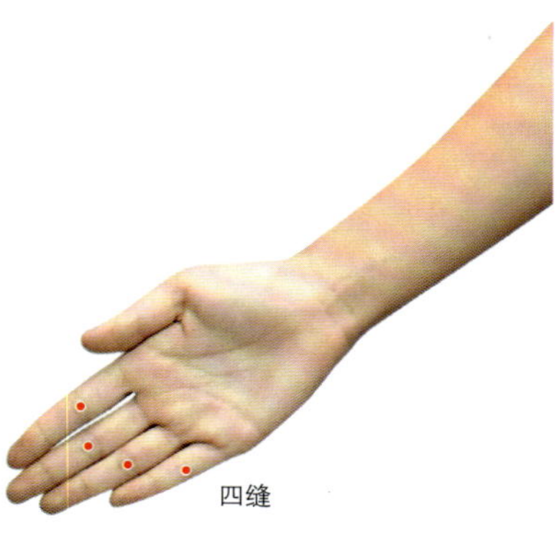

◆四缝：在第2~5指掌侧，近端指关节的中央，当横纹中点。

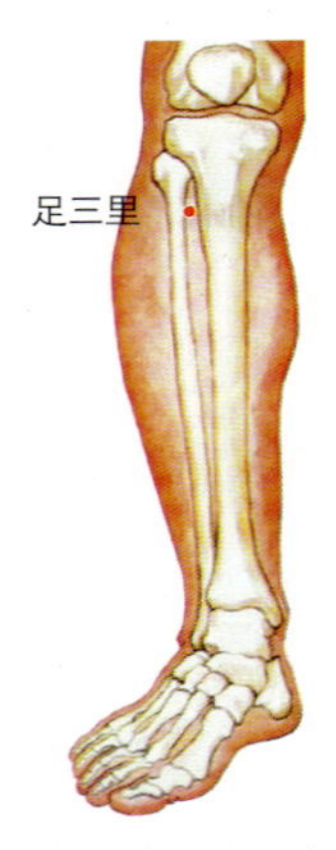

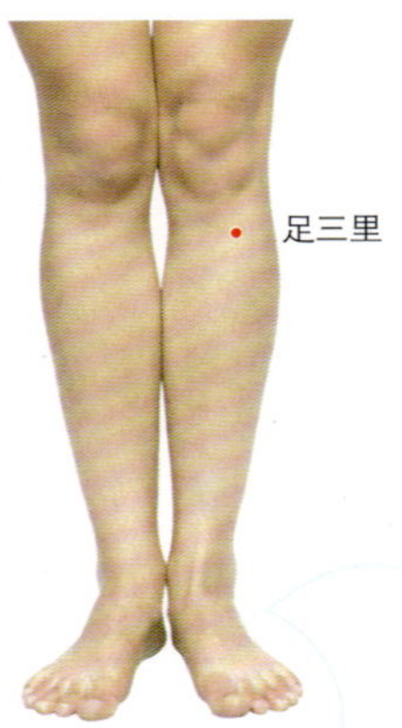

◆足三里：在小腿前外侧，当犊鼻穴（外膝眼）下3寸，距胫骨前缘一横指（中指）。

2. 贴敷法

按本书第二章第四节所述方法，贴敷上述所选穴位。根据患儿的形体大小而将云南白药膏剪成大小相应的形状，贴敷于相应穴位上，每次贴敷时间大约为3~6小时，应休息24~48小时后再次贴敷。

【临床体会】

小儿厌食症主要由于饮食喂养不当，导致脾胃不和，胃的受纳和脾的运化失职所致。用云南白药膏贴敷上述穴位，通过云南白药膏中药物有效成分对这些穴位的刺激从而发挥了足三里、脾俞等穴健脾益胃的作用，因而能促进患儿食欲。同时应注意正确的喂养方法，养成定时定量饮食的好习惯。

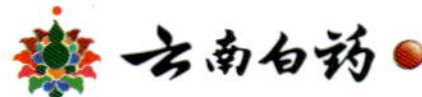

第四节 五官科病症

过敏性鼻炎

过敏性鼻炎是机体对自然界中的某种物质过敏而产生的变态反应，以喷嚏、鼻痒、流涕和鼻塞为主症。过敏体质的人可能对冷热空气、尘埃、棉絮、化学物质、花粉等物质过敏而发生本病。

【临床表现】

喷嚏、鼻痒、流涕和鼻塞是本病最常见的主症，多突然发病迅速缓解，常反复多次发作，经久不愈。

喷嚏、鼻痒：阵发性鼻痒多为先驱症状，有时常有眼部、咽喉、软腭、硬腭或面颊等部位作痒，继之连续喷嚏，少则一次几个，多则几十个。

流鼻涕：急性发作时，常有多量水样鼻涕流出。

鼻塞：程度轻重不一，间歇性或持续性，严重时张口呼吸。

【治　疗】

1. 穴　位

印堂、迎香、大椎、风门–肺俞、脾俞、肾俞、足三里。

取穴定位图

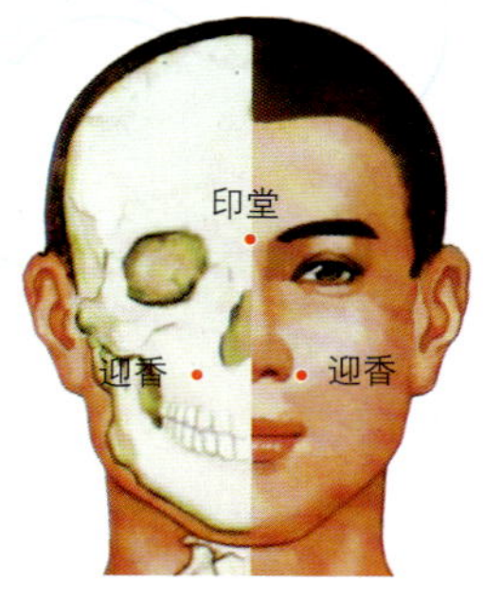

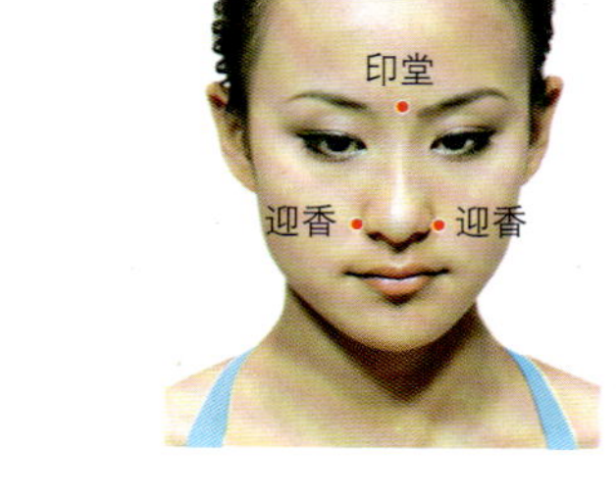

◆印堂：在额部，当两眉头的中间。　◆迎香：在鼻翼外缘中点旁，当鼻唇沟中。

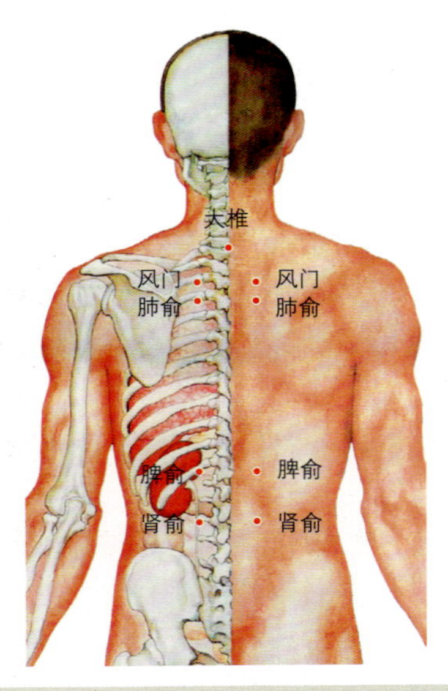

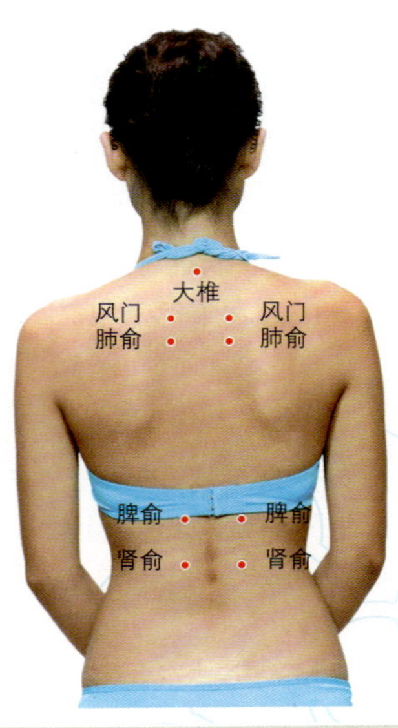

◆大椎：当后正中线上，第7颈椎棘突下凹陷中。 ◆风门：在背部，当第2胸椎棘突下，旁开1.5寸。 ◆肺俞：在背部，当第3胸椎棘突下，旁开1.5寸。 ◆脾俞：在背部，当第11胸椎棘突下，旁开1.5寸。 ◆肾俞：在腰部，当第2腰椎棘突下，旁开1.5寸。

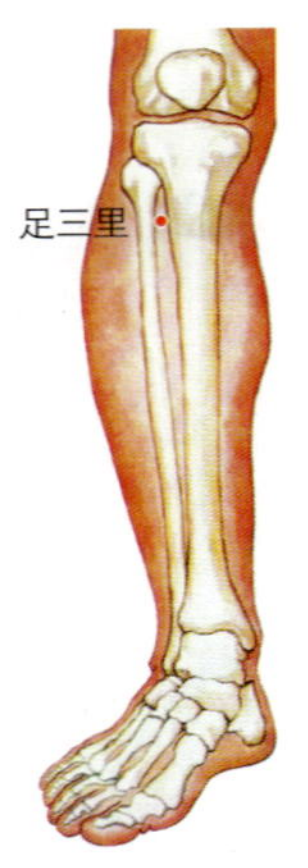

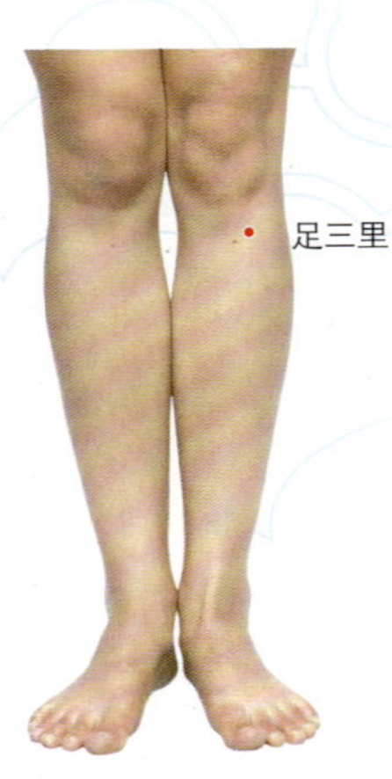

◆足三里：在小腿前外侧，当犊鼻穴（外膝眼）下3寸，距胫骨前缘一横指（中指）。

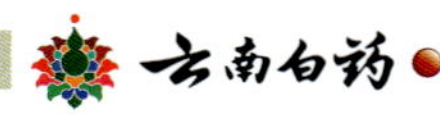

2. 贴敷法

按本书第二章第四节所述方法，贴敷上述所选穴位。其中风门–肺俞因位置邻近，故用一小片云南白药膏贴敷，面部穴位于晚上贴敷。

【临床体会】

本病主要由于正气亏虚，风寒之邪乘虚而入，侵犯鼻窍，致肺气不得宣通，鼻窍气机壅塞而致。肺气的充实，有赖于脾气的输布，肾气的温煦，故本病的发生与肺脾肾三脏功能失调有关。用云南白药膏贴敷肺脾肾三脏的背部穴位，通过药物对穴位的刺激而达到调节三脏功能的作用；通过云南白药膏中辛香的药物对局部迎香、印堂穴的刺激而达到通利鼻窍、祛风散邪之功；通过云南白药膏对足三里、大椎穴的刺激而发挥其助阳散寒之功。本病急性发作时每次贴敷约12小时，贴2~3次即有效，对经久不愈者可改善症状，需坚持贴3~5个疗程方可获较好疗效，同时应注意平时加强体质锻炼，避免遭受风寒侵袭，尽量戒除过敏因素。

耳　鸣

耳鸣是自觉耳内鸣响的病症。西医学的许多疾病中都可出现耳鸣，如神经性耳鸣、神经性耳聋、高血压、动脉硬化、贫血等。耳鸣的产生与内耳的血管痉挛有关。

【临床表现】

自觉耳内鸣响，或如蝉鸣“吱吱”，或如机器鸣声“隆隆”，耳鸣时作时止，入夜较剧，或鸣声持续不断。耳鸣多在劳累、精神紧张时加重。

【治　疗】

1. 穴　位

（1）基本穴位：耳门–听宫–听会、安眠–翳风、外关、阳陵泉。

取穴定位图

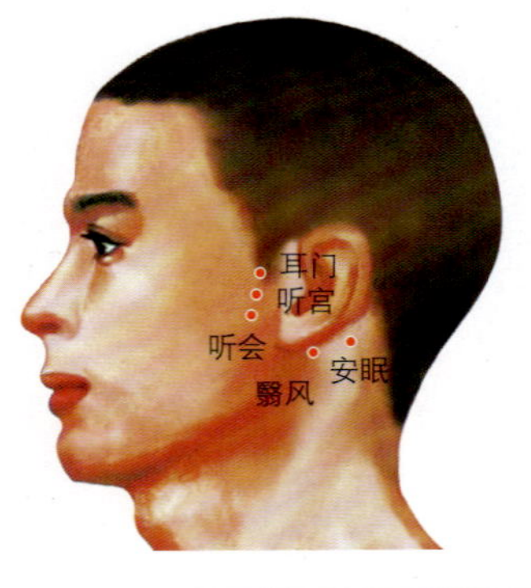

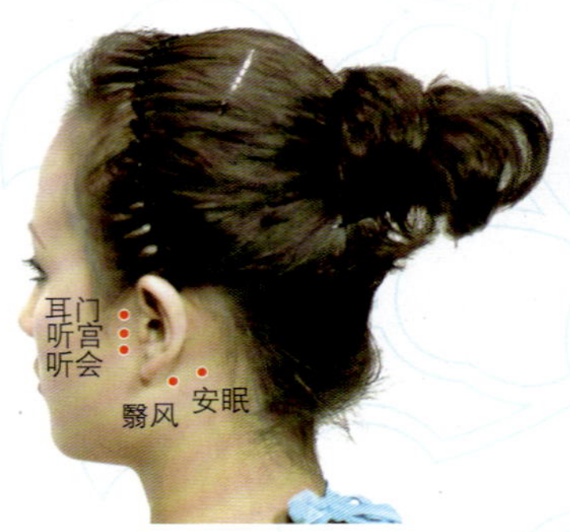

◆耳门：在面部，当耳屏上切迹的前方、下颌骨髁状突后缘，张口有凹陷处。
◆听宫：在面部，耳屏前，下颌骨髁状突的后方，张口时呈凹陷处。
◆听会：在面部，当耳屏间切迹的前方，下颌骨髁状突的后缘，张口有凹陷处。
◆安眠：在项部，当翳风穴与风池穴连线的中点。
◆翳风：在耳垂后，当乳突与下颌角之间的凹陷处。

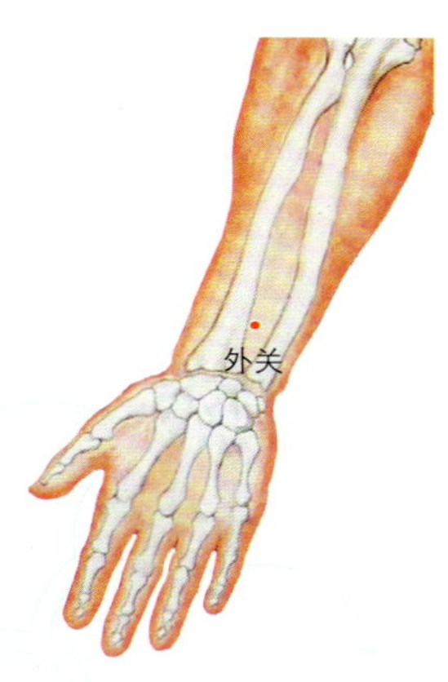

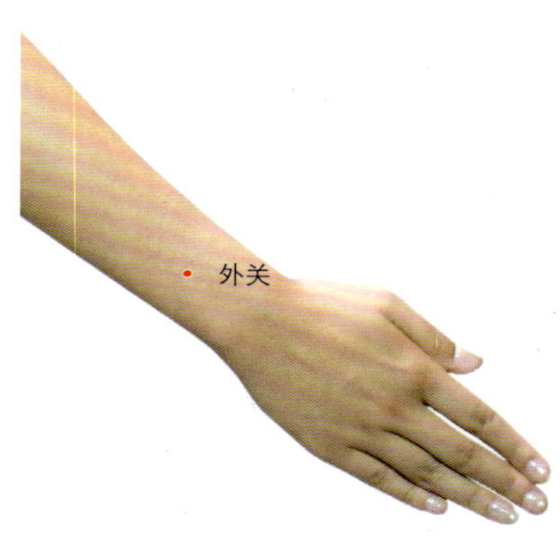

◆外关：腕背横纹上2寸，尺骨与桡骨正中间。

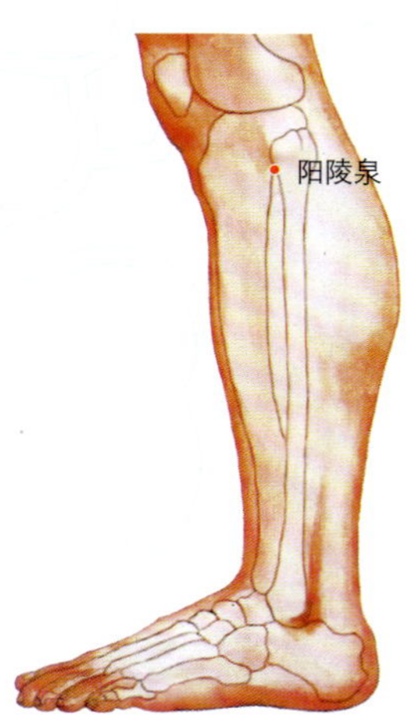

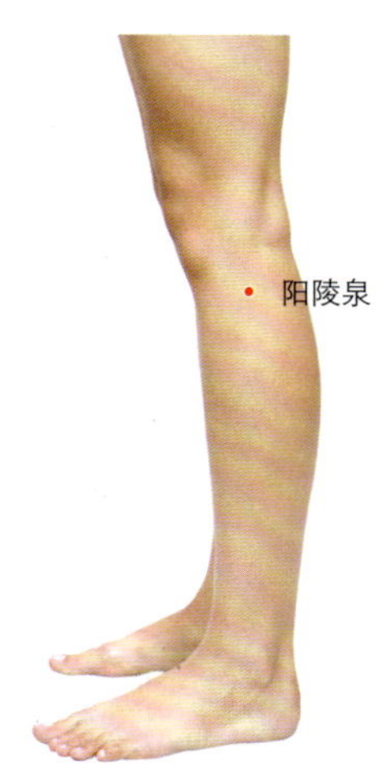

◆阳陵泉：在小腿外侧，当腓骨小头前下方凹陷处。

（2）配　穴

①如耳鸣与情志有关，则加内关、行间。

取穴定位图

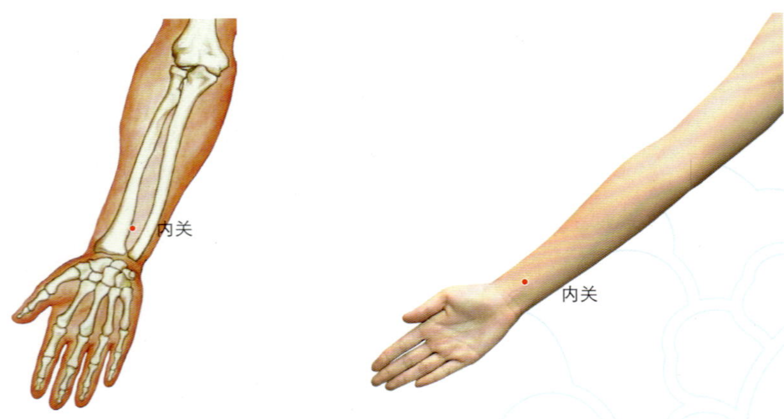

◆内关：在前臂掌侧，当曲泽穴与大陵穴的连线上，腕横纹上2寸，掌长肌腱与桡侧腕屈肌腱之间。

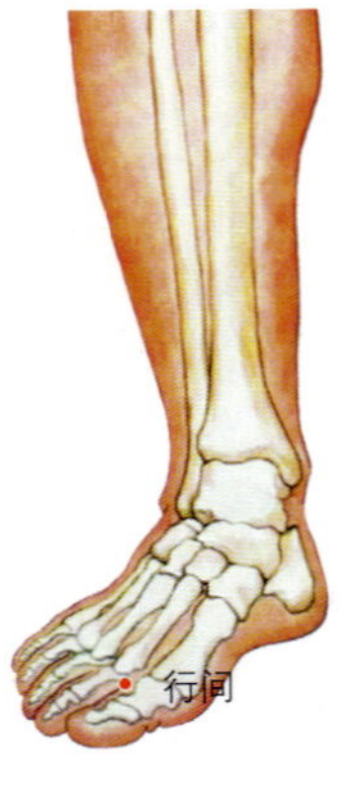

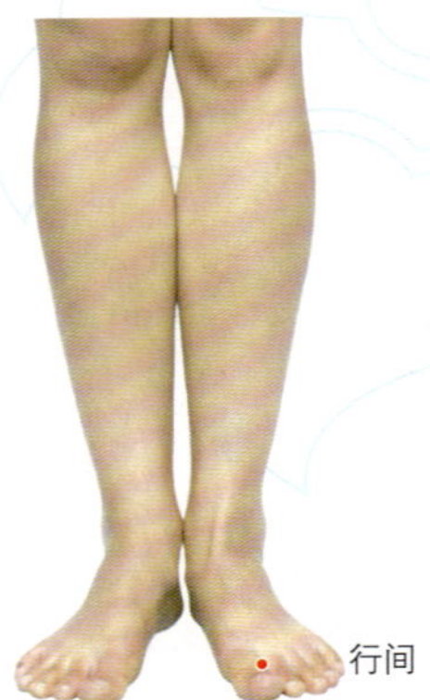

◆行间：在足背部，当第1、2趾间，趾蹼缘后方的赤白肉际处。

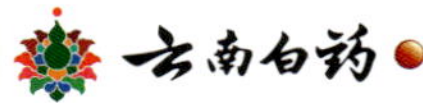

②如耳鸣伴腰膝酸软者，加肝俞、肾俞、关元。

取穴定位图

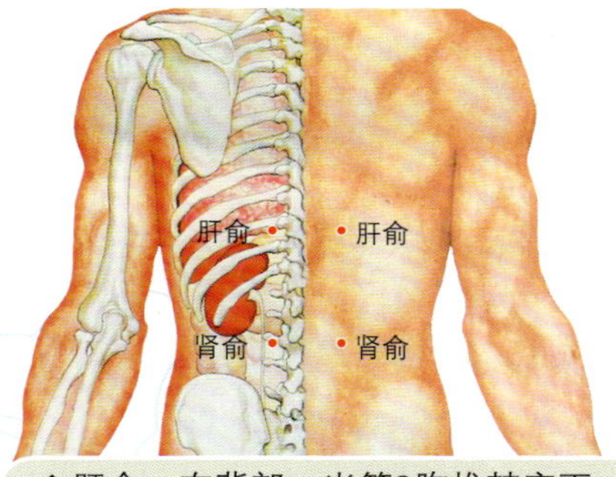

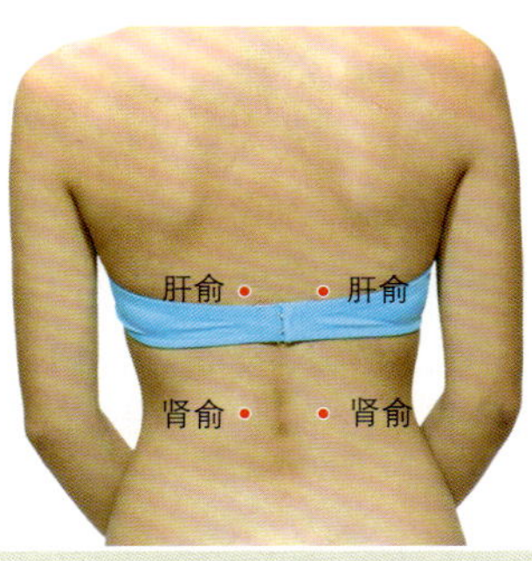

◆肝俞：在背部，当第9胸椎棘突下，旁开1.5寸。 ◆肾俞：在腰部，当第2腰椎棘突下，旁开1.5寸。

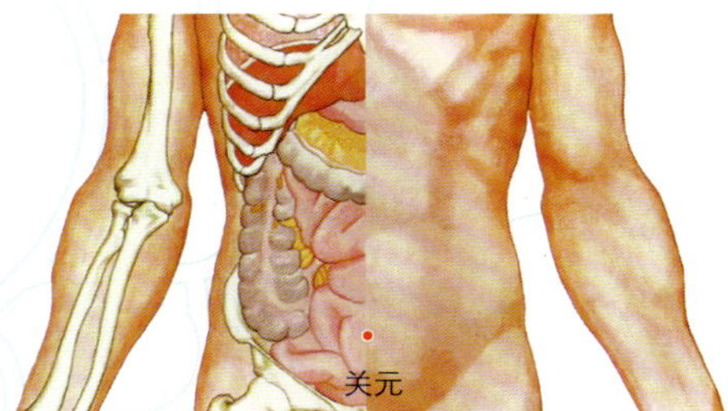

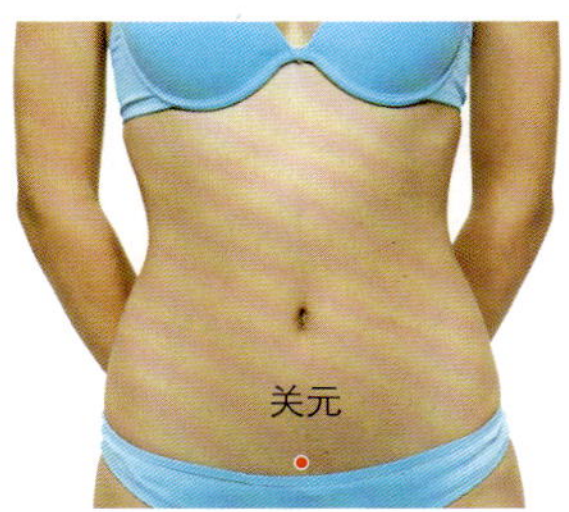

◆关元：在下腹部，前正中线上，当脐中下3寸。

2. 贴敷法

按本书第二章第四节所述方法，贴敷上述所选穴位。其中耳门–听宫–听会、安眠–翳风因位置紧邻又位于头面部，故分别用一小片云南白药膏在晚上贴敷，白天揭掉。

【临床体会】

耳鸣多由邪气闭阻少阳经脉；或肝肾亏虚，精气不能上濡耳窍而致。用云南白药膏贴敷上述所选穴位，通过云南白药膏对穴位的刺激，从而激发了听宫、外关等穴疏通耳窍的作用，激发了肾俞、肝俞滋补肝肾之功。同时应注意避免劳累，宜保持心情舒畅。本贴敷疗法对神经性耳鸣有一定疗效。

慢性咽炎

慢性咽炎是咽部黏膜的慢性炎症，多为急性咽炎治疗不当、反复发作或邻近组织的慢性炎症影响所致。此外烟酒过度、空气干燥、粉尘、有害气体的刺激，教师、演员长期用嗓过度也是常见的致病因素。慢性咽炎主要分为慢性单纯性咽炎、慢性肥厚性咽炎、萎缩性或干燥性咽炎。

【临床表现】

咽部不适有异物感，灼热，干燥，微痛，咽痒刺激性干咳，痰粘不易咳净，故常有清嗓动作，讲话易疲劳，或于刷牙漱口时恶心作呕。多有急性咽炎反复发作史，常因受凉、感冒、疲劳、多言等原因导致本病的发作或加重。

【治　疗】

1. 穴　位

廉泉、扶突–人迎、天突、膻中、列缺、丰隆、照海。

取穴定位图

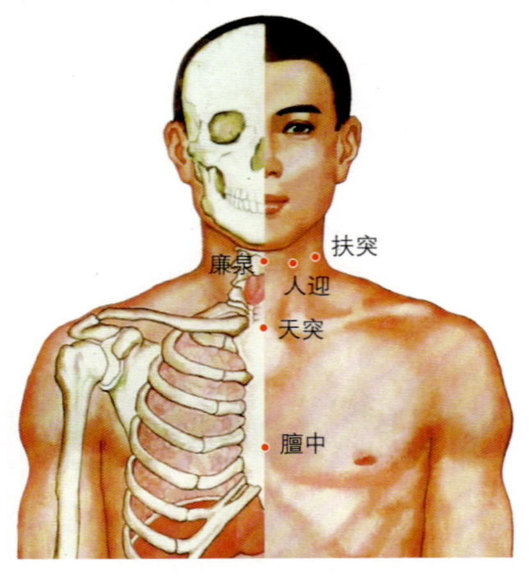

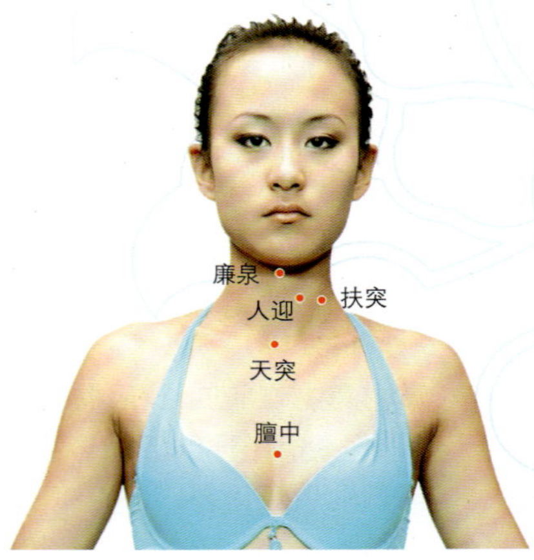

◆廉泉：在颈部，当前正中线上，喉结上方，舌骨上缘凹陷处。
◆扶突：在颈外侧部，喉结旁，当胸锁乳突肌的前、后缘之间。
◆人迎：在颈部，喉结旁，当胸锁乳突肌的前缘，颈总动脉搏动处。
◆天突：在颈部，当前正中线上，胸骨上窝中央。
◆膻中：在胸部，前正中线上，平第4肋间，两乳头连线的中点。

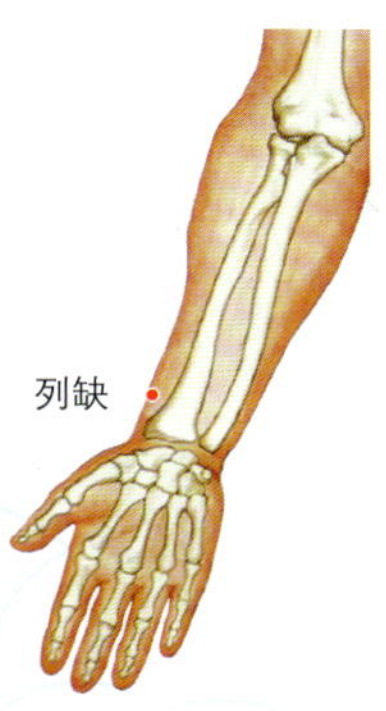

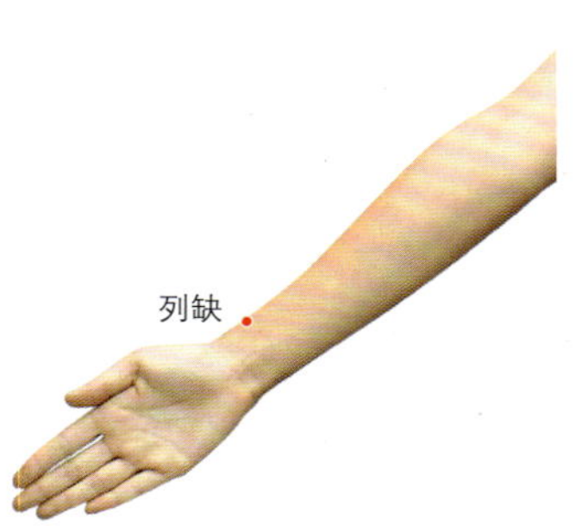

◆列缺：桡骨茎突上方，腕横纹上1.5寸，当肱桡肌与拇长展肌腱之间。

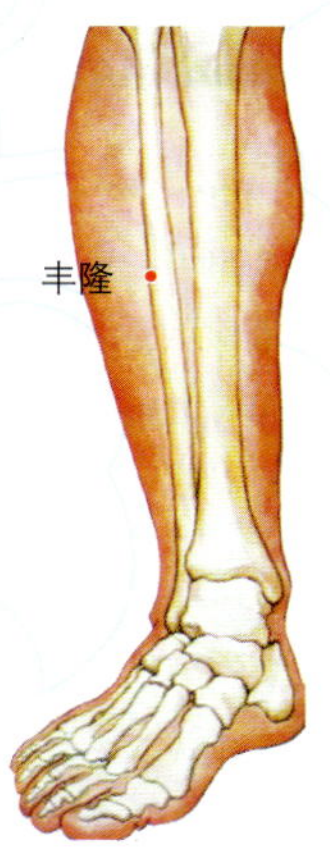

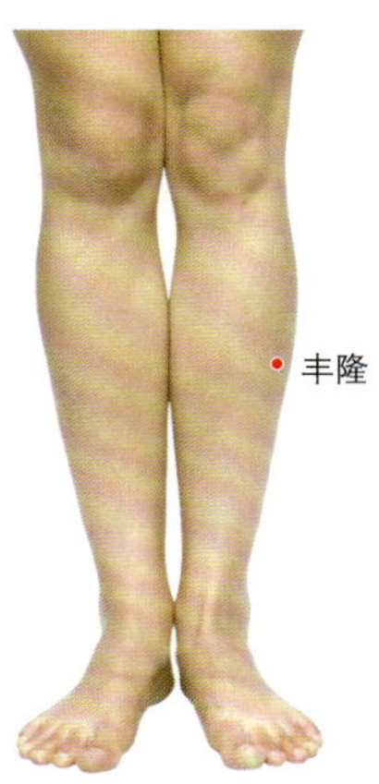

◆丰隆：在小腿前外侧，当外踝尖上8寸，条口穴外，距胫骨前缘二横指（中指）。

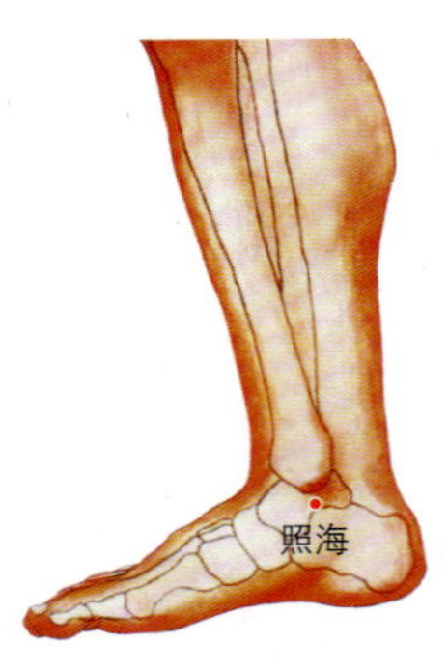

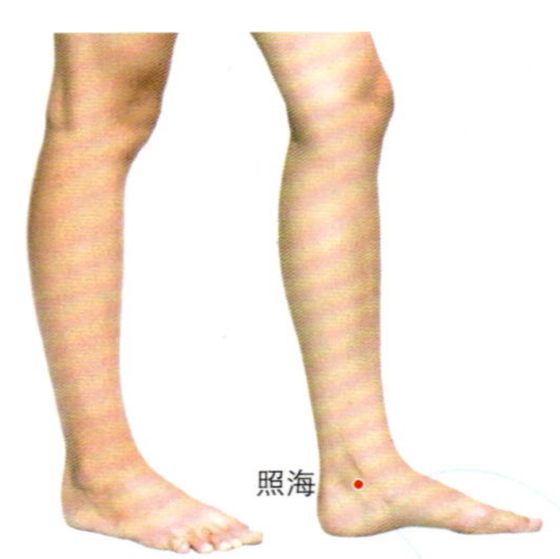

◆照海：在足内侧，内踝尖下方凹陷处。

2. 贴敷法

按本书第二章第四节所述方法，贴敷上述所选穴位。扶突–人迎因位置邻近，故用一小片云南白药膏贴敷。

【临床体会】

本病多因素体肺肾阴虚，虚火上炎，灼伤阴津；或风热喉痹反复发作，余邪留滞，伤津耗液导致咽失濡养而发生；或讲话用嗓过度，损伤咽部脉络而致。用云南白药膏贴敷上述穴位，通过云南白药膏中药物有效成分对穴位的刺激，激发了人迎、廉泉等咽喉局部穴位通利咽喉之功；激发了膻中、丰隆理气化痰利咽之功；激发了远端的照海、列缺滋阴润燥的作用。同时宜忌食辛辣香燥之品，避免烟酒刺激，宜保持心情舒畅，避免烦恼郁闷等不良情绪。

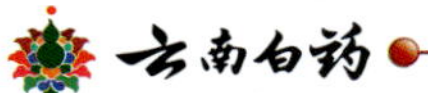

颞颌关节功能紊乱症

颞颌关节功能紊乱症是口腔科常见疾病之一，这类疾病大多数属关节、肌肉、神经的功能失调，是一种功能障碍性疾病。

【临床表现】

主要表现为颞颌关节疼痛、弹响，张口运动异常。疼痛常在张口和咀嚼运动过程中出现或加重；颞颌关节弹响可发生在张口初期或闭口末期，或者发生在张口末期或闭口初期；张口功能常因局部疼痛受限，口不能张大。

【治　疗】

1. 穴　位

下关–颊车、翳风、合谷、足三里。

取穴定位图

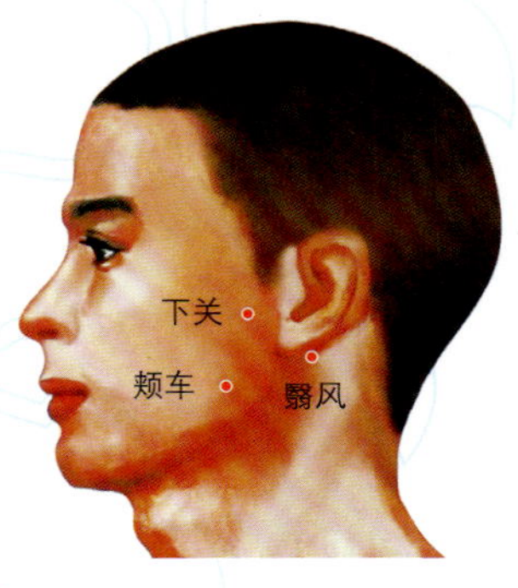

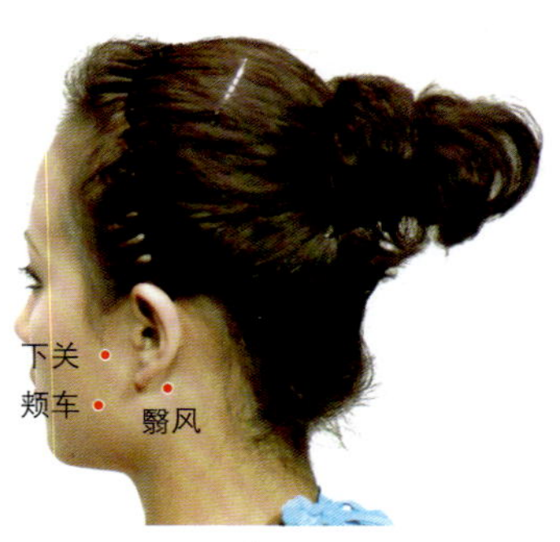

◆下关：在面部耳前方，当颧弓与下颌切迹所形成的凹陷中。　◆颊车：在面颊部，下颌角前上方约一横指（中指），当咀嚼时咬肌隆起，按之凹陷处。
◆翳风：在耳垂后，当乳突与下颌角之间的凹陷处。

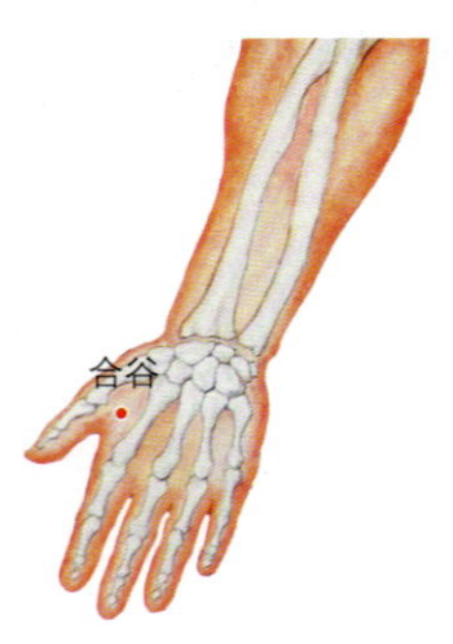

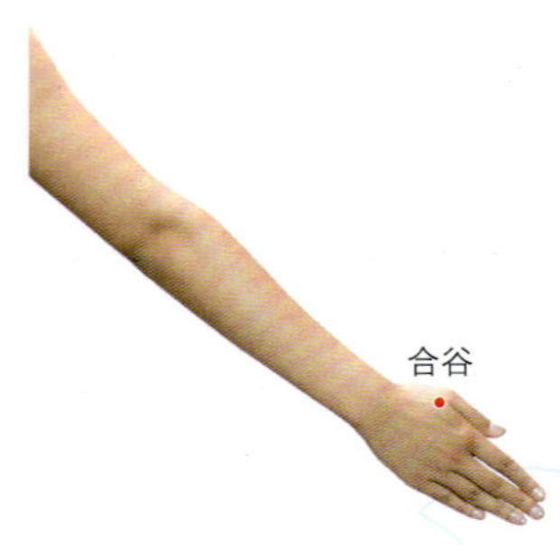

◆合谷：在手背，第1、2掌骨间，当第2掌骨桡侧的中点处。

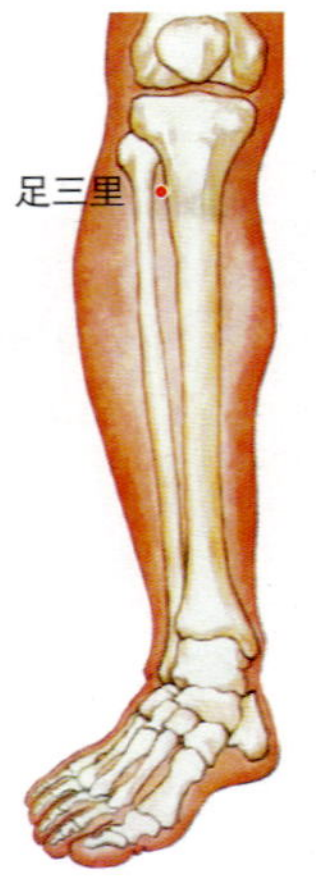

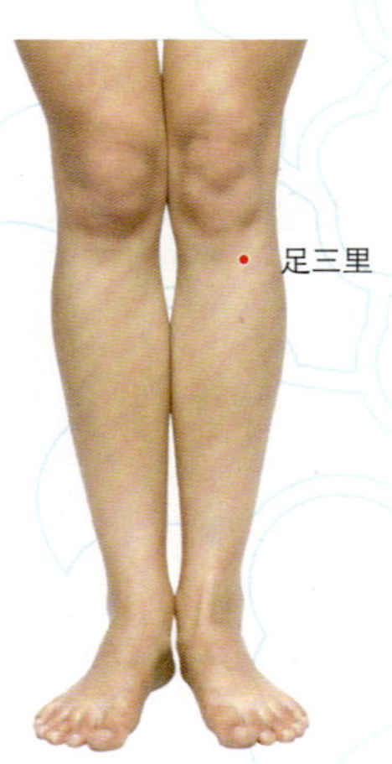

◆足三里：在小腿前外侧，当犊鼻穴（外膝眼）下3寸，距胫骨前缘一横指（中指）。

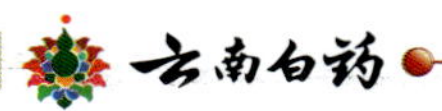

2. 贴敷法

按本书第二章第四节所述方法，贴敷上述所选穴位。其中头部穴位贴患侧，四肢部穴位贴双侧，下关–颊车因位置紧邻，故用一小片云南白药膏贴敷。

【临床体会】

颞颌关节功能紊乱症多由嚼咬硬物时张口过大、用力过猛，或直接外力碰撞而致局部经脉受损，瘀血阻络而致。云南白药膏贴敷在疼痛部位的下关、颊车等穴上，直接消散和疏通阻滞在病痛局部经脉的瘀血，通过云南白药膏对四肢的合谷、足三里穴的持续刺激作用，疏通手足阳明经脉，起到通则不痛之功。一般每次贴敷12小时，贴5~10次取效，同时应避免寒凉刺激，改变不良的嚼咬习惯，避免嚼咬硬物。

口腔溃疡

口腔溃疡，又称为“口疮”，是发生在口腔黏膜上的浅表性溃疡，因其呈周期性反复发生，故又称“复发性口腔溃疡”。口腔溃疡的发生与机体免疫力下降、遗传因素、睡眠不足、过度疲劳、精神紧张、进食腌熏油炸食物等因素有关。

【临床表现】

口腔溃疡多发生在口唇、牙龈、舌上舌下、两颊、上腭等部位，其大小可从米粒至黄豆大小不一、呈圆形或卵圆形，中间凹陷，周围充血，可因冷、热、酸、咸、辣等食物刺激引起剧烈疼痛。一年可发病数次，也可一月发病数次，甚至新旧溃疡交替出现，反复发作，影响饮食、睡眠和情绪。

【治　疗】

1. 穴　位

神阙、心俞、劳宫、内庭、涌泉。

取穴定位图

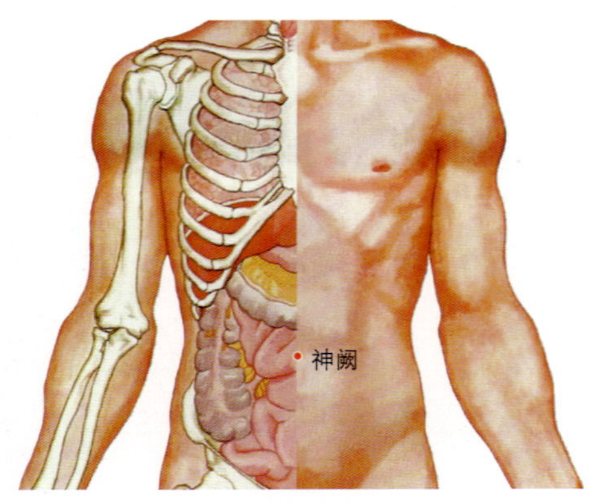

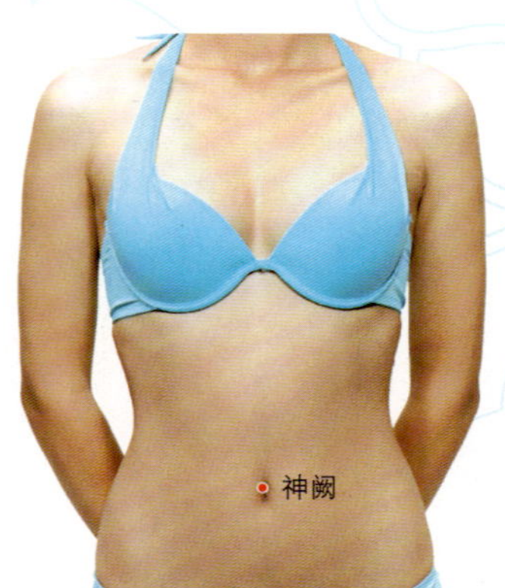

◆神阙：在腹中部，脐中央。

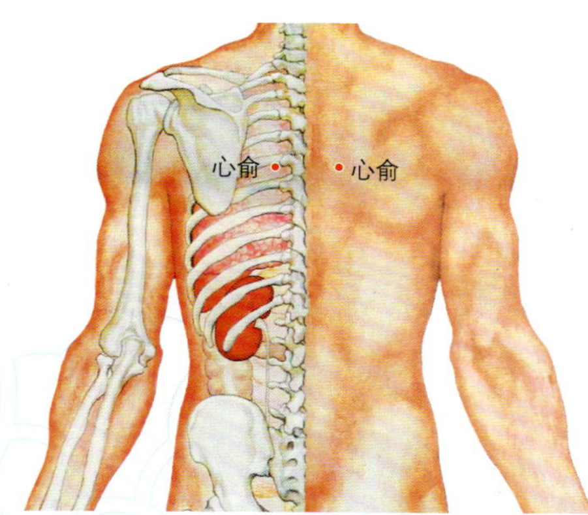

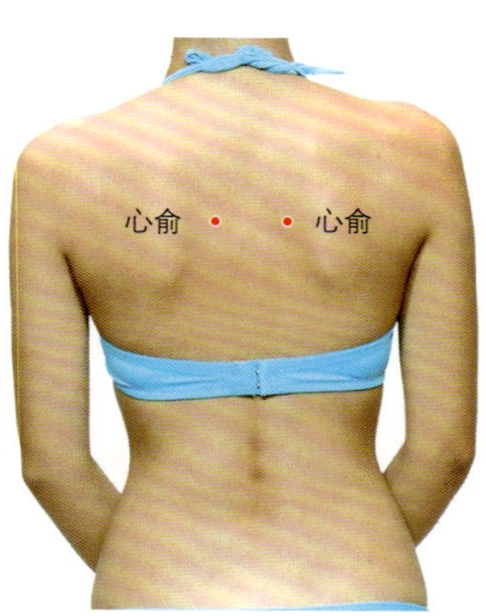

◆心俞：在背部，当第5胸椎棘突下，旁开1.5寸。

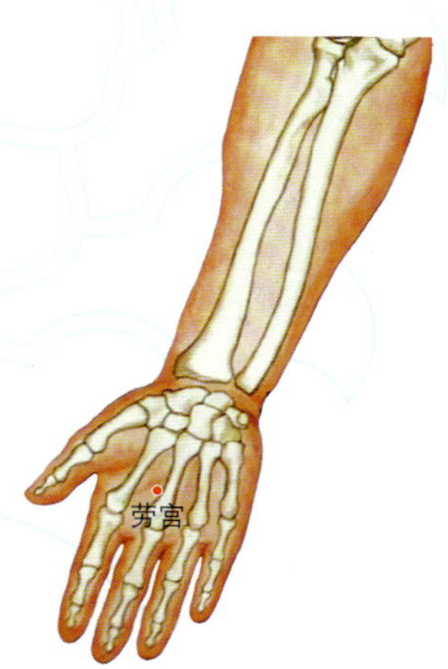

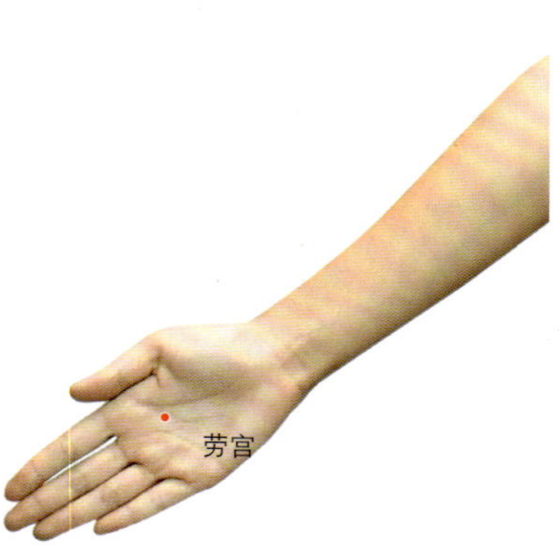

◆劳宫：在手掌心，当第2、3掌骨之间偏于第3掌骨，握拳屈指时中指尖处。

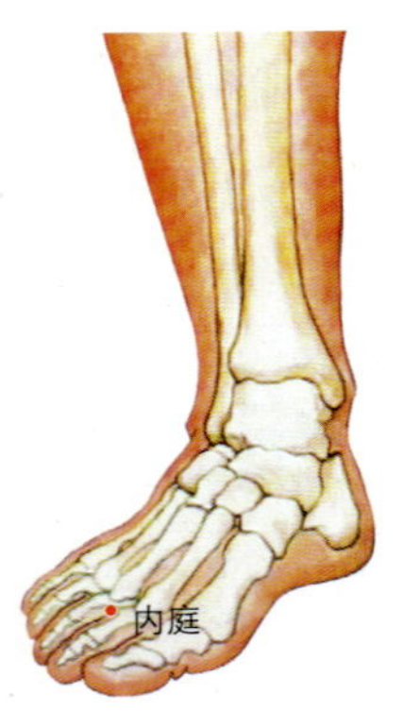

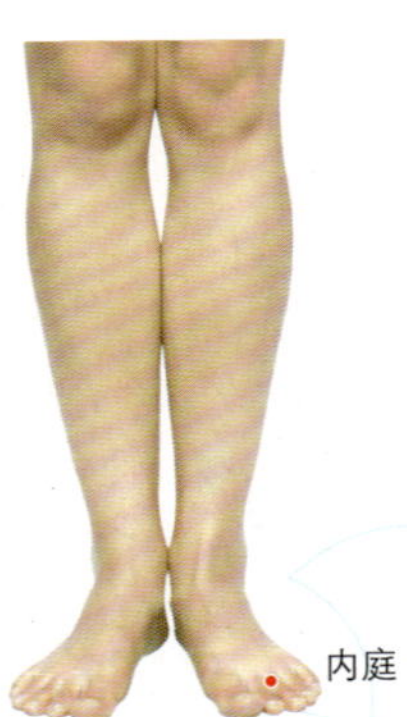

◆内庭：足背第2、3趾间，趾蹼缘后方赤白肉际处。

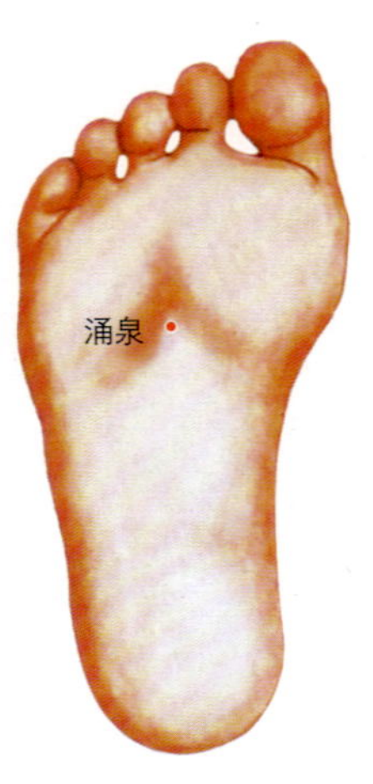

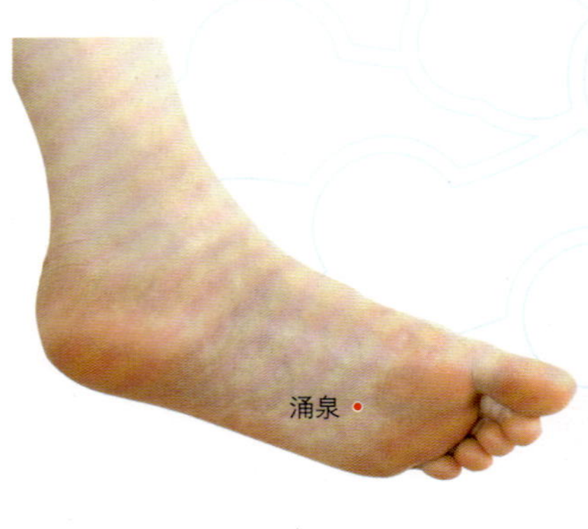

◆涌泉：足趾跖屈时，约当足底（去趾）前1/3凹陷处。

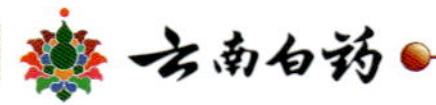

2. 贴敷法

按本书第二章第四节所述方法，贴敷上述所选穴位。

【临床体会】

复发性口腔溃疡多因素体阳热偏盛，进食辛热之品；或情志所伤致使肝郁气滞，郁热化火，致心胃火炽，心肾不交，虚火上炎熏蒸于口而发病。用云南白药膏贴敷上述穴位，通过云南白药膏中药物对穴位的刺激而激发了涌泉、劳宫等穴交通心肾、泻火解毒的作用。同时应注意口腔卫生，多吃新鲜水果和蔬菜，忌食辛辣香燥和腌腊食品。

牙 痛

牙痛是指各种原因引起的牙齿疼痛，是口腔科疾病常见的症状之一，可见于西医学的龋齿、牙髓炎、根尖周围炎等病。

【临床表现】

以牙齿疼痛为主症，遇冷、热、酸、甜饮食刺激后可致疼痛加剧。如牙龈红肿疼痛，甚则出脓血，兼有口臭、口渴、便秘者，为胃火牙痛；如兼有恶寒发热、口渴咽干者，为风火牙痛；如牙齿隐隐作痛，牙齿松动，咀嚼无力者，为虚火牙痛。

【治 疗】

1. 穴 位

（1）基本穴位：下关-颊车、翳风、合谷。

取穴定位图

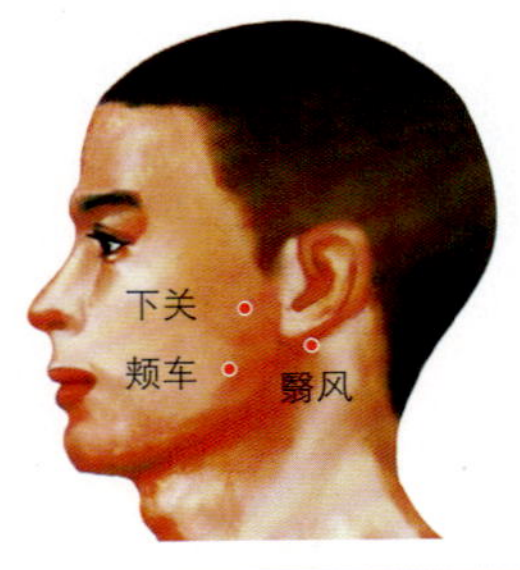

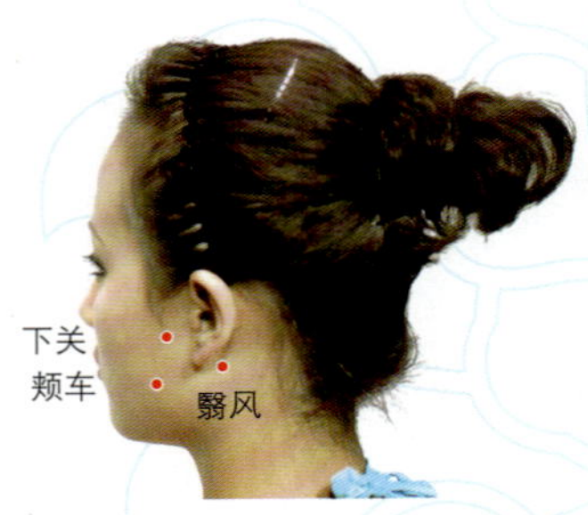

◆下关：在面部耳前方，当颧弓与下颌切迹所形成的凹陷中。 ◆颊车：在面颊部，下颌角前上方约一横指（中指），当咀嚼时咬肌隆起，按之凹陷处。 ◆翳风：在耳垂后，当乳突与下颌角之间的凹陷处。

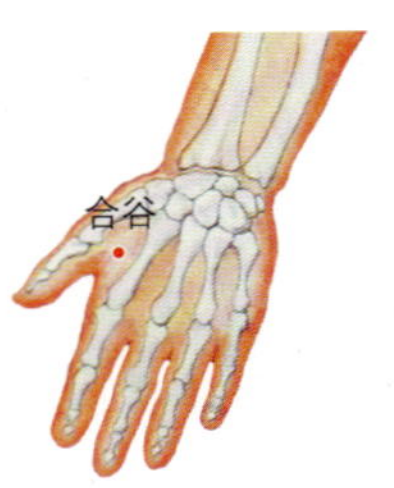

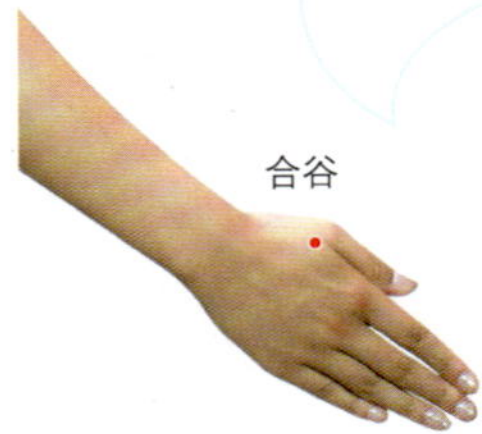

◆合谷：在手背，第1、2掌骨间，当第2掌骨桡侧的中点处。

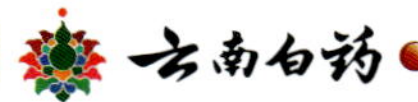

（2）配　穴

①胃火牙痛加曲池、内庭。

取穴定位图

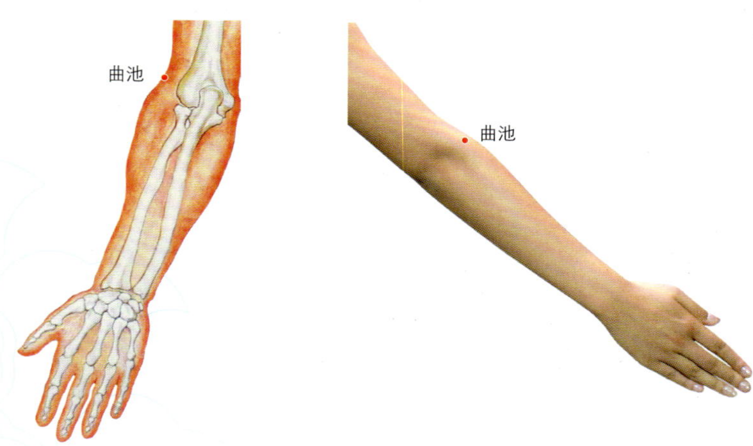

◆曲池：屈肘成直角，在尺泽穴与肱骨外上髁连线的中点。

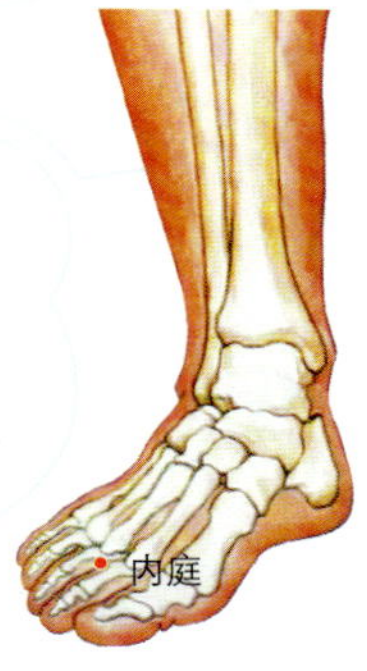

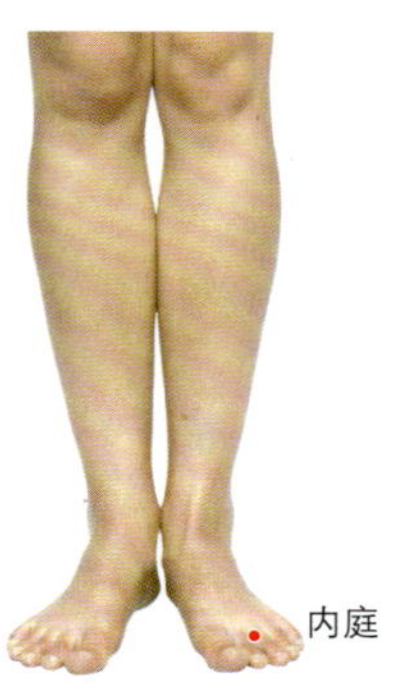

◆内庭：足背第2、3趾间，趾蹼缘后方赤白肉际处。

②风火牙痛加风门、外关。

取穴定位图

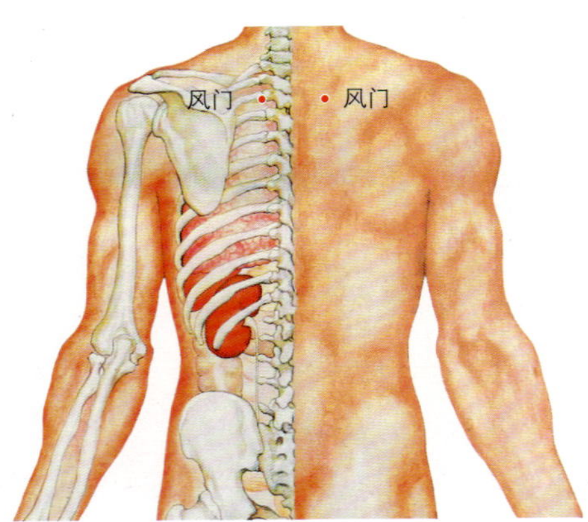

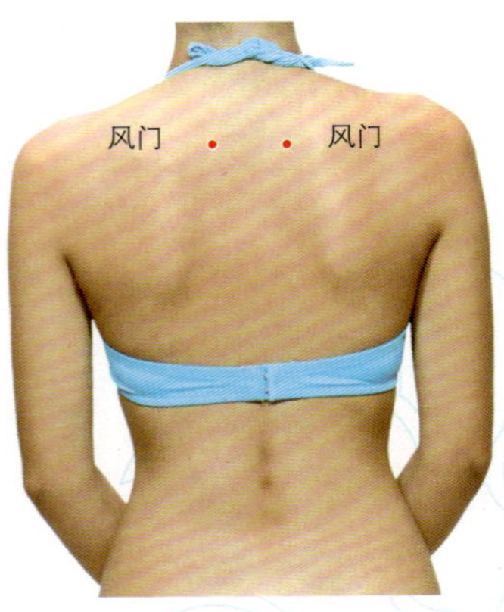

◆风门：在背部，当第2胸椎棘突下，旁开1.5寸。

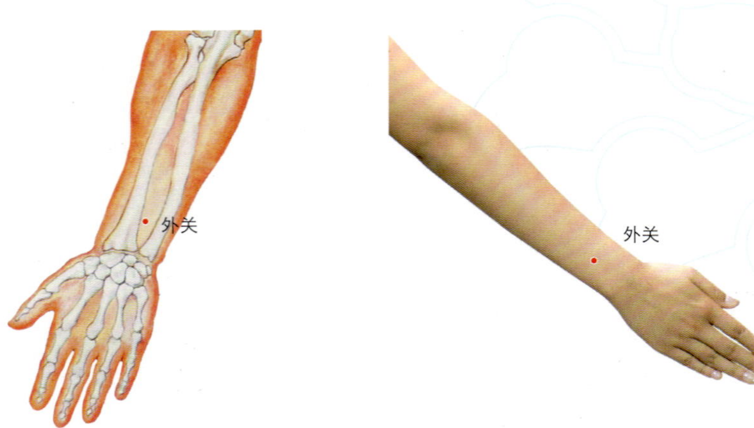

◆外关：腕背横纹上2寸，尺骨与桡骨正中间。

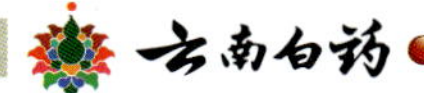

③虚火牙痛加太溪、涌泉。

取穴定位图

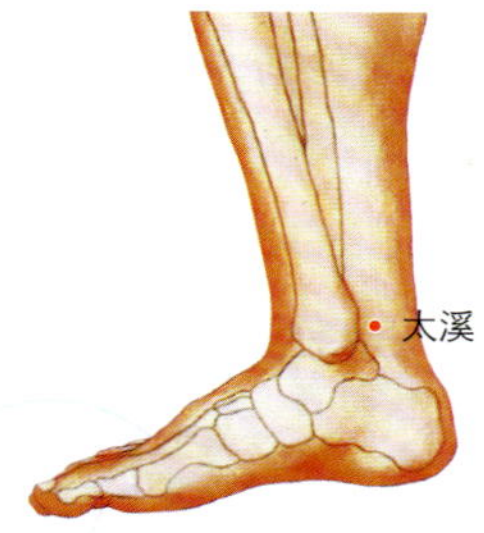

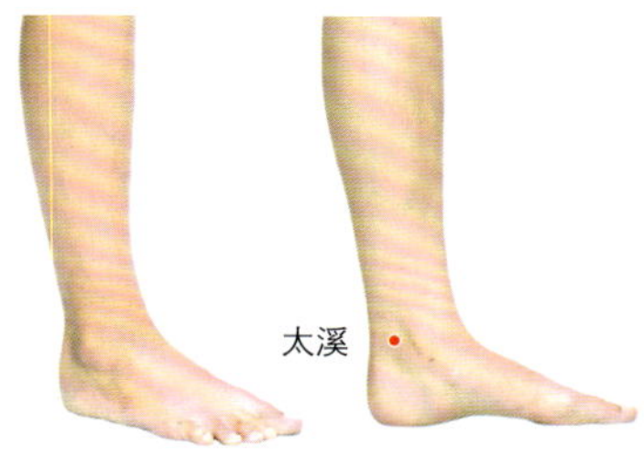

◆太溪：在足内侧，内踝后方，当内踝尖与跟腱之间的凹陷处。

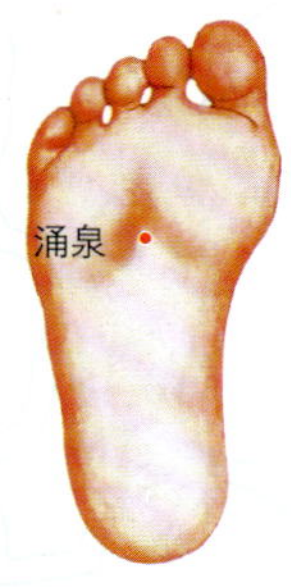

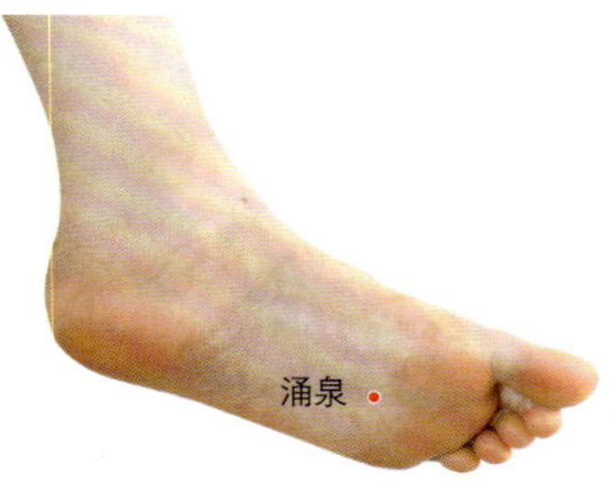

◆涌泉：足趾跖屈时，约当足底（去趾）前1/3凹陷处。

2. 贴敷法

按本书第二章第四节所述方法，贴敷上述所选穴位。其中因下关–颊车两穴位置紧邻，故用一小片云南白药膏贴敷。

【临床体会】

中医学将牙痛分为胃火牙痛、风火牙痛及虚火牙痛。用云南白药膏贴敷局部的下关–颊车、翳风穴，云南白药膏中活血化瘀的成分直接经皮肤吸收到达病变部位，可通经活络止痛；通过云南白药膏对远端穴位的刺激，激发了内庭、曲池清泻胃火；外关、风门祛风清热；太溪、涌泉滋阴泻火的作用。一般每次贴敷12小时，贴3~5次取效，同时要忌食辛辣香燥的饮食，注意口腔清洁卫生，养成饭后漱口的好习惯。

假性近视

假性近视是以视近清楚、视远模糊为特征的眼病。本病多由于经常不注意正确用眼，如长时间近距离看书阅读；长久在电脑上打游戏等因素，使眼睛睫状肌常常处于紧张、疲劳状态，造成睫状肌的持续、过度的收缩痉挛，在看远处时也不能放松仍保持收缩状态，而造成头晕、眼胀、视力下降等视力疲劳症状。

【临床表现】

近视眼的临床表现是裸眼视力差，视近清楚，视远模糊，眼易疲劳。轻度和中度近视，眼球一般无明显变化，高度近视由于眼轴加长，眼球变大，外观上可呈现眼球突出状态。

【治　疗】

1. 穴　位

安眠、印堂、瞳子髎、四白、肝俞、肾俞、外关、足光明、三阴交。

取穴定位图

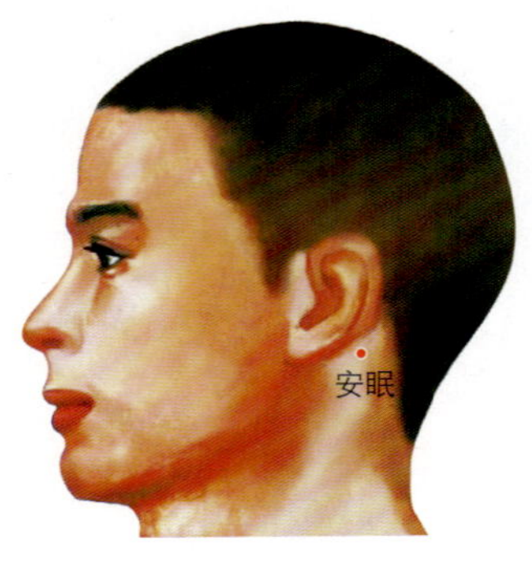

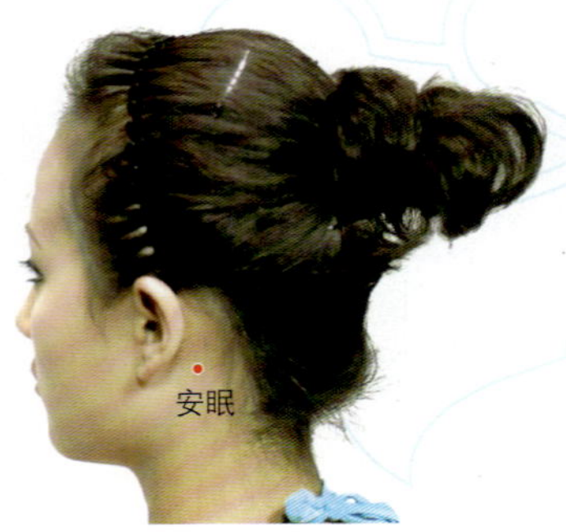

◆安眠：在项部，当翳风穴与风池穴连线的中点。

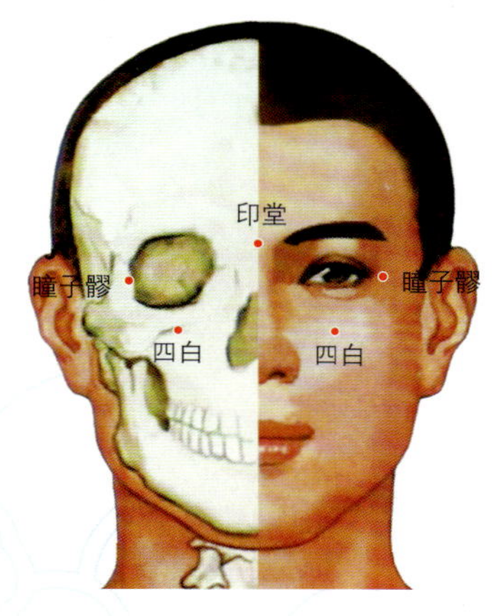

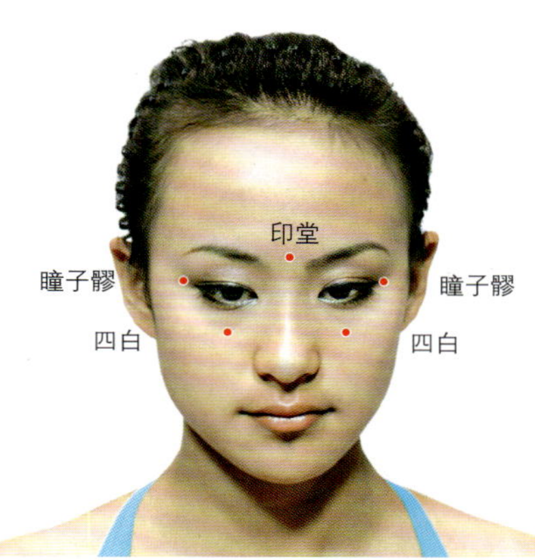

◆印堂：在额部，当两眉头的中间。 ◆瞳子髎：在面部，目外眦旁，当眶外侧缘处。 ◆四白：在面部，瞳孔直下，当眶下孔凹陷处。

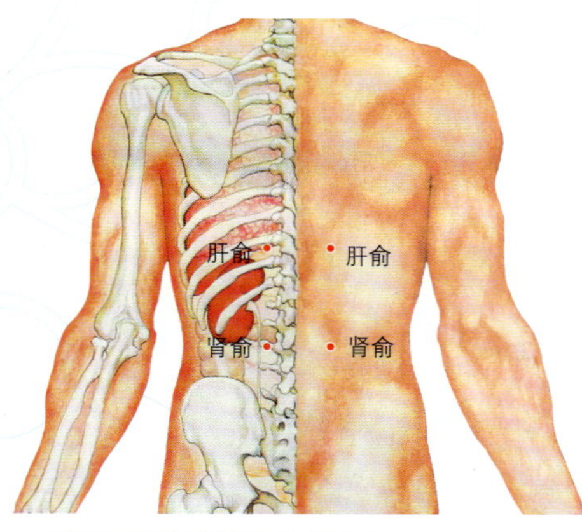

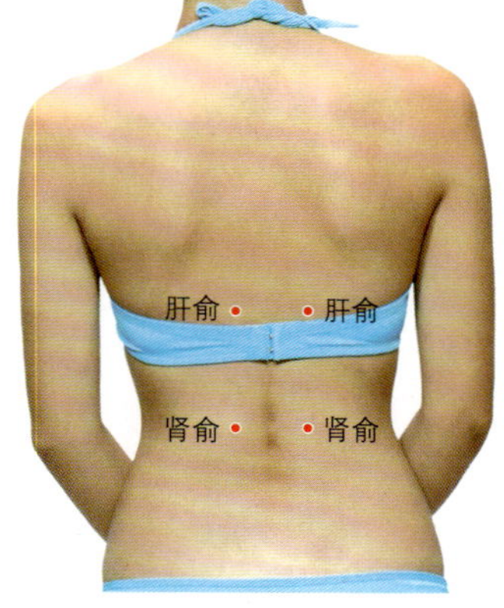

◆肝俞：在背部，当第9胸椎棘突下，旁开1.5寸。 ◆肾俞：在腰部，当第2腰椎棘突下，旁开1.5寸。

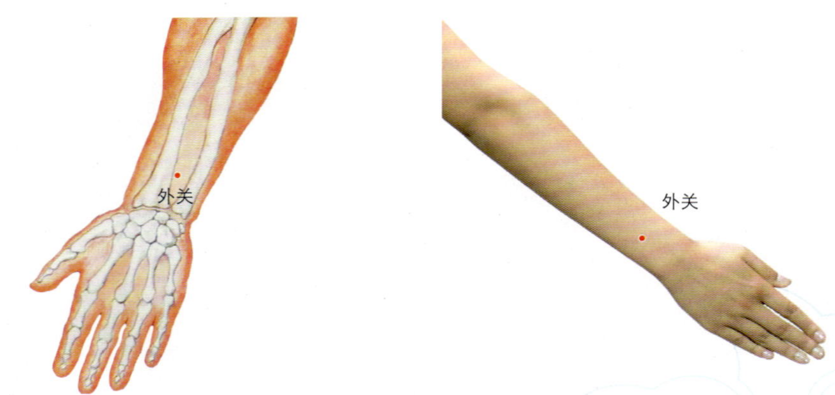

◆外关：腕背横纹上2寸，尺骨与桡骨正中间。

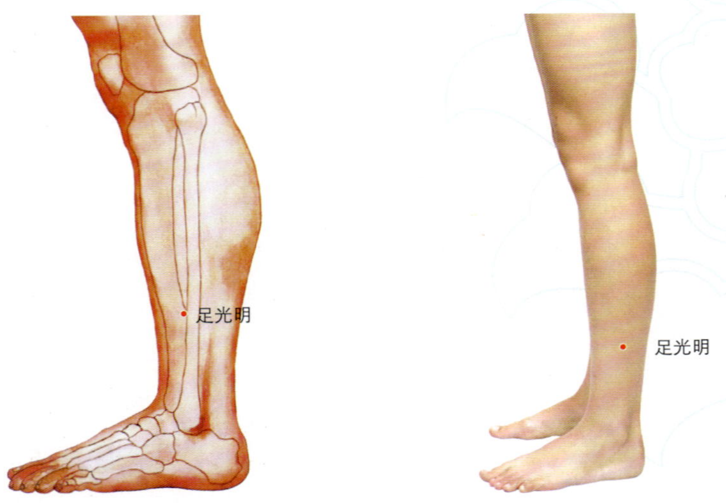

◆足光明：在小腿外侧，当外踝尖上5寸，腓骨前缘。

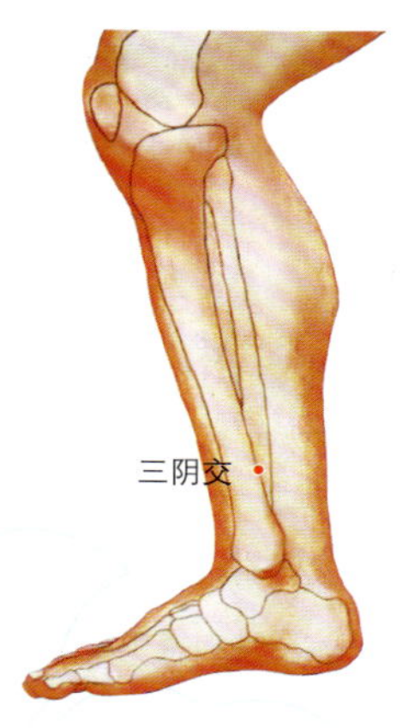

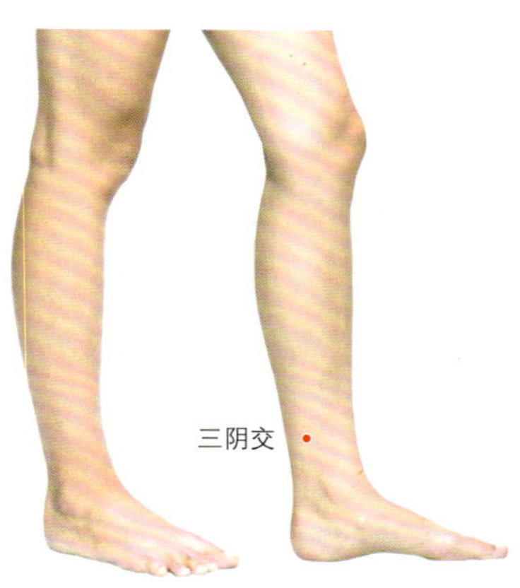

◆三阴交：在小腿内侧，当足内踝尖上3寸，胫骨内侧缘后方。

2. 贴敷法

按本书第二章第四节所述方法，贴敷上述所选穴位。其中头面部穴位仅在晚上贴一小片云南白药膏。根据近视程度的不同，一般每次贴敷12个小时，10次为1个疗程，可贴3~5个疗程，每个疗程间应休息1~2周。

【临床体会】

本病常由青少年学习阅读时用眼过度，劳心伤神，损及肝肾，精血亏虚，以致目失所养而致；或禀赋不足，先天遗传所致。用云南白药膏贴敷上述所选穴位，通过云南白药膏中主要的活血化瘀及辛香走窜药物对穴位的刺激，从而激发了肝俞、肾俞滋养肝肾、益精生髓的作用，激发了四白等眼周局部穴位和足光明等远端穴的疏经通络之功，从而更好地调节了眼部睫状肌的舒缩功能，故能取得较理想的效果，同时要注意科学用眼，坚持每天做眼保健操，宜进食富含蛋白质、维生素、微量元素的食物。

第五节　其他常见病症

衰　老

衰老是一种自然规律。衰老即人体老化的结果，老化是指机体从生长发育到成熟以后，随着年龄的增长，在形态和功能上所表现出的进行性、衰退性的变化。人体衰老的机理目前尚无统一认识，但衰老机体的变化往往具有一定的规律性，主要表现为整体性、退化性、进行性等特点。

【临床表现】

精神不振、健忘、形寒肢冷、少眠、食欲不振、腰膝无力、发脱齿摇、气短乏力，甚则面浮肢肿等。

【治　疗】

1. 穴　位

膏肓俞、肝俞、脾俞、肾俞、神阙、内关、足三里、三阴交、太溪。

取穴定位图

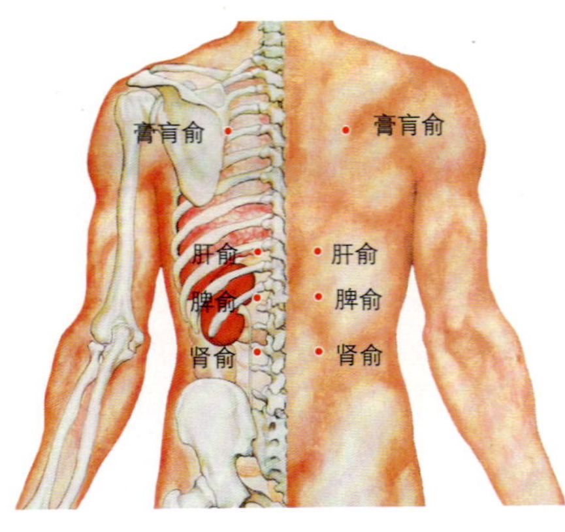

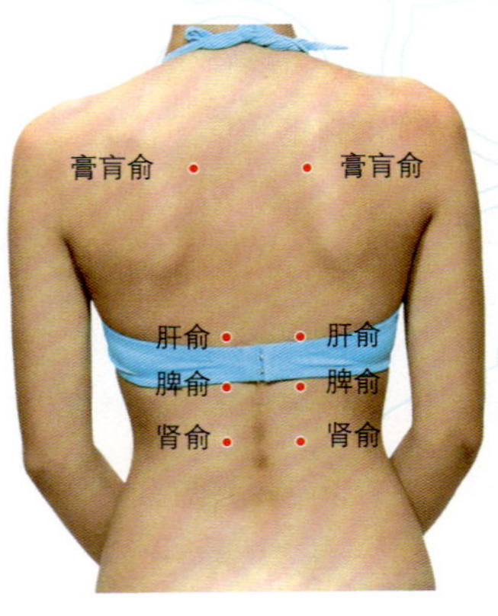

◆膏肓俞：在背部，第4胸椎棘突下，旁开3寸。　◆肝俞：在背部，当第9胸椎棘突下，旁开1.5寸。　◆脾俞：在背部，当第11胸椎棘突下，旁开1.5寸。　◆肾俞：在腰部，当第2腰椎棘突下，旁开1.5寸。

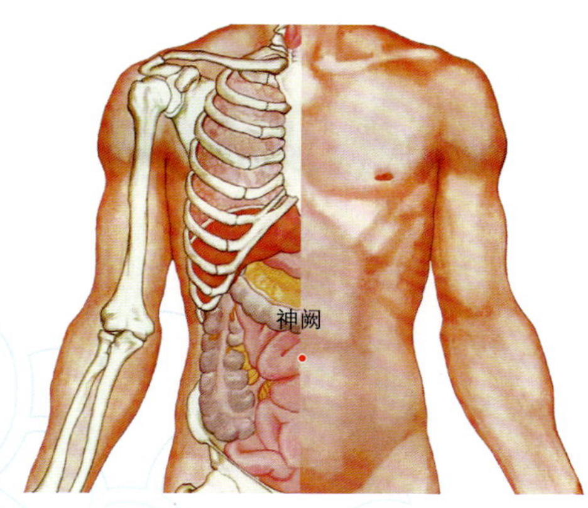

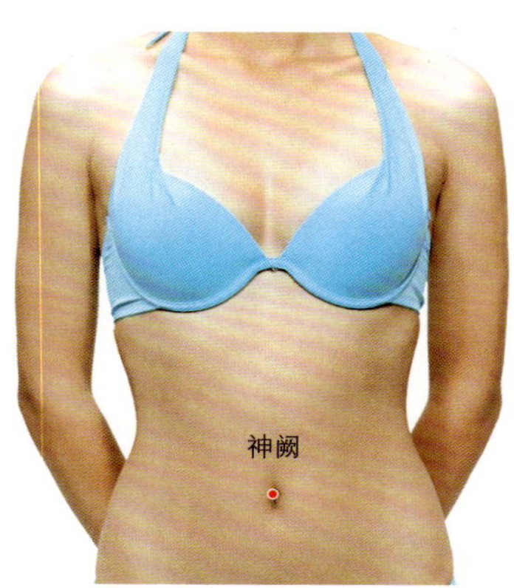

◆神阙：在腹中部，脐中央。

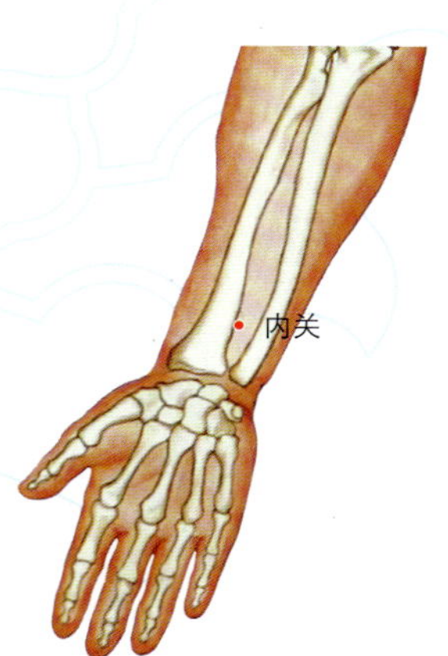

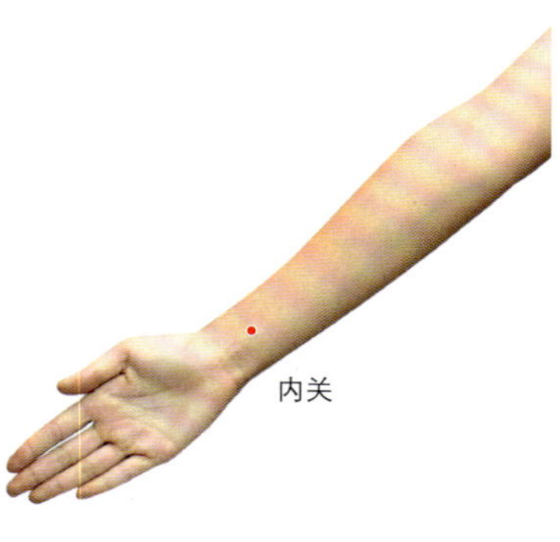

◆内关：在前臂掌侧，当曲泽穴与大陵穴的连线上，腕横纹上2寸，掌长肌腱与桡侧腕屈肌腱之间。

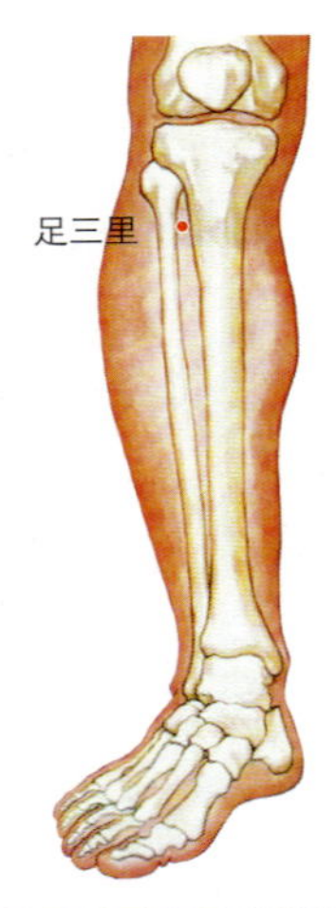

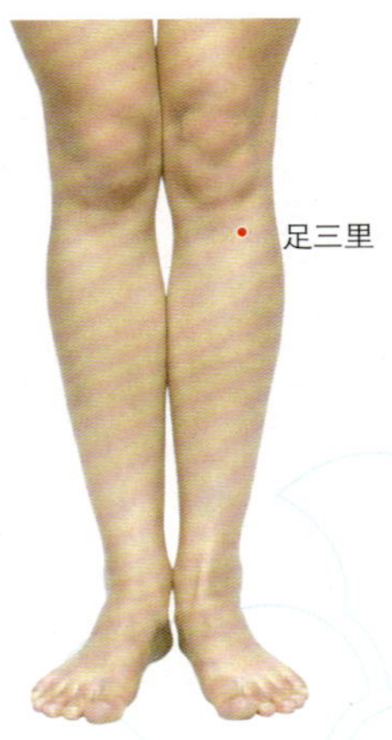

◆足三里：在小腿前外侧，当犊鼻穴（外膝眼）下3寸，距胫骨前缘一横指（中指）。

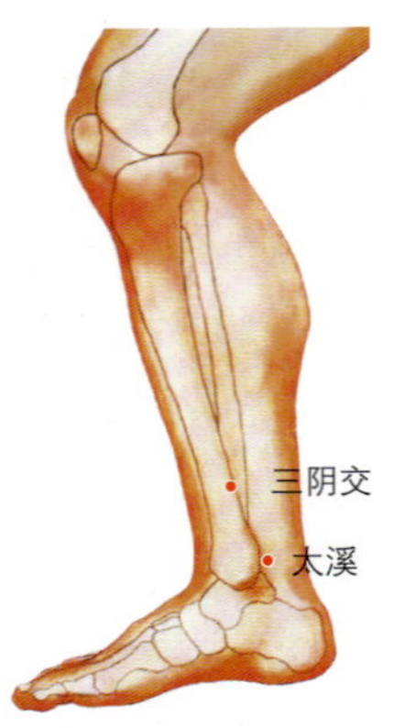

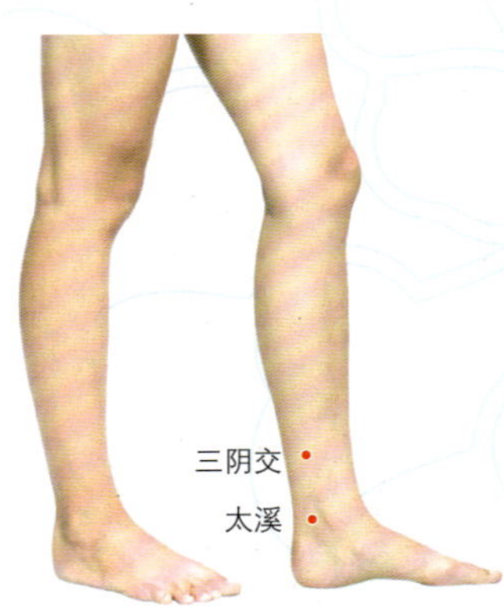

◆三阴交：在小腿内侧，当足内踝尖上3寸，胫骨内侧缘后方。

◆太溪：在足内侧，内踝后方，当内踝尖与跟腱之间的凹陷处。

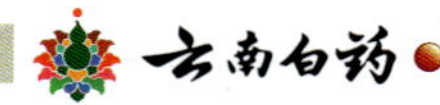

2. 贴敷法

按本书第二章第四节所述方法，贴敷上述所选穴位。其中背部穴位应交替贴敷，每次可选1~2个。

【临床体会】

机体气血不足，经络之气运行不畅，脏腑功能减退，阴阳失去平衡，均会导致和加快衰老。用云南白药膏贴敷上述穴位，通过云南白药膏中药物有效成分对穴位的刺激作用，从而激发了穴位的功能，使肾俞、脾俞等背部穴位能调节脏腑的生理功能；穴位贴敷激发了足三里、膏肓俞、神阙强壮保健的作用；激发了三阴交、太溪调补脾胃与肾精肾气的作用，从而减缓人体脏腑气血的衰退，达到一定抗衰老的目的。

竞技综合征

竞技综合征是竞技前或竞技过程中（如比赛或考试）发生的以心悸、失眠、烦躁、口干、食欲不振、恶心呕吐等为主要临床表现的症候群。由于竞技者思想压力太大，精神负担过重、情绪高度紧张，大脑细胞高度兴奋超过了它的一定的活动能力而过度疲劳，导致植物神经功能紊乱所致。

【临床表现】

平素身体健康，无神经衰弱、胃肠病和痛经等疾病。在竞技（考试或比赛）前一段时间或竞技过程中发生心悸、失眠、烦躁、口干、出汗、食欲不振、恶心呕吐，腹泻或便秘、痛经、手足心发热、手指震颤、腓肠肌痉挛或颤抖、全身乏力、头昏，甚至晕厥等症状，而竞技后大都能在短期内自行恢复。

【治　疗】

1. 穴　位

（1）基本穴位：安眠、膻中、内关、三阴交、太冲。

取穴定位图

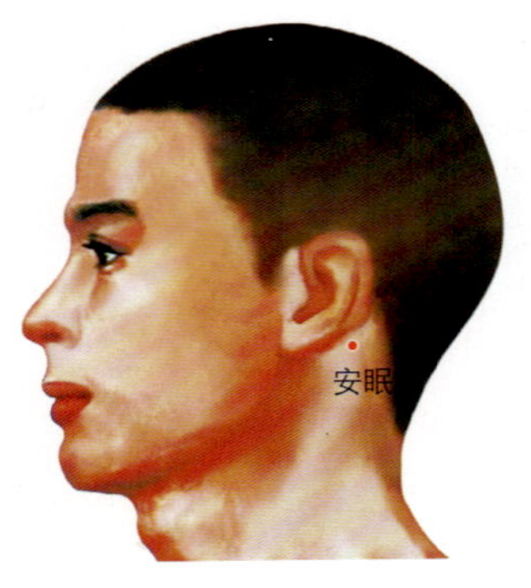

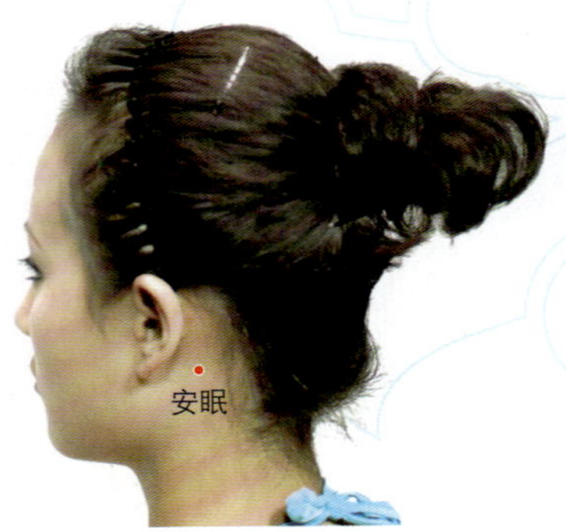

◆安眠：在项部，当翳风穴与风池穴连线的中点。

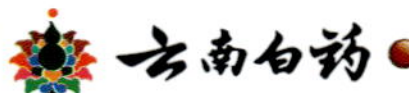

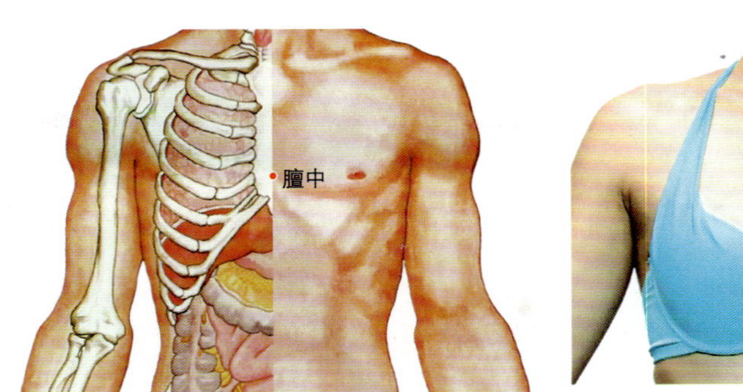

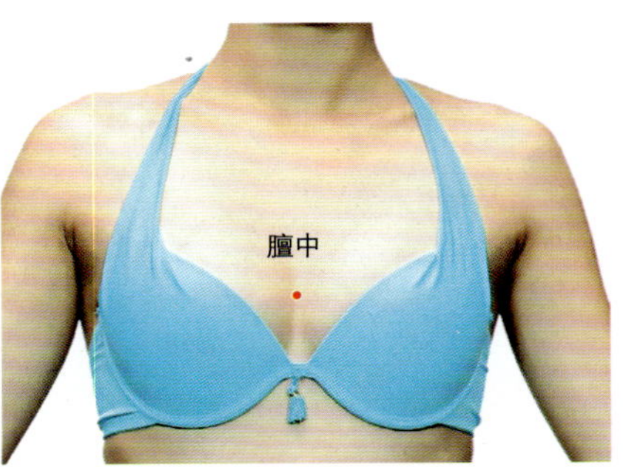

◆膻中：在胸部，前正中线上，平第4肋间，两乳头连线的中点。

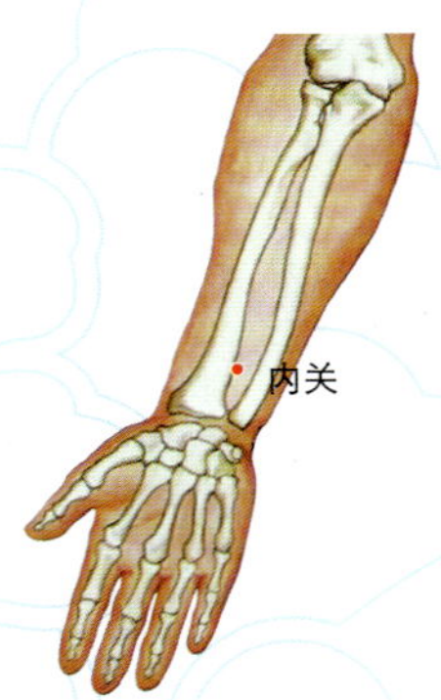

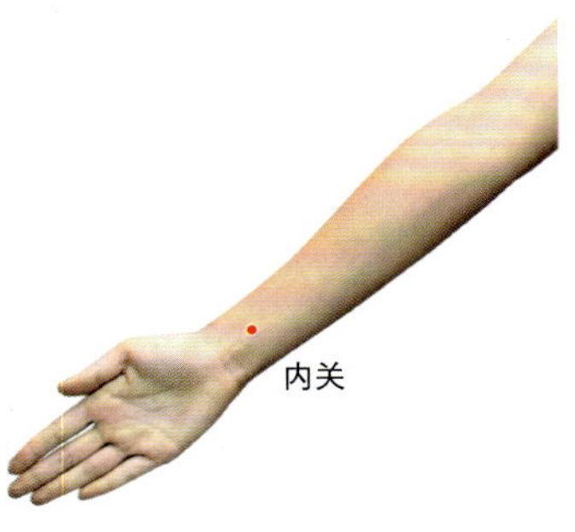

◆内关：在前臂掌侧，当曲泽穴与大陵穴的连线上，腕横纹上2寸，掌长肌腱与桡侧腕屈肌腱之间。

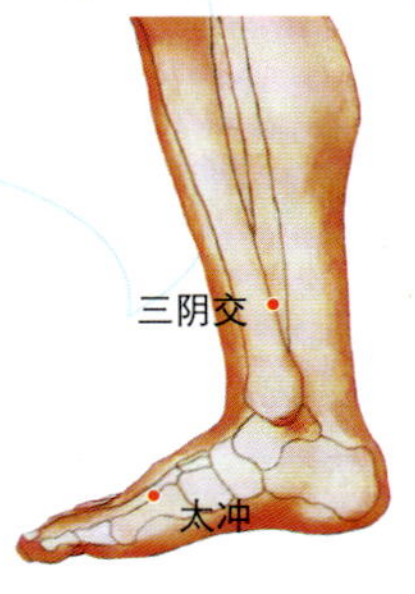

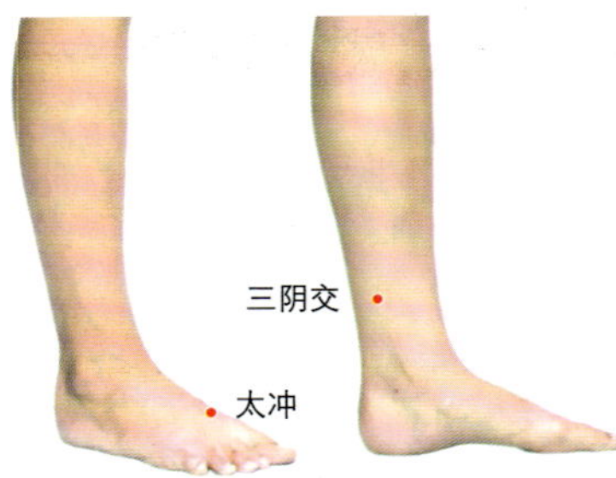

◆三阴交：在小腿内侧，当足内踝尖上3寸，胫骨内侧缘后方。

◆太冲：足背，第1、2跖骨结合部之前凹陷处。

（2）配　穴

①如心悸失眠甚者加心俞。

取穴定位图

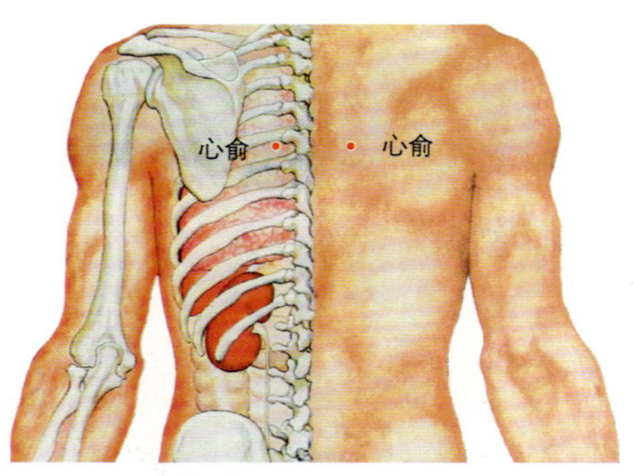

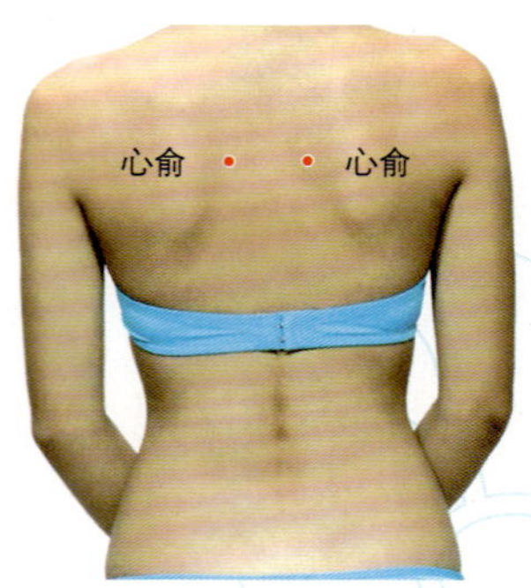

◆心俞：在背部，当第5胸椎棘突下，旁开1.5寸。

②如情绪烦躁者加肝俞。

取穴定位图

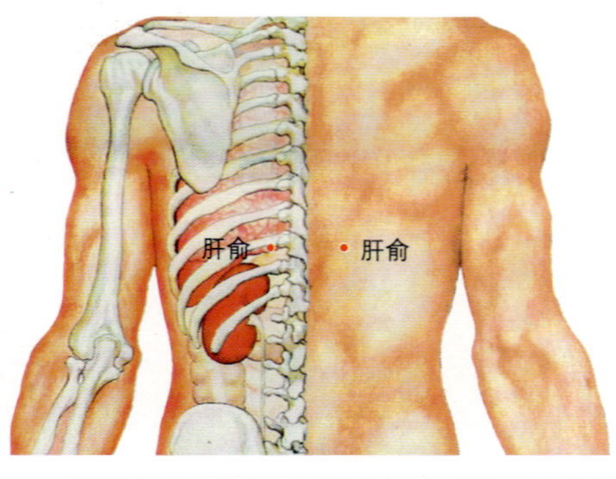

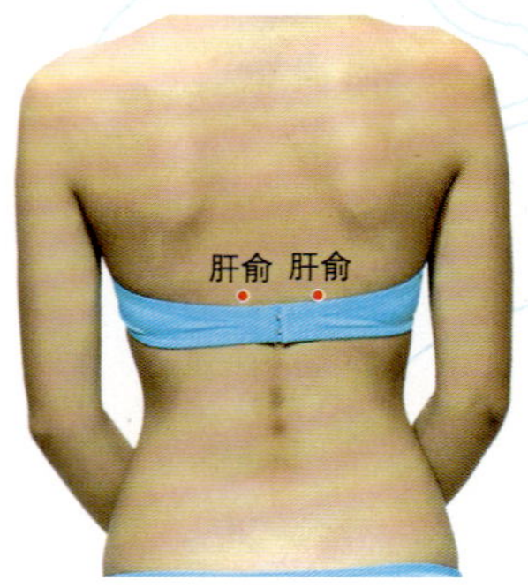

◆肝俞：在背部，当第9胸椎棘突下，旁开1.5寸。

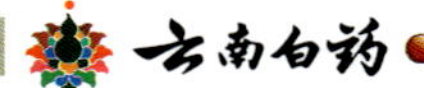

③如食欲不振者加脾俞。

取穴定位图

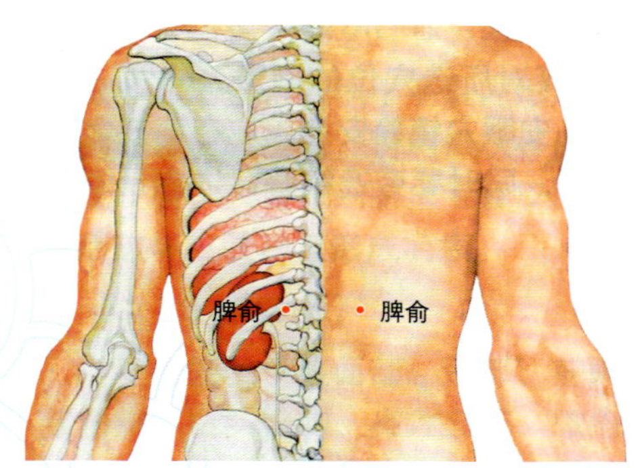

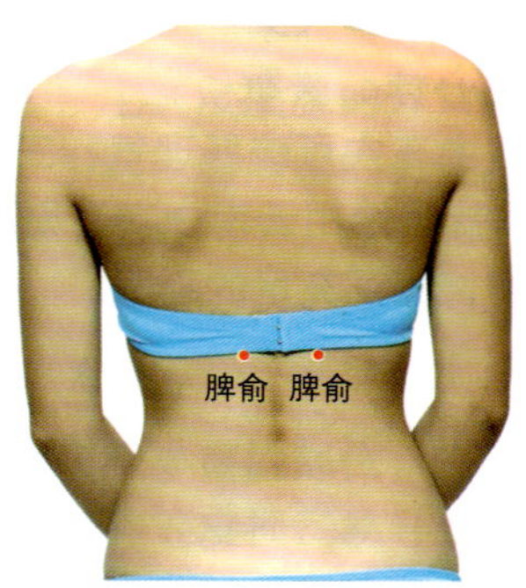

◆脾俞：在背部，当第11胸椎棘突下，旁开1.5寸。

④如腓肠肌痉挛者加承山。

取穴定位

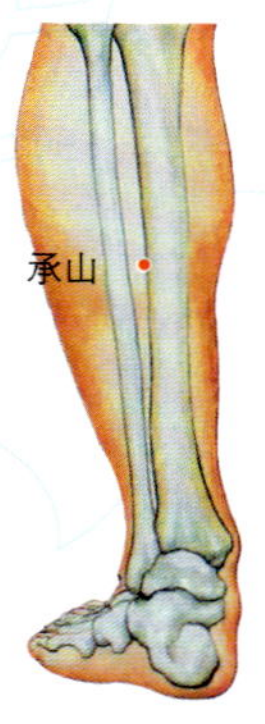

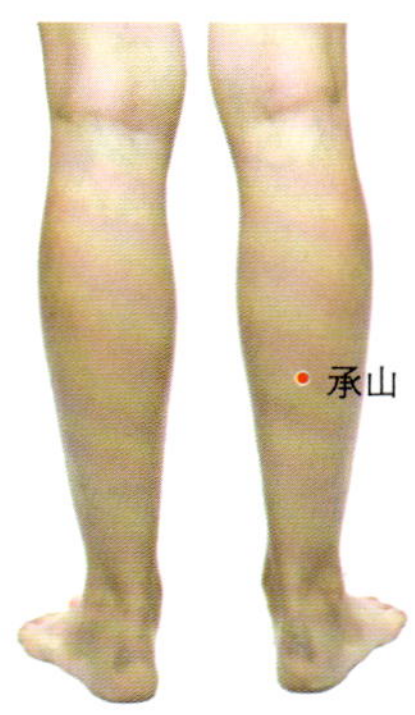

◆承山：在小腿后面正中，当小腿用力蹬地或足跟上提时，腓肠肌两肌腹之间凹陷顶端处。

黄褐斑

黄褐斑也称为肝斑，是发生在颜面的色素沉着斑，以女性居多。引起黄褐斑的因素或疾病较多。此所言黄褐斑主要是指由女性内分泌失调，精神压力过大等因素以及体内缺少维生素及外用化妆品刺激引起（排除肝肾功能损害等疾病所致者）。

【临床表现】

面部呈淡褐色或黄褐色斑片，对称分布于面颊、颧部、眼眶附近、额部、眉弓、鼻部、唇及口周等处，边界较清，表面平滑，形状不规则，无自觉症状及全身不适。

【治　疗】

1. 穴　位

（1）基本穴位

①肝俞、肾俞、神阙、曲池、足三里、三阴交。

取穴定位图

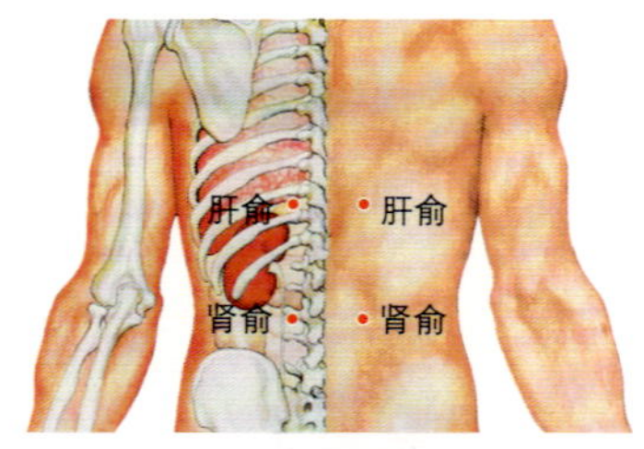

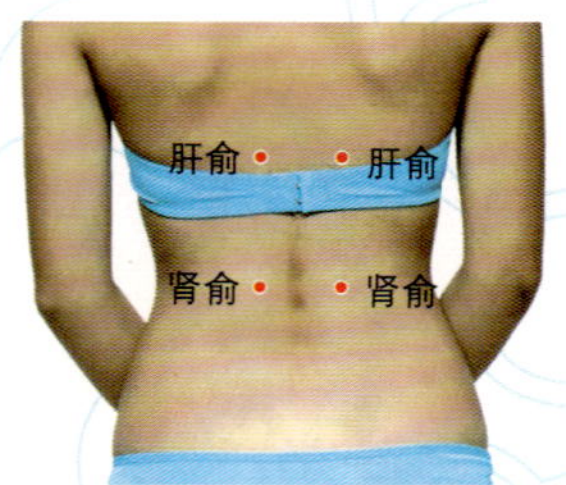

◆肝俞：在背部，当第9胸椎棘突下，旁开1.5寸。　◆肾俞：在腰部，当第2腰椎棘突下，旁开1.5寸。

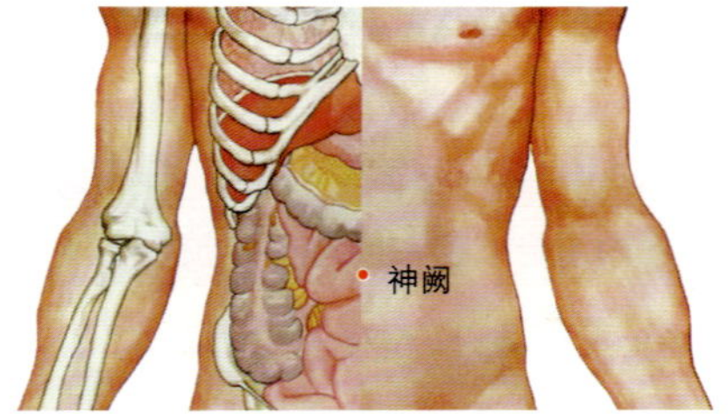

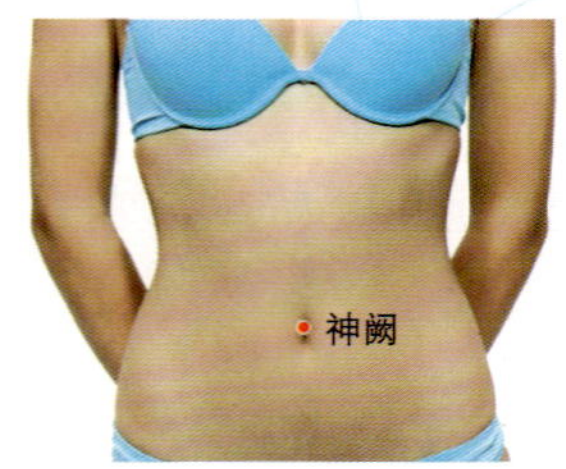

◆神阙：在腹中部，脐中央。

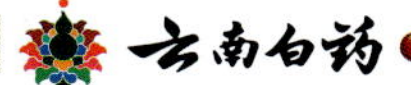

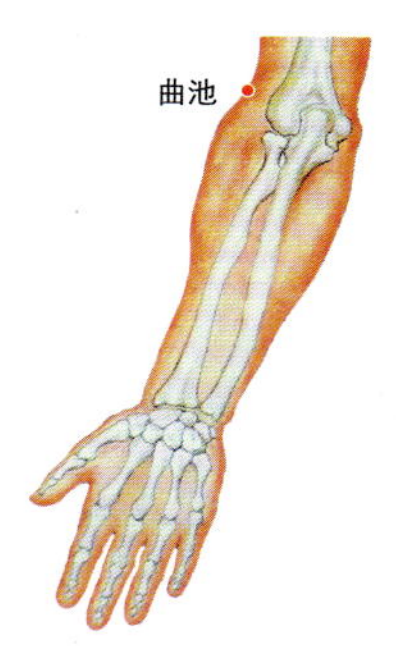

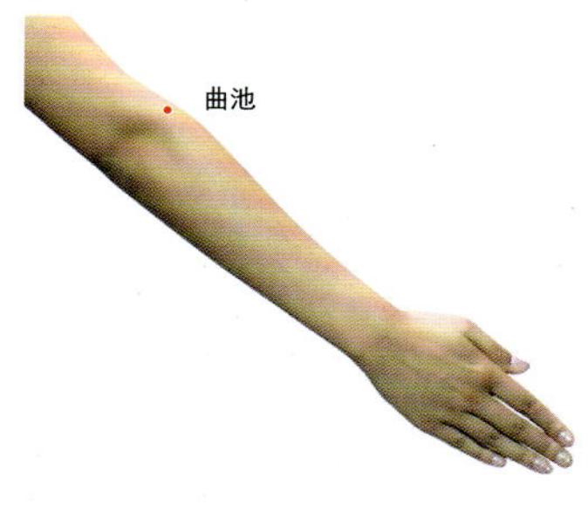

◆曲池：屈肘成直角，在尺泽穴与肱骨外上髁连线的中点。

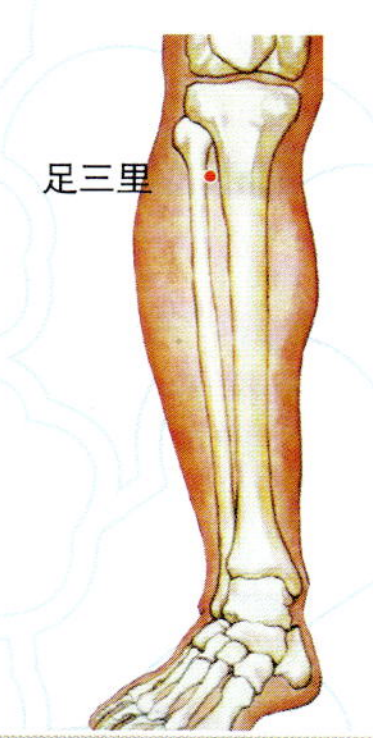

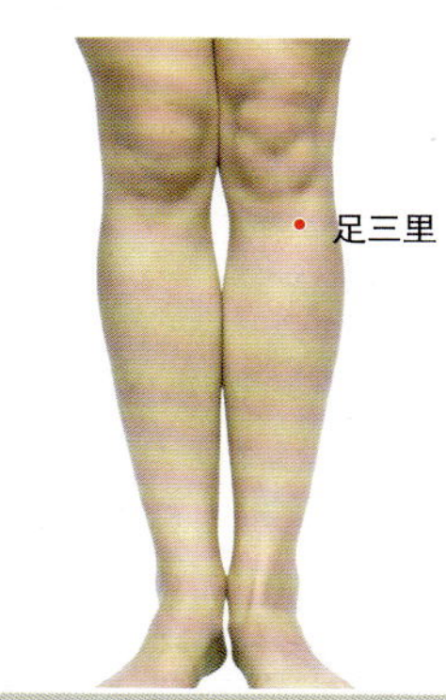

◆足三里：在小腿前外侧，当犊鼻穴（外膝眼）下3寸，距胫骨前缘一横指（中指）。

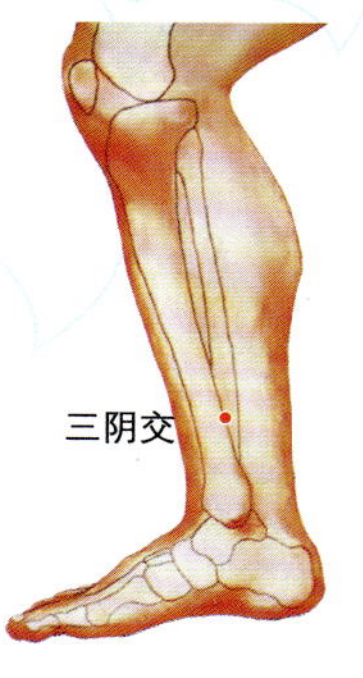

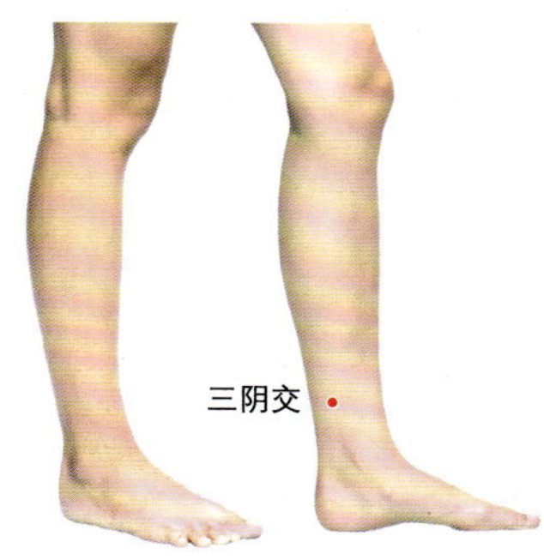

◆三阴交：在小腿内侧，当足内踝尖上3寸，胫骨内侧缘后方。

②肺俞、膈俞、脾俞、关元、合谷、阴陵泉、条口。

取穴定位图

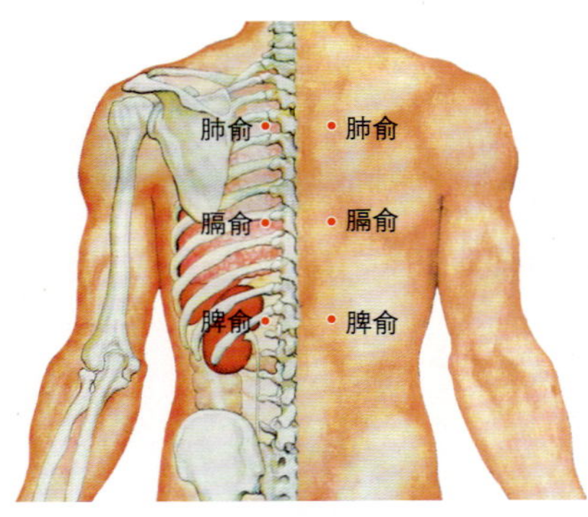

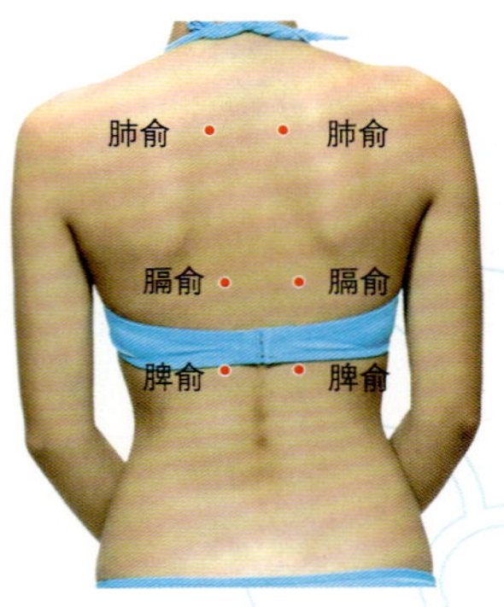

◆肺俞：在背部，当第3胸椎棘突下，旁开1.5寸。 ◆膈俞：在背部，当第7胸椎棘突下，旁开1.5寸。 ◆脾俞：在背部，当第11胸椎棘突下，旁开1.5寸。

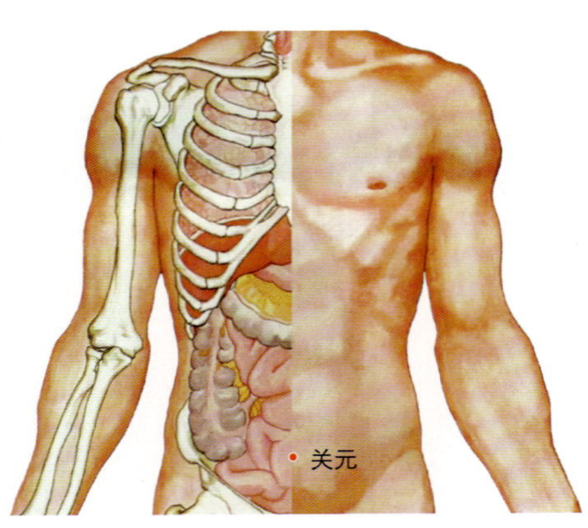

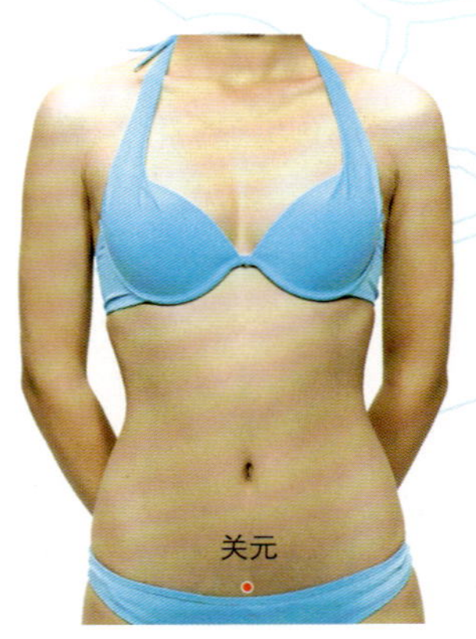

◆关元：在下腹部，前正中线上，当脐中下3寸。

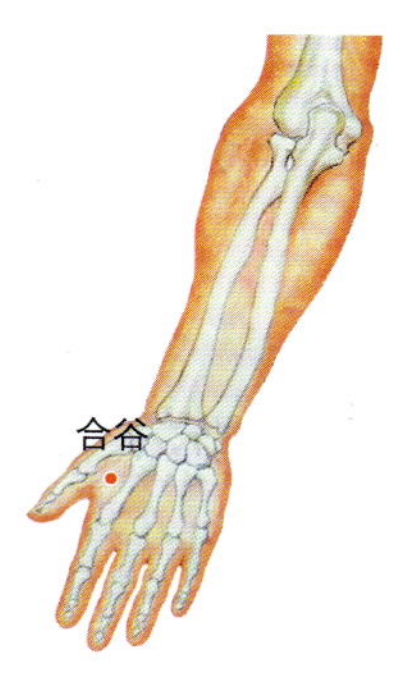

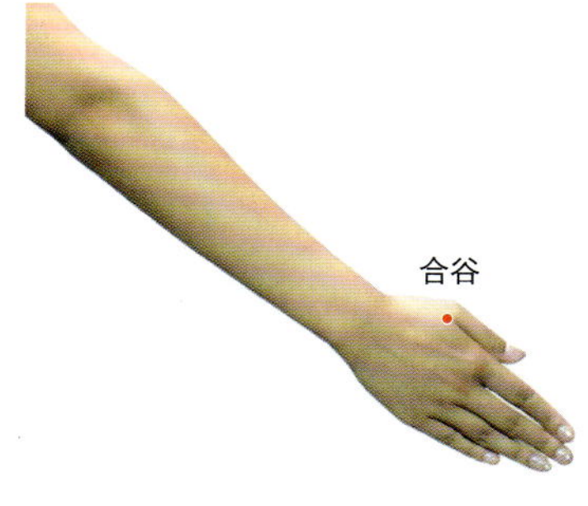

◆合谷：在手背，第1、2掌骨间，当第2掌骨桡侧的中点处。

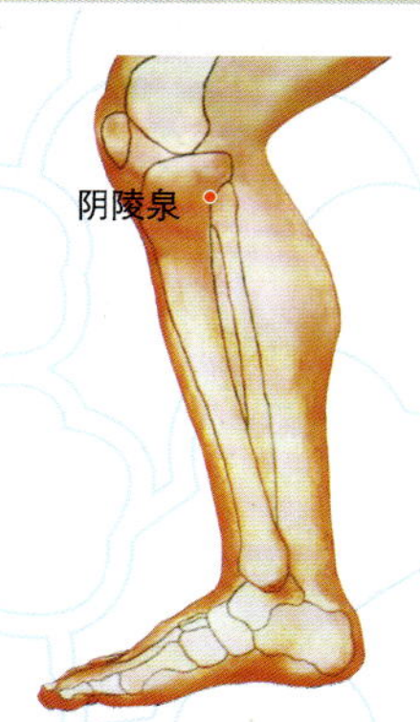

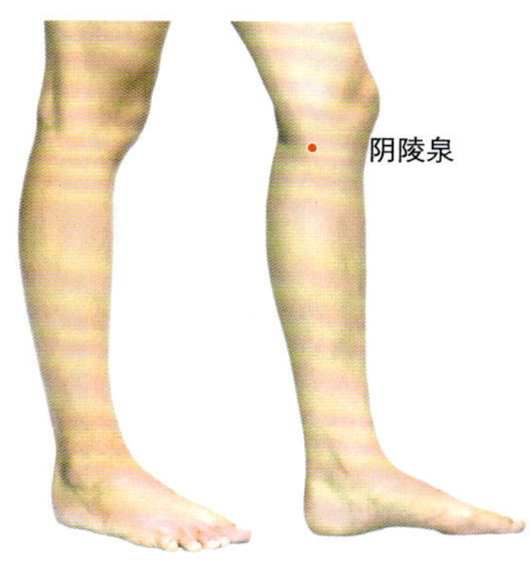

◆阴陵泉：小腿内侧，胫骨内侧髁下方凹陷处。

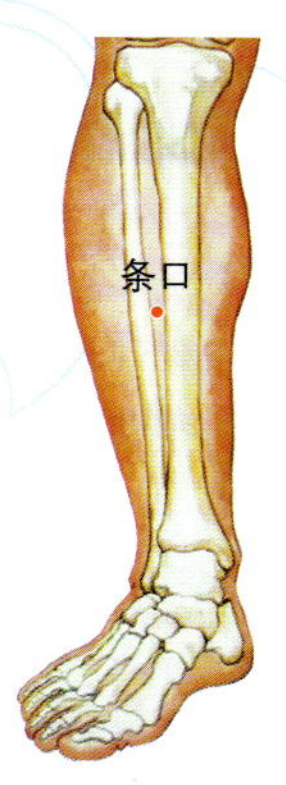

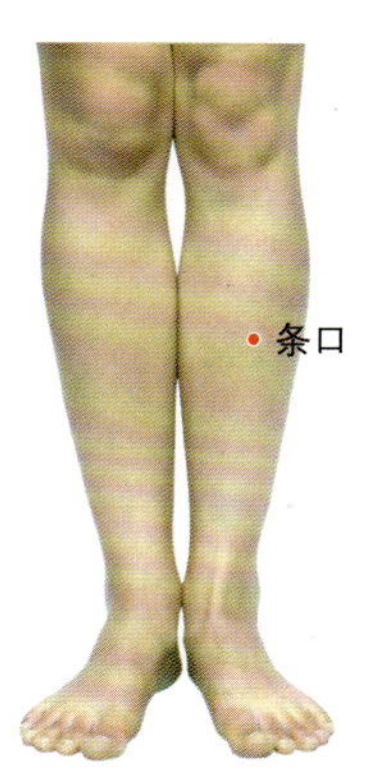

◆条口：在犊鼻穴（外膝眼）与外踝尖连线的中点，胫骨前嵴外一横指。

（2）配　穴：根据色斑沉着的部位配伍相应穴位，如在前额加阳白；在鼻梁加印堂、素髎；在面颊加四白、地仓；在颧部加颧髎。

取穴定位图

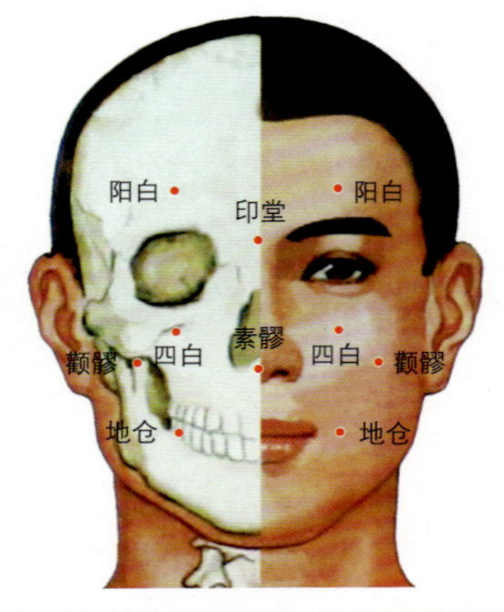

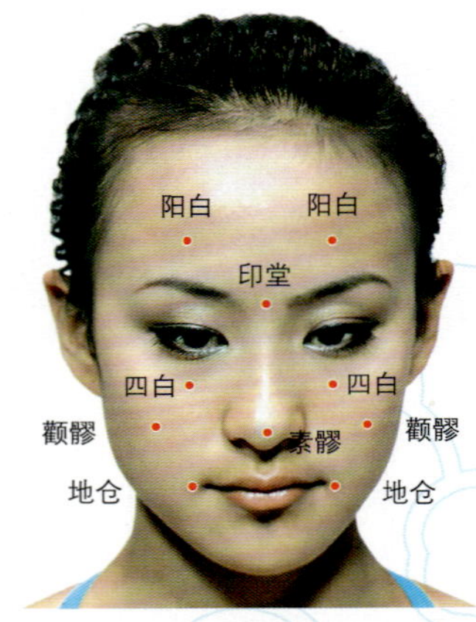

◆阳白：在前额部，当瞳孔直上，眉上1寸。　◆印堂：在额部，当两眉头的中间。　◆素髎：在面部，当鼻尖的正中央。　◆四白：在面部，瞳孔直下，当眶下孔凹陷处。　◆地仓：在面部，口角外侧，上直瞳孔。　◆颧髎：在面部，当目外眦直下，颧骨下缘凹陷处。

2. 贴敷法

按本书第二章第四节所述方法，贴敷上述所选穴位。每次贴一组穴位，两组穴位交替使用。

【临床体会】

黄褐斑主要由于肝、脾、肾功能失调所致。情志不畅，肝气不疏，气滞血瘀；饮食不节或劳倦过度，损伤脾胃，脾胃虚弱，气血亏虚，气血不能润泽颜面；或肝肾阴虚，虚火上炎，灼伤阴血，不能濡养颜面所致。用云南白药膏贴敷在肝俞、肾俞、脾俞等穴位上，通过云南白药膏对穴位较长时间的刺激，从而发挥疏肝理气、健脾益胃、滋阴补肾、养血通络、润泽颜面等功效。一般贴敷3~5个疗程可获得较好疗效，每次贴敷大约12个小时，每个疗程贴10次，疗程间休息1~2周，同时应注意少食辛辣等刺激性食物，要多吃蔬菜、水果，注意防晒，慎用各种化妆品，保持愉快的心情和充足的睡眠。

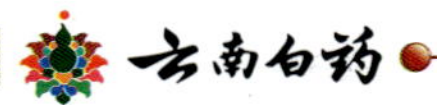

晕动病

晕动病是晕车、晕船、晕机等的总称，主要是由于各种交通工具的直线变速运动、颠簸、摆动或旋转，使自律神经失调，内耳的淋巴循环受到影响，导致平衡感觉障碍，因而出现了恶心、呕吐、头晕和出虚汗等不适症状。晕动病与遗传因素、视觉、体质、精神状态以及客观环境（如空气异味）等因素影响有关，在相同的客观条件下，只有部分人出现晕动病症状。

【临床表现】

常在乘车、船、飞机等交通工具数分钟至数小时后发生。初时感觉上腹不适，继有恶心、面色苍白、出冷汗，旋即有眩晕、精神抑郁、唾液分泌增多和呕吐，发生呕吐后，即感到倦怠无力。症状一般在所乘交通工具停止运行或减速后数十分钟和几小时内消失或减轻。如果重新开始运动或运动更为剧烈时，症状可再次出现。

【治　疗】

1. 穴　位

太阳、安眠、神阙、脾俞、内关、足三里。

取穴定位图

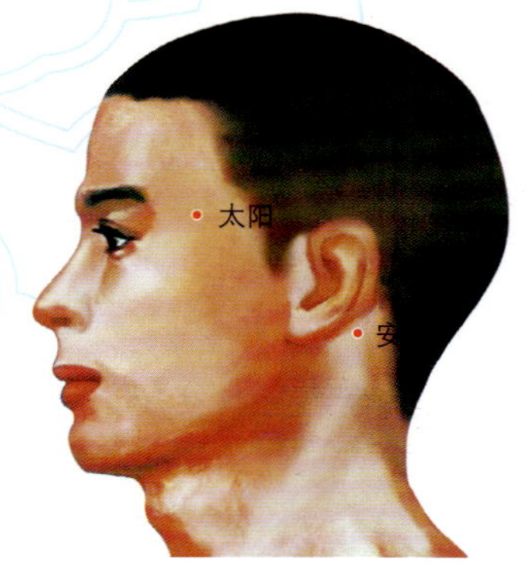

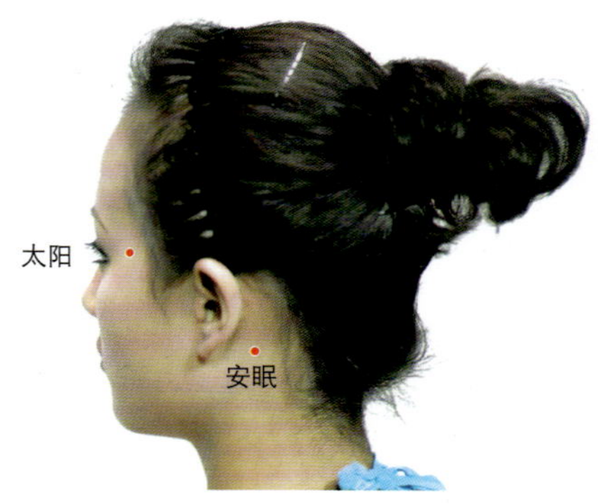

◆太阳：在颞部，当眉梢与目外眦之间，向后约1横指凹陷处。　◆安眠：在项部，当翳风穴与风池穴连线的中点。

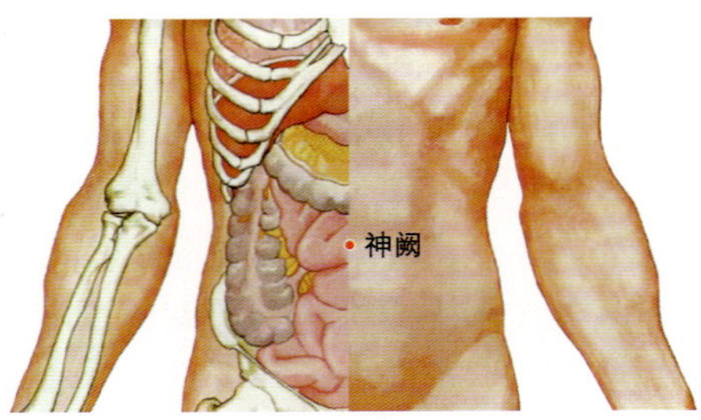

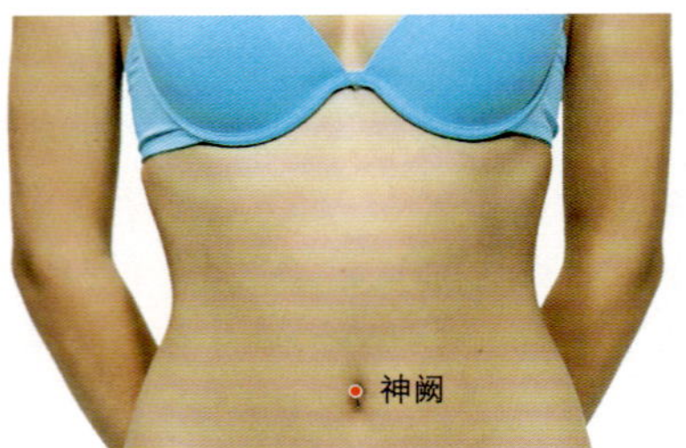

◆神阙：在腹中部，脐中央。

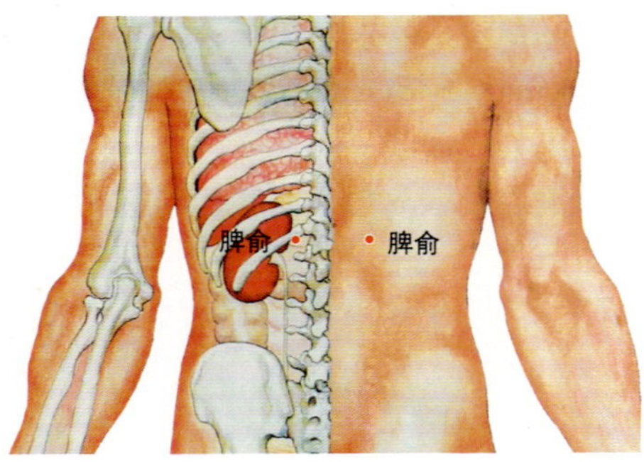

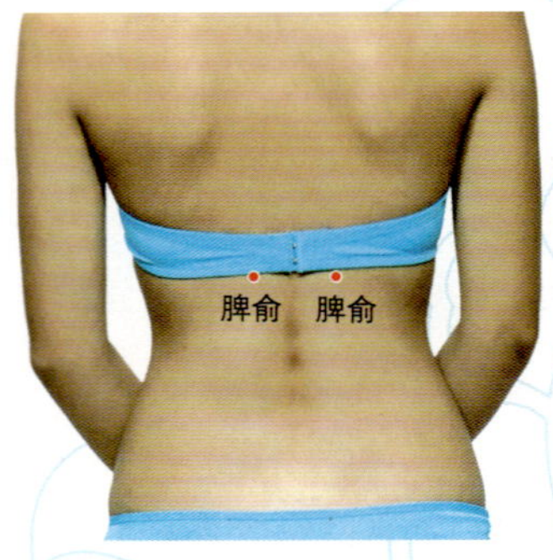

◆脾俞：在背部，当第11胸椎棘突下，旁开1.5寸。

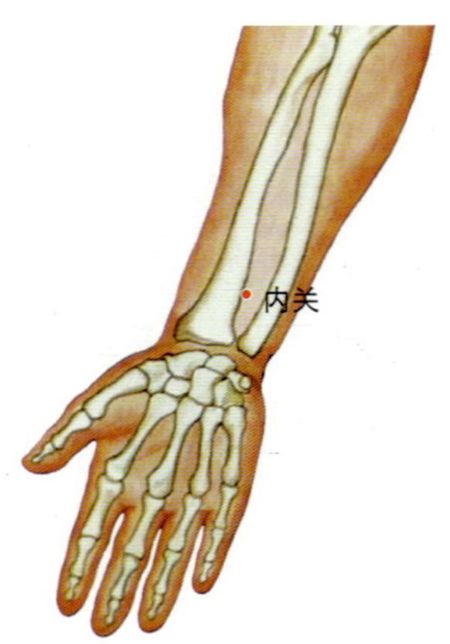

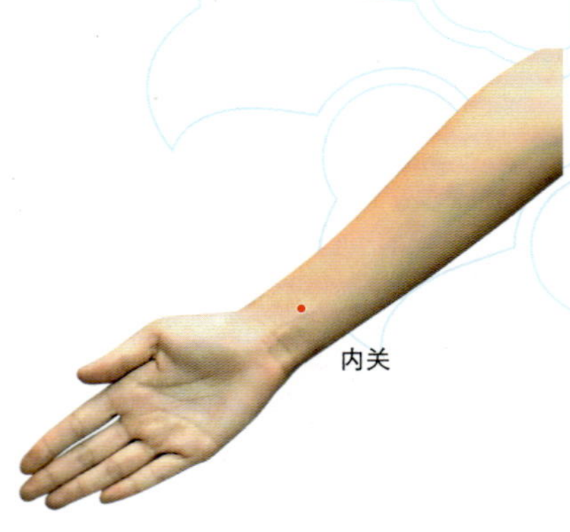

◆内关：在前臂掌侧，当曲泽穴与大陵穴的连线上，腕横纹上2寸，掌长肌腱与桡侧腕屈肌腱之间。

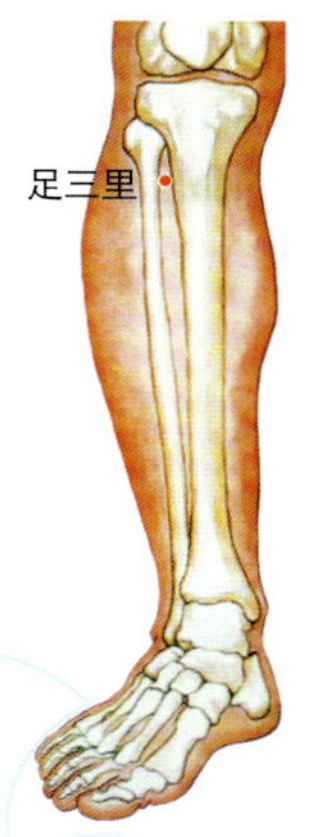

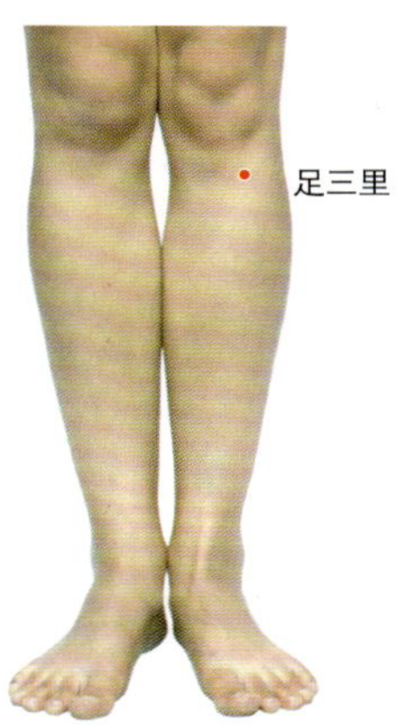

◆足三里：在小腿前外侧，当犊鼻穴（外膝眼）下3寸，距胫骨前缘一横指（中指）。

2. 贴敷法

在乘车前1~2小时用云南白药膏贴敷上述穴位，旅途结束后揭下，在乘车途中用手指反复点按这些穴位，至穴位局部有酸胀感。

【临床体会】

本病多由乘车、船、飞机时，颠簸、摆动或旋转过度超过机体的耐受，致脾胃气机升降失职，致清阳不升而致眩晕，浊阴不降，胃气上逆而致恶心呕吐。用云南白药膏贴敷上述穴位，通过云南白药膏中药物对穴位的刺激，从而激发了内关、安眠定眩止呕之功，激发了足三里、脾俞调理中焦脾胃气机的功能，具有较好疗效。同时应注意乘车、船、飞机前不要吃得过饱，应忌食油腻食物，宜食清淡之品，宜选择前排通风、视线良好的座位，保持愉快情绪，出行前保证有充足的睡眠。

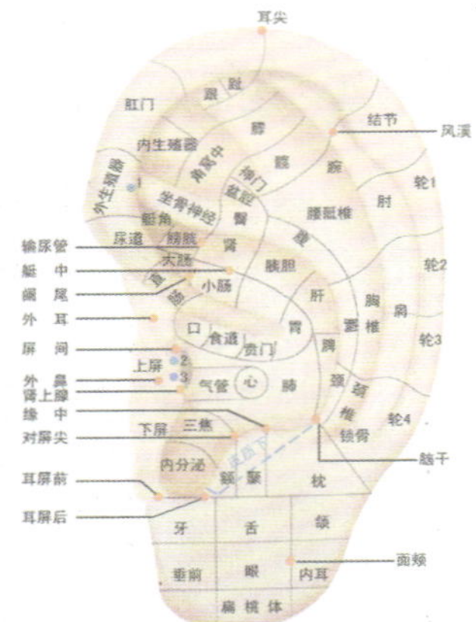

耳尖
趾
跟
肛门
结节
风溪
膝
内生殖器
角窝中
髋
神门
盆腔
外生殖器
坐骨神经
肘
轮1
腰骶椎
艇角
臀
尿道
膀胱
肾
输尿管
腹
大肠
艇中
胰胆
轮2
阑尾
小肠
肝
胸
肩
外耳
口
食道
贲门
胃
胸椎
轮3
屏间
上屏
2
3
外鼻
肾上腺
气管
心
肺
颈
颈椎
缘中
下屏
三焦
对屏尖
锁骨
轮4
脑干
内分泌
额
颞
枕
耳屏前
耳屏后
牙
舌
颌
面颊
垂前
眼
内耳
扁桃体

第四章
云南白药膏
耳穴贴敷疗法简介

十五、降血压处方

耳背沟、耳背心、心、角窝上。用于早中期高血压病。

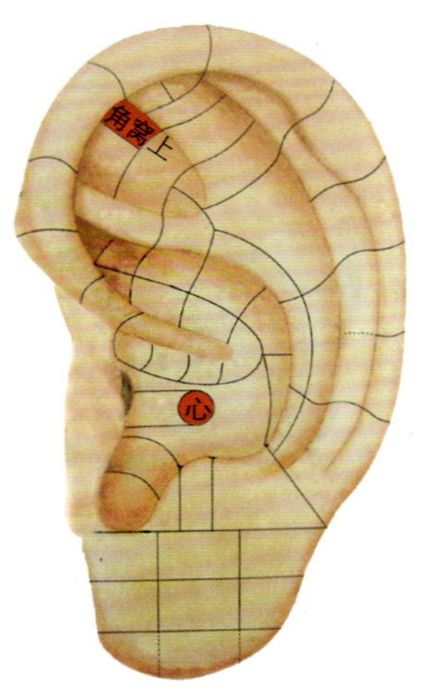

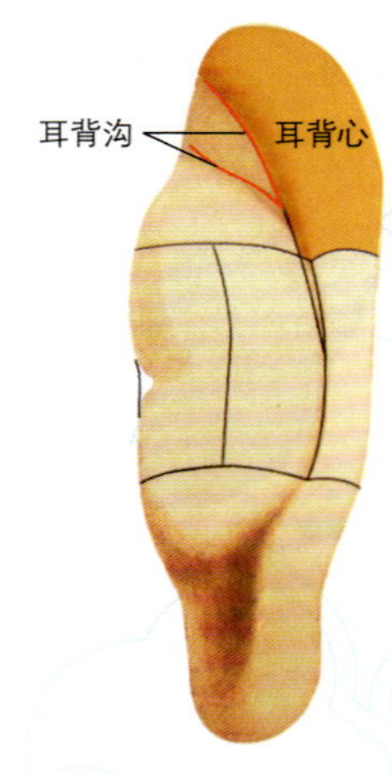

穴位索引

穴位索引

五画

六画

七画

八画

穴位索引

参考文献

[1] 石学敏．针灸学．北京：中国中医药出版社， 2002.

[2] 沈雪勇．经络腧穴学．北京：中国中医药出版社， 2003.

[3] 陆寿康．刺法灸法学．北京：中国中医药出版社， 2003.

[4] （清）吴师机．理瀹骈文．北京：人民卫生出版社，1984.

[5] （明）李时珍．本草纲目．北京：中国中医药出版社，1998.

[6] 魏稼，等．无创痛穴疗学．上海：上海科学技术出版社，2007.

[7] 白兴华，等．慢性难治性疾病腧穴敷贴疗法．北京：科学技术文献出版社，2001.

[8] 王平，等．中医绝活贴敷．天津：天津科学技术出版社，2000.

[9] 张树生，等．中药贴敷疗法．北京：中国医药科技出版社，1999.

[10] 嵇强，等．经穴敷贴疗百病．上海：上海中医药大学出版社，2000.

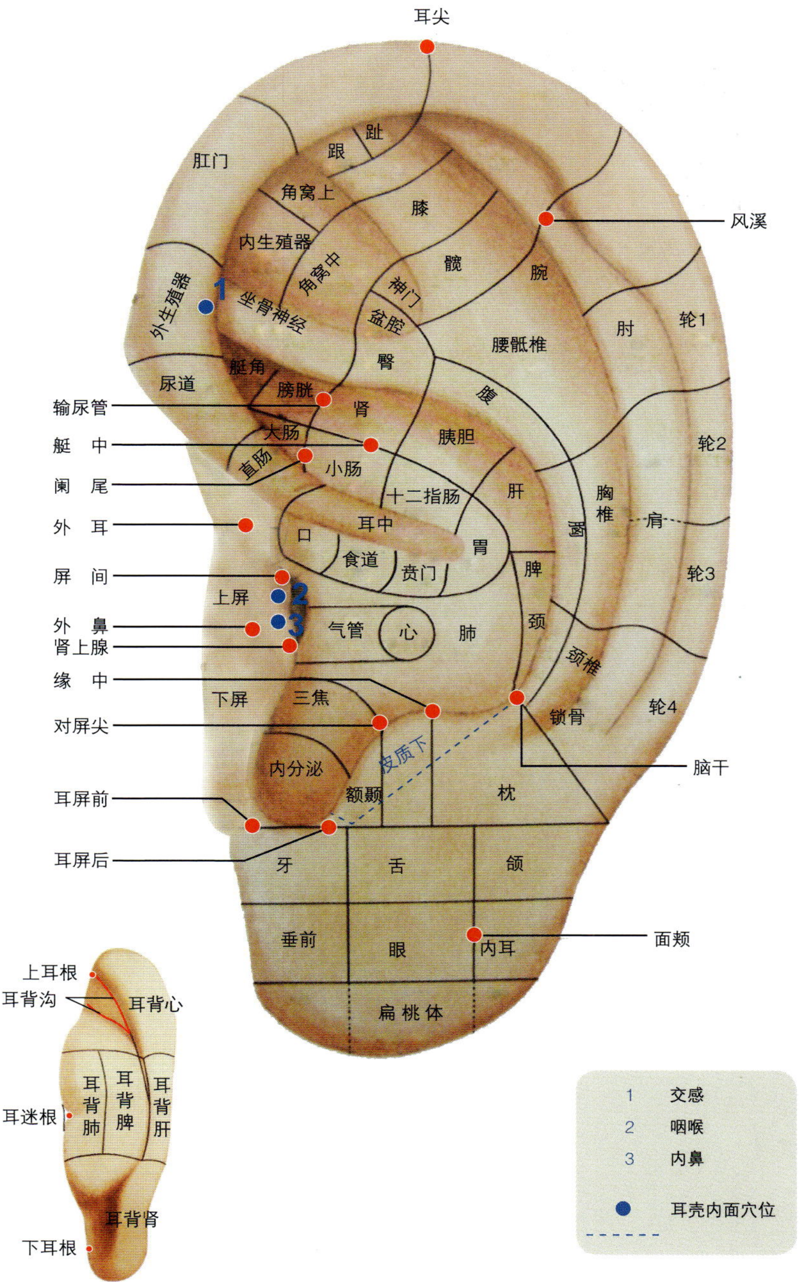

耳尖
趾
跟
肛门
角窝上
膝
风溪
内生殖器
髋
腕
外生殖器
1
角窝中
神门
坐骨神经
盆腔
肘
轮1
腰骶椎
臀
艇角
尿道
膀胱
输尿管
肾
腹
轮2
大肠
胰胆
艇中
直肠
小肠
阑尾
十二指肠
肝
胸椎
外耳
耳中
肩
口
胃
食道
贲门
脾
轮3
屏间
上屏
2
3
外鼻
气管
心
肺
颈
肾上腺
颈椎
缘中
下屏
三焦
轮4
锁骨
对屏尖
皮质下
脑干
内分泌
额颞
枕
耳屏前
耳屏后
牙
舌
颌
垂前
眼
内耳
面颊
扁桃体
上耳根
耳背沟
耳背心
耳背肺
耳背脾
耳背肝
耳迷根
耳背肾
下耳根
1 交感
2 咽喉
3 内鼻
耳壳内面穴位

附图1 耳廓全穴图